SUSANNE HOLST

Klug essen – gesund bleiben

Rowohlt Taschenbuch Verlag

Die Autorin dieses Buches hat größtmögliche Sorgfalt darauf verwendet, dass alle Angaben und Empfehlungen dem aktuellen Wissensstand entsprechen. Eine Gewähr für die Richtigkeit ist jedoch ausdrücklich ausgeschlossen. Das Buch ersetzt kein Gespräch mit dem Arzt/der Ärztin, und es ist im Zweifelsfall zu empfehlen, Rücksprache mit ihm/ihr zu halten.

Originalausgabe | Veröffentlicht im Rowohlt Taschenbuch Verlag, Reinbek bei Hamburg, September 2008 | Copyright © 2008 by Rowohlt Verlag GmbH, Reinbek bei Hamburg | Umschlaggestaltung ZERO Werbeagentur, München (Foto: Hergen Schimpf) | Satz Dolly PostScript, InDesign, bei Pinkuin Satz und Datentechnik, Berlin | Druck und Bindung CPI – Clausen & Bosse, Leck | Printed in Germany | ISBN 978 3 499 62381 3

Inhalt

EINLEITUNG:
Mir zuliebe!

Sie wollen sich besser ernähren als bisher? Ihre Essgewohnheiten umstellen, sich bewusster, genussvoller mit dieser alltäglichen Notwendigkeit auseinandersetzen? Gut so – dann sind wir nicht weit voneinander entfernt, denn genau das war und ist auch meine Motivation, mich mit diesem Thema gründlich zu befassen. Nicht, dass ich meine momentane Ernährungsweise nicht im Großen und Ganzen als ordentlich ansehen würde, aber besser machen als bisher kann man schließlich immer etwas. Allerdings: Viele Jahre habe ich dem Thema «Ernährung» keinen großen Stellenwert beigemessen. Essen und Trinken, das waren eher lästige Nebensächlichkeiten, die in einem mit Terminen vollgestopften Tag irgendwo irgendwie Platz finden mussten.

Genau zwei hoch emotionale Ereignisse in meinem Leben haben mich eines Besseren belehrt und waren Motivation genug, den ganzen Komplex «Esstisch» noch einmal von allen Seiten her zu beleuchten, ihn mir regelrecht neu zu erarbeiten: als vor zehn Jahren bei mir eine schmerzhafte und langwierige rheumatische Erkrankung ausbrach und als ich vor drei Jahren meine Kinder zur Welt brachte. Beide Ereignisse haben meine bisherige Einstellung zur Ernährung grundlegend verändert und den Wunsch ausgelöst, es endlich einmal wirklich wissen zu wollen. Ein für alle Mal, um nicht immer wieder zurückzufallen in alte, meiner Gesundheit wenig dienliche Muster.

In meinem Fall waren es zwei Fragen, auf die ich klare Antworten haben wollte: Kann eine Ernährungsumstellung meine gesundheitliche Lage verbessern? Und wie kann ich meiner Verantwortung als Mutter gerecht werden, die ihre Kleinen bestmöglich ernähren und ihnen gleichzeitig das Rüstzeug für eine gute Ernährungsweise in ihrem späteren Leben mit auf den Weg geben will? Die Antworten auf diese Fragen finden Sie auf den folgenden Seiten. Und nicht nur das. Egal, ob Sie durch eine bessere Ernährung dauerhaft Gewicht verlieren möchten, ob Sie die Nase voll von Fast Food haben, sich für mehr Fakten und Hintergrund interessieren, den Genuss am wahren Speisen wiederentdecken wollen oder ob Sie aus ganz anderen Gründen zu dem Schluss gekommen sind, dass etwas passieren muss. Nach der Lektüre dieses Buchs werden Sie – das wünsche ich mir – klüger sein.

Und Sie werden merken, wie einfach es ist, sich intelligent zu ernähren. Eigentlich braucht es gar nicht viel. Wissen und Motivation jedenfalls sind meine beiden favorisierten Essstäbchen. Dieses unschlagbare Duo möchte ich Ihnen in diesem Buch gern näherbringen. Das bedeutet, Ihnen zum einen wissenschaftliche, meiner Ansicht nach hochmotivierende Erkenntnisse mitzugeben und zum anderen praktische Tipps und Anregungen zu liefern, die sich ohne großen Aufwand im Alltag umsetzen lassen. Etwa, indem man beim Einkaufen immer wieder auf die «Gesundmacher» setzt – ganz normale, eigentlich unspektakuläre Lebensmittel, die Ihnen richtig guttun – oder indem man sich seine Lieblingsturbolader aus diesem Reservoir heraussucht (vgl. Seite 177 bis 284). Im besten Fall werden Sie sich nach diesen Seiten nicht mehr viel Gedanken übers «Besser essen» machen und bald automatisch die gesündere Wahl für Ihren Speiseplan und den Ihrer Familie treffen.

Das Praktische: Sie können selbst entscheiden, wie Sie diesen Ratgeber lesen möchten. Starten Sie mit einer Reise durch den Körper, informieren Sie sich über die vielfältigen Einflüsse auf Ihr Essverhalten oder schlagen Sie einfach Ihre liebsten Fitmacher nach. Ganz gleich, welchen Einstieg Sie wählen, das Bausteinprinzip ermöglicht Ihnen, sich individuell und immer wieder anders mit den Zusammenhängen von Nahrung und Gesundheit zu beschäftigen.

Eines werden Sie in diesem Buch auch immer wieder erkennen: Essen hat viel mit Psychologie zu tun, mit Emotionen und Stimmungen. Das macht es so problematisch, Althergebrachtes, falsch

Gelerntes, aber emotional positiv Besetztes wieder ins rechte Lot zu bringen. Denn Emotionen und die mit ihnen verbundenen Essensvorlieben und -verhaltensweisen sind meist hartnäckig und tief in uns verwurzelt. Essen und eine gewisse Form der Stimmung gehen – zwar individuell verschieden, aber doch stets – Hand in Hand miteinander. Und auch dies ist daher nachvollziehbar: Eine gute, angemessene Ernährung ist nicht nur für unseren Körper wichtig, sondern auch für unsere Gefühlslage.

KAPITEL 1:
Du bist, was du isst

«Essen hält Leib und Seele zusammen», sagt ein altes Sprichwort. Stimmt: Je bewusster und umsichtiger wir unseren Körper mit guter Nahrung versorgen, desto größer ist die Chance, dass wir uns über unsere Gesundheit und in der Folge auch über umfassendes Wohlgefühl freuen dürfen. Denn funktioniert unser Organismus einwandfrei, tut das auch der Seele gut. Eine Erkenntnis, die sich leider immer mehr aus unserem Bewusstsein schleicht und die wir zurückerlangen müssen. Auf der Suche nach Wohlbefinden und Glückseligkeit wird jedoch gern und ausgiebig an anderen Stellschrauben gedreht.

Um wieder ins gefühlte rechte Lot zu kommen, wechselt mittlerweile viel Geld den Besitzer: Für Selbstfindungskurse, Mentalliteratur, Therapiegruppen oder emotionenstimulierende Events gibt man den letzten Euro. Alles, um der gestörten Befindlichkeit auf die Beine zu helfen, namentlich Stimmungsschwankungen, miese Laune, Trübsal und Lustlosigkeit loszuwerden. Das Naheliegende aber wird häufig ignoriert, nämlich das, was auf unseren Tellern liegt: Es wird zu selten als Übeltäter ausgemacht. Messer und Gabel, aber auch Einkaufslisten und wirklich bekömmliche Essensrituale sind bei viel zu vielen derzeit nicht besonders angesagt, schon gar nicht als Rezept gegen seelischen Tiefstand und einen durch Zipperlein und andere Beschwerden aufmuckenden oder aus der Form geratenen Körper.

Dabei bedarf es eigentlich gar nicht viel, das Körper-Stimmungs-Gefüge wieder nachhaltig zu kitten oder auch auf Dauer zu erhalten. Bekömmliche Ernährung ist schließlich kein Buch mit sieben Siegeln, kein Geheimwissen, das nur Auserwählten vorbehalten wäre. Vielleicht ist aber gerade das der Grund für die weitverbreitete Ignoranz? Gesunde Ernährung ist verhältnismäßig einfach zu bekommen: Sie kostet nicht viel und lässt sich relativ leicht in den Alltag integrieren. Nichts Spektakuläres also, langweilig für jene, die lieber auf neueste schlagzeilenträchtige Trends setzen; oder notwendiges Übel für diejenigen, die sich erst durch ärztliche Drohungen mit gravierenden gesundheitlichen Konsequenzen aus ihrer Schwerfälligkeit reißen lassen. Doch selbst die sind bekanntermaßen kein Garant für grundlegende Änderungen beim Thema «Essen fassen».

So isst Deutschland

Ernährungsexperten beklagen, dass insgesamt immer noch zu wenige Menschen wissen, wie gesunde Ernährung eigentlich konkret aussieht. Was für eine Tragödie, denn zweifellos ist unsere Gesundheit in entscheidendem Maße von einer ausgewogenen, angemessenen Ernährung abhängig. Klug essen – gesund bleiben. Diese Aussage konnte bis heute mit immer neuen eindrucksvollen Studienergebnissen untermauert werden. Was für eine unglaubliche Chance sich hier jedem Einzelnen bietet! Mit der Auswahl der Lebensmittel können wir ganz einfach gezielt über unsere Gesundheit – und auch über unsere Seelenlage – mitentscheiden. Nur nutzen wir diese Chance zum großen Teil leider nicht. Mit drastischen Folgen.

Alle vier Jahre gibt die Deutsche Gesellschaft für Ernährung (DGE), eine der obersten Instanzen in Ernährungsfragen hierzulande, aktuelle Daten über das Essverhalten der Bevölkerung heraus – und auch über die entsprechenden Folgekrankheiten. Zahlreiche Wissenschaftler arbeiten daran, an vielen Universitäten werden Umfragen durchgeführt, Daten gesammelt, Statistiken ausgewertet und Zusammenhänge analysiert. Das Ergebnis ist eine Momentaufnahme deutscher Essgewohnheiten, die sich zwar an den Rändern von Jahr zu Jahr leicht aufhellt, im Wesentlichen aber immer noch ziemlich düster ausfällt:

- **Es gibt zu viele dicke Deutsche.** Insgesamt essen wir in der Mehrheit noch immer zu viel, zu fett, zu süß – und bewegen uns auch viel zu wenig. Das heißt im Klartext: Ernährung und Lebensstil passen nicht zusammen. Wir futtern mehr Kalorien, als wir verbrauchen. Die Folge: Inzwischen ist schon mehr als jede zweite Frau zu dick (55 Prozent), und bei den Männern sind es zwei von dreien (65 Prozent). Mit steigender Tendenz.

- **Unsere Essgewohnheiten haben dramatische Folgen.** Falsche Ernährung und Übergewicht verursachen ernährungsbedingte Krankheiten, die für sage und schreibe rund zwei Drittel der Todesfälle verantwortlich sind. Das muss man sich vor Augen führen: Bei mehr als jedem zweiten Menschen, der an einer bestimmten Krankheit stirbt, spielt die Ernährung eine Rolle. Und diesen Faktor könnten wir beeinflussen, wenn wir nur wollten! Menschen über 50 Jahre essen übrigens insgesamt deutlich mehr als jüngere. Sie sollten ihre Energiezufuhr besonders herunterfahren, empfiehlt die DGE und rät gleichzeitig den Jüngeren, mehr auf die Zufuhr von Vitaminen und Mineralstoffen zu achten. Am deftigsten lieben es junge Männer zwischen 19 und 25 Jahren, sie nehmen am meisten Fett zu sich. Insgesamt gibt es aber auch positive Nachrichten zum Fettkonsum: Der ist zwar insgesamt zu hoch, doch der Anteil der gesünderen pflanzlichen Öle und Fette nimmt zu und liegt inzwischen bei über 50 Prozent.

- **Etwas Lob gibt es für unser Verhältnis zu Obst und Gemüse.** Das kommt jetzt häufiger als früher auf den Speiseplan, bei den Älteren deutlich öfter als bei den Jüngeren. Mit durchschnittlich 350 Gramm pro Tag liegen die Senioren aber immer noch weit unter der DGE-Empfehlung von 650 Gramm. Seit Mitte der neunziger Jahre haben die Bundesbürger immerhin ihre Vorliebe für Äpfel wiederentdeckt, dafür aber das Interesse an Bananen und Kartoffeln verloren.

- **Und auch darüber freuen sich Ernährungswissenschaftler:** Milchprodukte befinden sich im Aufwind. Gesunder Joghurt liegt voll im Trend, und der stetig wachsende Käsekonsum sorgt für eine verbesserte Versorgung mit Kalzium. Auffällig ist auch der sinkende Butterverbrauch. Und obwohl wir Deutschen uns immer noch einen Namen als exzessive Fleischesser machen, lassen wir Rindfleisch immer häufiger links liegen und greifen stattdessen deutlich öfter zu Fisch und Geflügel.

- **Die Erkenntnisse lassen sich nicht über einen Kamm scheren.** Sie treffen also nicht gleichermaßen auf alle Bundesbürger zu. Unterschiede zwischen den Essgewohnheiten zeigen sich zum Beispiel in den alten und neuen Bundesländern. Die Menschen im Osten des Landes nehmen im Durchschnitt mehr Kalorien zu sich. Gleichzeitig bevorzugen sie eine eher ungesunde Ernährung, verzehren besonders viel Schweinefleisch, Butter, Wurstwaren und Spirituosen. In den alten Bundesländern wird dafür mehr Süßes genascht.

- **Soziale Unterschiede spielen eine zunehmend größere Rolle.** Ein großer Teil der Bevölkerung ernährt sich zwar gesünder als in früheren Jahren, aber ein anderer Teil, vor allem jene aus finanziell schwachen Kreisen, ernährt sich immer ungesünder. Fest steht: Personen aus einkommensstärkeren Schichten wissen mehr über Ernährung als Personen aus einkommensschwachen. Und da kommt wieder das zum Tragen, was der gesunde Menschenverstand auch ohne Studien längst weiß: Menschen mit einem umfassenden Ernährungswissen essen in der Regel auch gesünder. Gut, dass auch Sie sich für diesen Weg entschieden haben!

Essen – aber wie?

Aber nicht nur das Was, sondern auch das Wie macht eine gute, bekömmliche Ernährung aus. Die Umstände, unter denen wir essen und trinken, sind nämlich breit gefächert: Sie reichen von einem liebevoll gedeckten Esstisch über Stehimbiss, Fast-Food-Restaurant und Lieferservice bis hin zum Essen zwischen Tür und Angel am offenen Kühlschrank. So richtig Zeit und Muße für Zubereitung und Genuss von Speisen nehmen wir uns immer seltener. Stattdessen haben wir uns zu einer To-go- und Fertigge-richtgesellschaft entwickelt. Bequemlichkeit ist angesagt, selber kochen out, das ist viel zu zeitaufwendig. Paradox: Es wird zwar immer weniger gekocht, aber Kochsendungen im Fernsehen haben Hochkonjunktur.

Doch trotz der gewonnenen Zeit regiert weiterhin die Hetze, das ist keine sehr bekömmliche Beilage für unsere Mahlzeiten. Denn der Zeitdruck sitzt uns nicht nur im Nacken, er drückt auch auf den Magen und verstopft uns den Darm. Gut Ding will aber Weile haben, das gilt auch für unsere Verdauung. Die kriegt sie allerdings nicht: Stattdessen blähen sich unsere Bäuche durch eilig heruntergeschluckte Happen auf, während wir beim Essen gern noch zwei weitere Dinge nebenbei erledigen. Schon beim Frühstück muss schnell noch die Zeitung durchforstet werden. Die Burgerschachtel wird parallel zum Wordprogramm geöffnet und das Abendessen mit der Fernbedienung in der Hand vertilgt.

Hier zeichnet sich bei vielen eine richtig ungesunde Entwicklung ab: immer weiter weg von festen Mahlzeiten und deren Ritualen, hin zu einem kauenden Nebenher, bei dem Essen und Trinken zur Nebensächlichkeit wird. Laut Soziologen erleben wir den Übergang von der patriarchalischen Familienmahlzeit zur pluralistischen Knabbergesellschaft. Darauf ein paar Salzstangen.

Warum wir essen

In der Zwischenzeit aber können wir schon mal eine ganze Menge tun, um dieser Entwicklung entgegenzuwirken. Wer seine Ernährung umstellen will, sollte sie zu Anfang erst einmal gründlich unter die Lupe nehmen. Eine ehrliche Analyse zeigt Ihnen Ihre individuellen Schwachpunkte und hilft enorm, die Probleme gezielter anzugehen. Dazu werden Sie auf den folgenden Seiten ein paar Anregungen und Hilfestellungen erhalten. Aber auch bei diesem Aspekt helfen uns zunächst einmal unser Wissen und die neuesten Forschungsergebnisse.

Wissen Sie, warum wir überhaupt Nahrung aufnehmen? Genau, weil unser Körper Brennstoff braucht. Und das auch bei einer so simplen Angelegenheit wie der Tätigkeit, die Sie jetzt gerade ausüben. Schon während Sie mit den Augen diese Zeilen abtasten, in vermeintlich ruhender, sitzender bis liegender Position. Das treibt Ihnen zwar nicht den Schweiß auf die Stirn, aber Ihr Gehirn in die Aktivität. Es verarbeitet neue Informationen, lässt Ihre Hände das Buch halten und die Seiten umblättern – und hält nebenbei noch die lebenswichtigen Stoffwechselvorgänge und Körperfunktionen am Laufen. Das kostet Energie, die in Form von Nahrung aufgenommen werden muss. Schön und gut. Es beantwortet aber nicht die Frage, woher wir wissen, wie viel Energie wir jeweils für unsere täglichen Anstrengungen aufnehmen müssen. Männer essen schließlich anders als Frauen, ältere Menschen anders als Kinder, Kranke anders als Gesunde.

Die Nahrungsaufnahme unterliegt einer komplexen Regulation. Die Signale kommen aus dem Körper – beispielsweise von einem gefüllten Magen – und aus der Umwelt – zum Beispiel durch Geruch – und laufen in der Schaltzentrale (Hypothalamus) zusammen. Wie ein Zentralcomputer steuert er über das orexische Netzwerk die Nahrungsaufnahme. Zu welchem Schluss das Gehirn bei der Bewertung der eingehenden Informationen gekommen ist, darüber geben uns dann zwei mehr oder weniger drängende Gefühle Auskunft. Zum einen: Der Hunger treibt uns zum Mittagessen. Zum anderen: Das Gefühl satt zu sein erleichtert den vernünftigen Verzicht auf Vanilleeis mit Schokoladensauce zum Nachtisch, wenn es vorher schon fettes Eisbein mit Sauerkraut gab.

Wie Ihr Körper mit Ihnen spricht

Hungrig sein – diese Empfindung kennt jeder. Was so vertraut und eindeutig klingt, ist in Wirklichkeit ein hoch komplexer Vorgang. Deshalb sind sich die Wissenschaftler über die Entstehung des Hungers als Triebfeder des Essenfassens auch nicht ganz eins. Sie haben verschiedene Erklärungsmodelle für das, was wir schlicht als Loch im Bauch wahrnehmen.

Allen gemeinsam sind unterschiedliche physiologische Triebmomente, die in einem komplizierten Zusammenspiel den Hunger größer werden lassen. Zu wenig Zucker im Blut (eine niedrige Glukosekonzentration) etwa treibt uns zum Essen an. Messfühler in der Leber, die den Glukosegehalt ständig überprüfen, übermitteln ihre Daten kontinuierlich in die zentrale Kontrollstation im Hypothalamus. Auch Informationen über den aktuellen Eiweiß- bzw. Aminosäurehaushalt und den Fettstoffwechsel laufen dort in der zerebralen Verrechnungsstelle zusammen. Registriert das System dann irgendwo eine Unterversorgung, besorgt sich der Mensch etwas Essbares. Je größer der Mangel, desto dringlicher wird sein Esstrieb – wodurch sich auch der eine oder andere im Nachhinein völlig verständliche Kontrollverlust im Supermarkt erklären lässt.

Glücklicherweise aber bändigt das schon während des Essens einsetzende Sättigungsgefühl das übermäßige Verlangen nach Essbarem. Den Hypothalamus, als Koordinator unserer Nahrungsaufnahme unter physiologischen Aspekten, erreichen während des Futterns nämlich auch Informationen über den Dehnungszustand des Magens und die Menge der aufgenommenen Nährstoffe. Ebenso geben die bei der beginnenden Verdauung freigesetzten Botenstoffe ein entsprechendes Feedback, dass der Mangel ausgeglichen wird, und lassen uns nach einer ausreichenden Mahlzeit satt und wohlig lächeln. Der erfahrene Lebensmitteleinkäufer schreitet deshalb wohlweislich erst nach dem Essen zur Tat. Ich gehe nie mehr hungrig in den Supermarkt!

Ernährung, auch eine Frage der Gefühle

Unabhängig von «Hunger» und «Sättigung», die sich auf den Nährstoffgehalt beziehen, sind mit der Nahrungsaufnahme noch andere Empfindungen verbunden, die das Essen zum gefühlsbeladenen Erlebnis werden lassen können. Und die dafür verantwortlich sind, dass unsere Mahlzeiten so verlaufen, wie sie es immer wieder tun. Aus genau diesem Grund ist es oft problematisch, gewohnt Praktiziertes zu verändern. Denn: Unsere Essgefühle lassen sich nicht einfach wegdiskutieren, sie zu modifizieren benötigt Zeit und viel Motivation. Darüber sollten Sie sich von vornherein im Klaren sein.

Schauen wir uns die gefühlige Seite des Essens näher an. Dafür ist zunächst eine Richtigstellung notwendig: Der Begriff «Appetit» wird oft mit «Hunger» gleichgesetzt, dabei stehen beide für ganz unterschiedliche Motive beim Essen. Während physiologische (Nährstoff-)Defizite das unbehagliche bis schmerzhafte Hungergefühl auslösen, bezeichnet Appetit eher die Lust, sich Nahrung einzuverleiben.

Oft sind es dabei ganz bestimmte Nahrungsmittel, auf die wir vermehrt abfahren. Diese psychologische Dimension des Essens ist für viele inzwischen die größere Triebfeder, um den Kühlschrank aufzusuchen. Denn Lust und Genuss werden heute eher mit dem Bedürfnis zu essen verbunden als mit Hunger. Dabei kann die momentane Gefühlslage einen enormen Einfluss auf unseren Appetit haben. Bewohner der Wolke sieben kommen angeblich nur mit Luft und Liebe durch den Tag. Auch persönlicher Stress ersetzt bei manchem eine vielleicht längst fällige Diät. Beiden Spezies vergeht in emotional herausfordernden Situationen der Appetit. Frustesser dagegen schlagen zu und müssen sich die in dieser Phase angehäuften Pfunde mühsam wieder abstrampeln. Gerecht ist das wirklich nicht.

Soulfood – Mythos und Wahrheit

Als sei das noch nicht genug: Es sind nicht allein stimulierende Gefühle, die unserem Appetit auf die Sprünge helfen. Filme wie *Bridget Jones oder Schokolade zum Frühstück* verstehen alle Frauen gut, die schon einmal oder immer wieder die glücklich machende Wirkung von Phenylethylamin im dunklen Schmelz erlebt haben. Neben der – in Studien eindeutig belegten – glückstiftenden Eigenschaft von Schokolade sind auch die Auswirkungen anderer Nahrungsmittel auf die Psyche mehr oder weniger gut nachgewiesen. Fettarme und gleichzeitig kohlenhydratreiche Ernährung etwa fördert einer Studie zufolge geistige Fähigkeiten. Die halluzinogene Wirkung einiger Pilze macht besonders deutlich, wie stark die psychische Konstitution durch die Wahl des Essens beeinflusst werden kann. Umstritten ist dagegen, ob Lebensmittel wie Trüffel, Erdbeeren oder Kaviar, die gern als Wegbereiter der Lust angepriesen werden, tatsächlich körperliche Auswirkungen haben.

Mehr Zeit, mehr Geschmack

In den ersten Lebensjahren verbringen viele von uns nicht wenige Stunden vor sich hin leidend, indem sie gezwungenermaßen vor einem gefüllten Teller sitzen, der puren Widerstand auslöst: Deftiger Rosenkohl, Wirsing, Spinat oder Ähnliches sind Albträume für Feinschmeckerkinderseelen. Sämtliche Überredungskünste und Tricks erreichen oft nicht das elterliche Ziel, das doch so gesunde Essen irgendwie ins Kind zu kriegen. Die Abneigung gegen Bitteres, aber auch Salziges und Saures wird uns jedoch in die Wiege gelegt. Die ursprüngliche Aversion gegen solche Geschmacksrichtungen ist genetisch bedingt und ebenso angeboren wie unsere Vorliebe für Süßes (vgl. Seite 94).

So vielfältig und facettenreich wir den Geschmack unserer Nahrung auch wahrnehmen, interessanterweise kann unser Geschmackssinn lediglich zwischen fünf Qualitäten unterscheiden, aus denen sich das Gesamtgeschmackserlebnis «Essen» ergibt:

süß, salzig, sauer, bitter und – die entsprechenden Sensoren dafür hat man erst vor ein paar Jahren entdeckt – die Geschmacksrichtung «umami». Und genau diese hat es in sich.

Das Wort «umami» kommt aus dem Japanischen und bedeutet so viel wie «fleischig, wohlschmeckend, große Köstlichkeit». Träger des typischen angenehmen Umamigeschmacks ist die Glutaminsäure, eine Aminosäure. Zum Verständnis: Für japanische Feinschmecker hat der Shiitakepilz den klassischen Umamigeschmack. Bei uns im Westen ist das Salz der Glutaminsäure (Glutamat) lediglich als Geschmacksverstärker bekannt, das die meisten Dosen-, Tüten- und Fast-Food-Gerichte schmackhafter machen soll. Möglicherweise ein Grund dafür, dass viele der sonst eher faden Speisen so viele Anhänger finden und diese geradezu abhängig machen.

Anders als gemeinhin angenommen ist Schärfe keine Geschmacks-, sondern eigentlich eine Schmerzempfindung der Zunge. Dieselben Rezeptoren, die auf Schärfe reagieren, sprechen auch auf Wärmereize über 43 Grad Celsius an, also auf Speisen, an denen man sich den Mund verbrennt. Auf den Schmerz, den Schärfe auslöst, reagiert das Gehirn, indem es Endorphine ausschüttet. Sie lindern das Leid und werden für euphorische Zustände verantwortlich gemacht. Deshalb gibt es auch den Begriff des Pepper-Highs. Sehr vielsagend, wie ich finde. Probieren Sie's doch mal aus!

Fünf Geschmacksqualitäten gibt es also, für die jeweils entsprechend spezialisierte Schmeckzellen existieren. Mal mehr, mal weniger. Sogenannte Superschmecker haben im Schnitt etwa 425 Geschmacksknospen pro Quadratzentimeter Zunge. Otto Normalschmecker muss mit lediglich 180 Knospen auf derselben Fläche vorliebnehmen. Dabei spielt sich das volle Geschmackserlebnis nicht nur auf bestimmten Arealen unserer Zunge ab. Bis ein Bissen in der Speiseröhre verschwindet, hat der Körper viel Gelegenheit, den Geschmack zu identifizieren, ihn zu kosten und sich daran zu erfreuen. Denn die kleinen Genusssensoren finden sich nicht nur in den Schleimhäuten der Zunge, sondern auch in denen des Mund-, Rachen- und Schlundbereichs, sogar noch am Kehlkopf und in der Speiseröhre. Verständlich also, dass hastiges Hinunterschlingen den vollen Genuss selbst der feinsten Köstlichkeiten verderben kann, einfach weil Rezeptoren keine Zeit bekommen, den Geschmack zu erfassen.

Die Nase isst mit

Die großflächig verstreuten Schmeckstationen senden die Geschmacksinformationen über Nervenbahnen in die gustatorischen Verarbeitungszentren des Gehirns. Allerdings reichen diese Botschaften bei weitem nicht aus, die unglaubliche Vielfalt an verschiedenen Geschmackseindrücken zu erklären, die Essen zum unvergleichlichen Erlebnis werden lassen können. Das haben Sie auch Ihrer Nase zu verdanken! Sie fängt den größten Teil der kulinarischen Abwechslung für uns ein. Erst in Verbindung mit dem, was unsere Riechzellen in der Nasenschleimhaut beim Verspeisen der vorgesetzten Mahlzeit wahrnehmen, kann ein unverwechselbarer, komplexer Geschmack entstehen, wie beispielsweise der von Nürnberger Lebkuchen. So außerordentlich fein ist unser Geruchssinn, dass wir sofort merken, wenn dem braunen Taler die typischen Gewürze fehlen. Und jetzt wird es noch einen Tick komplizierter: Wir reagieren in diesem Fall nicht nur deshalb enttäuscht, weil das Gebäck schlechter oder vielleicht einfach nur anders schmeckt als sonst. Viel schlimmer ist, dass uns der Lebkuchen nun nicht mehr an Weihnachten erinnert.

Der Grund: Geruchsmoleküle lösen nahezu unmittelbar und unbewusst emotionale Reaktionen aus – wenn wir mit ihnen bestimmte Gefühle oder Erlebnisse verbinden, die sich uns irgendwann im Leben eingeprägt haben. Von klein auf lernen wir, bestimmte Geschmackserlebnisse mit äußeren Umständen, aber auch mit inneren Gefühlszuständen zu verbinden. So kann der Geruch von Apfelkuchen an die geliebte Großmutter erinnern, der von frisch gemähtem Rasen an die behütete Kindheit, der von

Bratwürstchen aber auch mit Übelkeit einhergehen, weil man sich irgendwann einmal ganz fürchterlich den Magen damit verdorben hat.

Welches Fazit lässt sich aus alldem ziehen? Essen ist ein multisensorisches Ereignis. Vor dem Hintergrund der individuell sehr unterschiedlichen Rahmenbedingungen, innerhalb derer sich das abspielt, lässt sich die große Bandbreite an verschiedenen Geschmäckern leicht nachempfinden. Allen gemeinsam ist jedoch: Um die Fülle des Möglichen zu erleben und Ihre persönlichen Geschmackspräferenzen zu entdecken, brauchen Sie zum Essen Zeit und Muße und die Fähigkeit, auf Ihren Körper zu hören. Wenn Sie dann noch Ihrer Nase etwas Gutes tun, sie schön hegen und pflegen, steht dem vollen Essgenuss nichts mehr im Weg. Dazu gehört zum Beispiel auch, nicht zu rauchen. Nikotinkonsumenten können im Laufe der Zeit einfach nicht mehr so gut riechen wie Nichtraucher.

Geschmack ist lernfähig

Mit dem Älterwerden verändern sich auch allmählich unsere Geschmackspräferenzen. Eltern kleiner Kinder wissen das zu schätzen. Hier spielt sich eine Art Lernprozess ab, angestoßen durch die Gesellschaft und Kultur, in der wir leben. So können von Kindern zunächst spontan abgelehnte Geschmacksqualitäten auf diese Weise zu angenehmen Erlebnissen umdefiniert werden: durch das Beobachten, wie es die anderen machen, durch ständig wiederholte und allmählich akzeptierte Geschmackserfahrungen, aber auch durch das immer größer werdende Bedürfnis nach Anerkennung und Zugehörigkeit. Ein vormals neutraler, vielleicht sogar verschmähter Geschmack kann durchaus zum Favoriten werden, wenn er immer wieder mit angenehmen Erfahrungen assoziiert wird. So gesehen essen wir nicht, was uns schmeckt, sondern wir lernen, zu mögen, was wir essen (vgl. Seite 30).

Genau hier liegt die Hoffnung für Sie und mich! Wir können also lernen, gesünder und klüger zu essen als bisher. Die Gleichung

«Gesund gleich fad und langweilig» lässt sich durchaus knacken – nach dem Motto «Bis es euch gefällt» müssen wir einfach immer wieder zu den gesunden und bekömmlichen Dingen greifen: Irgendwann schmecken sie richtig gut! Wir müssen uns nur die Chance geben, diesen Prozess auch bis zum Ende durchzuhalten. Und da sind sie dann wieder, die wichtigen Faktoren: Wissen, Motivation und etwas Disziplin. Worauf warten wir noch?

Essverhalten – Stärken und Schwächen unter der Lupe

Ebenso wie wir Situationen und Gefühle mit bestimmten Gerüchen und Geschmäckern in Verbindung bringen und sie uns einprägen, lernen wir auch beim befriedigenden Erlebnis «Essen» gratis dazu. Alles, was uns später an die entsprechende Situation erinnert, kann so zum Auslöser von Wiederholungstaten werden. Kino und Popcorn, Weihnachtsmarkt und Schmalzgebäck, Oktoberfest und Weißwurst – das sind für viele untrennbare Genossen. Ebenso können auch gewisse einmal mit Essen verbundene Emotionen ein nicht förderliches Essverhalten provozieren.

Egal, ob bei Stress, Unterforderung, Langeweile, Gefühlen des Alleinseins oder anderen Belastungssituationen – essen wir in diesen Momenten, was uns besonders schmeckt, kann uns das zumindest einen kleinen Lichtblick bei einem seelischen Durchhänger bescheren. Zweckentfremdet erfüllt Essen also eine andere Funktion: Es tröstet, lenkt ab und beschäftigt uns eine Zeitlang. Aber auf emotionale Zustände – welcher Art auch immer – mit Essen zu reagieren ist vor allem dann problematisch, wenn wir diese Verknüpfung bereits von klein auf gelernt haben. Das große Problem: Negativ besetzte Gefühlszustände können dann möglicherweise generell als Hunger missinterpretiert werden. Erkennen Sie sich hier wieder? Dann haben Sie ein Stückchen Arbeit vor sich.

Von mir zu dir: Esskultur und Zwischenmenschliches

Doch lassen Sie mich nochmals das Positive herausstellen: Essen funktioniert als Brücke zum Wohlbefinden. Dabei eignen sich

Naschen, Knabbern und Schlemmen nicht nur bestens, um die eigene Stimmung zu verbessern. Genauso können wir die Laune unserer Mitmenschen heben, wenn wir sie bekochen, ihnen Häppchen reichen oder sie in ein Restaurant einladen.

Die zwischenmenschliche Kommunikation verläuft mit vollem Magen und in angenehmer Atmosphäre meist besser, wie jeder aus eigener Erfahrung weiß. Das ist vielleicht ein Grund dafür, warum ein gemeinsames Essen, die familiäre Tischkultur überhaupt, als Rezept für ein intaktes Familienleben gilt. Natürlich ist das gemeinsame Mittag- oder Abendessen oft die einzige Zeit, zu der alle Familienmitglieder auf einmal zusammen sind, aber die Situation ist dabei auch einfach günstig. Die festen Mahlzeiten als ein strukturspendender, vertrauter Ankerpunkt im Tagesablauf tun gut. Auch das Phänomen, dass die begehrtesten Plätze auf Partys die in der Küche sind, könnte damit zusammenhängen, dass wir viele positive Aspekte mit dem Thema «Essen» assoziieren.

KAPITEL 2:
Gesund leben –
mit Köpfchen leicht gemacht

Traurig, aber wahr: Die meisten von uns essen sich um ihr kostbarstes Gut, um die Gesundheit. «Wie kann das sein?», fragt man sich. Womöglich hängt das damit zusammen, dass wir nicht nur zu wenig über unser Essen wissen, sondern auch darüber, was unser Körper tagtäglich Phänomenales für uns leistet – ein ganzes Leben lang. Wie auch? Nur ein Bruchteil der Bundesbürger beschäftigt sich beruflich mit dem Körper und den Organfunktionen, weiß also im Detail um die Zusammenhänge und was dieses Wunderwerk am Laufen hält. Doch je ausführlicher wir über unseren Körper informiert sind, desto eher gehen wir auch besser mit ihm um, geben ihm das, was er verdient und braucht: eine kluge Ernährung und mehr sorgsame Zuwendung. Wer seine Ernährungsweise maßgeblich verändern will, sollte daher ruhig auch seinen Körper und dessen Fähigkeiten besser kennenlernen und begreifen. Ihr Körper begleitet Sie schließlich ein Leben lang, durch dick und dünn. Und nicht etwa als Feind, der einem immer wieder mal einen Strich durch die Gesundheitsrechnung macht, sondern als treuer, verlässlicher Gefährte, der Besseres verdient, als ihm in vielen Fällen angetan wird.

Machen Sie sich schlau

Vielleicht haben Sie nicht nur Lust, sich mit Hilfe dieses Buchs, sondern auch weitergehend über Ernährung zu informieren. Dann können Sie zum Beispiel online gehen. Das Internet hat uns auf dem Gesundheitssektor förmlich einen Selbstbedienungsladen beschert. Alles ist da vorhanden und rund um die Uhr verfügbar: Informationen, Rat, Tabletten zum Bestellen und jede Menge

Heilsversprechen. Lernen Sie deshalb unbedingt, die Spreu vom Weizen zu trennen! Sonst richtet das World Wide Web womöglich mehr an Schaden an, als es Nutzen bringt.

Um beim Supermarktbild zu bleiben: Sehen Sie das Internet als ein Lebensmittelregal an, vor dem Sie stehen und aus dem Sie die gesuchte Information – etwa ein Nudelprodukt samt seiner Verpackung – herausholen. Schauen Sie sich dieses Produkt ganz genau an, bevor Sie sich zum Kauf entschließen: Wie ansprechend ist die Aufmachung? Was offenbart die Zutatenliste über die Zusammensetzung des Produkts? Wie seriös wirken die Beschreibungen? Wer ist der Hersteller? Wo ist er ansässig und was kostet der Spaß? Genau so und nicht anders gehe ich auch mit Internetinformationen um. Die Qualität der Texte, die Art der Aussagen und Auskünfte und natürlich die Herkunft, das sind äußerst wichtige Kriterien.

Bleiben Sie also auch vor dem Computerbildschirm ein kritischer und aufmerksamer Konsument, gerade wenn es um so etwas Wichtiges wie Ihre Gesundheit geht – und damit sind nicht nur Ernährungsthemen gemeint. Wer ins Internet eintaucht, begibt sich immer in einen undurchsichtigen Informationsdschungel. Die Angaben, die aus ganz unterschiedlichen Beweggründen dort hineingestellt wurden, verfolgen sehr häufig kommerzielle Interessen. Die meisten wollen Meinungen oder auch Produkte verkaufen, nur ganz wenige tatsächlich umfassend aufklären. Eine Information führt zur nächsten, zur übernächsten und zu weiteren, bis Ihnen womöglich der Schädel brummt und Sie die Übersicht komplett verlieren.

Tipps zur besseren Orientierung im Internet

Wenn es um ein ganz bestimmtes Krankheitsbild geht, finden Sie umfassende Informationen auf den Webseiten von Fachverbänden, Selbsthilfegruppen und über Patienteninitiativen. Gute Inhalte sind meist unabhängig von wirtschaftlichen Interessen. Es ist also hilfreich, sich stets Gedanken darüber zu machen, welches Motiv der Anbieter hat. Menüpunkte wie «Wer wir sind», «Was wir wollen», «Über unsere Organisation» und «Impressum» schaffen Transparenz. Unbedingt mal reinschauen. Gibt es so etwas überhaupt nicht, sollten Ihre Alarmglocken schon klingeln. Klar ersichtlich sollte auch sein, wie aktuell die Inhalte sind und welche Quellen der Autor genutzt hat. Also Datumsangaben wie «erstellt am», «aktualisiert am», der Name des Autors, seine Qualifikation und sein Tätigkeitsfeld müssen ausgewiesen sein. Vorsicht vor einseitigen Informationen und Therapien, die als «Königswege» dargestellt werden. Um fette Heilsversprechen und Sensationsberichte sollten Sie ebenfalls einen großen Bogen machen. Produktwerbung muss als solche ersichtlich sein und klar von redaktionellen Inhalten abgegrenzt werden.

Außerdem möchte man als medizinischer Laie Risiken, Nutzen und Nebenwirkungen beleuchtet wissen, um sich ein rundes Bild machen zu können. Weiterführende Links, Literaturangaben und Adresssammlungen helfen. Auch Qualitätskennzeichen wie das HONcode-Logo (Health On the Net Foundation) oder das afgis-Logo (Aktionsforum Gesundheitsinformationssystem) bieten eine gute Orientierung. Ich bin sicher, die genannten Kriterien können Ihnen helfen, die Qualität von Internetinformationen besser einzuschätzen. Neugierde und gesunde Skepsis, damit kann das Surfen im Web durchaus sehr hilfreich sein.

Noch besser, als sich im Internet zu informieren, ist es natürlich, sich mit seinem Hausarzt zu besprechen. Er kennt Ihre Krankengeschichte und Ihre individuellen Bedürfnisse am besten und kann Sie gezielt beraten, was eine bessere, kluge Ernährung betrifft. Mit ihm können Sie im Verlauf der Ernährungsumstellung immer wieder zusammenkommen, um die Erfolge oder notwendige Anpassungen zu besprechen. Das gilt auch für eine professionelle Ernährungsberatung. Wer einen Termin mit einem Ökotrophologen macht, kann sicher sein, einen ausgewiesenen Fachmann an seiner Seite zu haben. Denn Ernährung darf nicht zu kompliziert werden. Sie müssen sich auf einige wenige Säulen verlassen können (vgl. Seite 69–100). Und dafür brauchen Sie jemanden, der für Sie Schwerpunkte setzt.

Der Geist ist schwach, aber der Schweinehund stark

Auch wenn Sie viele Essfakten verinnerlicht, Futterumstände begriffen und Stoffwechselzusammenhänge verstanden haben und Ihr Verstand bereits klar und deutlich «Ja, ich will» sagt – aller Wahrscheinlichkeit nach werden Sie nicht von heute auf morgen ein besserer Mensch in Sachen Ernährungsverhalten werden. Sie werden, wenn auch hoch motiviert, immer wieder an Grenzen geraten, in Stolperfallen und Fettnäpfchen, die sich nicht so einfach überwinden lassen, die Sie immer wieder zurückwerfen im Bestreben, sich konsequenter und bewusster zu ernähren. Der Grund dafür liegt, wie schon beschrieben, in den fest eingravierten Gefühlen, die wir mit Essen und Trinken verbinden, und in eingeschliffenen Gewohnheiten, die einen immer wieder auf alte Bahnen zwingen. Sie haften an uns wie Kaugummi an der Schuhsohle.

Solche individuellen Ernährungscharakteristika – über Jahre gewachsen – lassen sich leider nicht so einfach durch den Intellekt ausradieren. Das Wissen über bessere Ernährung können Sie sich aneignen, an Ihrer positiven Einstellung liegt es möglicherweise auch nicht mehr. Es ist ein klein wenig wie mit den Vorsätzen zum neuen Jahr: Der gute Wille ist da, aber meistens gelingt es nur ein paar Tage, das gewünschte Verhalten auch umzusetzen. Spätestens Mitte Januar schaut der alte Schlendrian schon wieder um die Ecke. Na gut, dann begegnen Sie ihm jetzt eben, indem Sie auf Stufe zwei schalten und nach Ihren Tugenden graben: Mit Geduld, ehrlicher Selbstreflexion und etwas Willensstärke kommen Sie garantiert einen entscheidenden Schritt weiter.

Weil vieles von dem, was in Bezug aufs Essen bei uns abläuft, unbewusst passiert, förmlich automatisch, ist es enorm wichtig, herauszufinden, was da eigentlich in uns vor sich geht, wenn das Thema «Nahrung» Gestalt annimmt. Sei es beim Essen, beim Einkaufen, bei der Zubereitung von Speisen. Am besten ist, Sie setzen sich nicht gleich zu sehr unter Druck: Machen Sie erst mal ruhig weiter wie bisher, aber knipsen Sie das Licht dabei an. Finden Sie heraus, was Sie treibt und warum und wo und wann Sie immer wieder in Essfallen laufen, die Sie eigentlich vermeiden wollten.

Ursachenforschung betreiben nennt man so was in der Wissenschaft. Warum fällt es uns denn bloß so schwer, unsere Essgewohnheiten zu verändern, obwohl wir genau wissen, was gesünder oder bekömmlicher wäre? Die Antwort ist, wir lassen uns bei der Auswahl unserer Lebensmittel und Getränke durch verschiedene Faktoren leiten, durch innere Signale – also Hunger und Appetit –, durch äußere Reize wie duftende Brötchen beim Bäcker oder die Werbung im Fernsehen, aber auch von ganz rationalen Beweggründen wie «Vollkornbrot ist gesünder als Weißbrot». So etwas bestimmt unser Verhalten. Da reicht die Einsicht, dass Obst und Gemüse gesünder sind, alleine nicht aus, um das Verhalten nachhaltig zu ändern. Wie wir uns ernähren, lässt sich nicht einfach über den Verstand steuern. Gerade in Bezug auf das Essen ist der Mensch ein echtes Gewohnheitstier. Psychologen wissen inzwischen, dass wir am liebsten das zu uns nehmen, was wir häufig essen. Was uns also nicht vertraut ist, verspeisen wir in der Regel auch nicht gern, gemäß dem Sprichwort: «Was der Bauer nicht kennt, das isst er nicht.»

Mehr Gesundes essen! Wie geht das?

Wenn Sie Ihre Essgewohnheiten ändern, kann es gelingen. Und genau in dieser Erkenntnis liegt ein wichtiger Schlüssel zum intelligenten Essen. Deshalb nenne ich hier gleich zu Anfang einen elementaren Faktor, der uns auf dem Weg zum klugen Essen maßgeblich unterstützen kann. Drehen Sie den Spieß doch einfach um. Dann lautet die Gleichung nämlich: Wir können unsere Ernährungsvorlieben ändern, indem wir gesunde Lebensmittel – zum Beispiel Obst und Gemüse – zunächst mal einfach häufiger essen. Fachleute nennen das den Mere-Exposure-Effekt. Indem man ungewohnte Nahrungsmittel häufiger zu sich nimmt, lernt man, sie irgendwann auch wirklich zu mögen. Klassisches Beispiel dafür: Wer Wasser zu seinem Hauptgetränk macht, dem schmecken Limonaden nach einiger Zeit viel zu süß. Das trifft auch auf gezuckerten Kaffee oder Tee zu, wenn man sich angewöhnt hat, ihn nicht mehr zu süßen. Wenn das keine hoffnungsvollen Aussichten sind (vgl. Seite 22). Sie brauchen also nicht mit der Befürchtung in die Phase der Ernährungsumstellung zu gehen, von nun an sei das Leben freudlos und ohne Genuss. Sie können sich darauf verlassen: Irgendwann werden Ihnen die neuen, gesunden Lebensmittel auch wirklich schmecken.

Aber unterschätzen Sie die Anstrengungen einer Umgewöhnung nicht, so etwas kann Monate, durchaus ein Jahr und länger dauern. Seien Sie also unbedingt geduldig mit sich, hüten Sie sich vor überzogenen Vorstellungen und Erwartungen, sonst resignieren Sie schnell und fallen dann erst recht in alte Essmuster zurück.

GRUNDREGEL!
Mit Kopfarbeit und Sich-bewusst-Machen allein kommen Sie nicht ans Ziel. Neue Ernährungsgewohnheiten müssen hauptsächlich durch Erleben fest verankert werden. Und das braucht Zeit.

Das Essverhalten unter die Lupe nehmen
Am besten machen Sie erst mal eine Art Standortbeschreibung: Wo stehen Sie in Bezug auf Ihre Essgewohnheiten? Welche Essgepflogenheiten kultivieren Sie? Ein Tagebuch kann hier sehr hilfreich sein, um sich seiner Angewohnheiten bewusst zu wer-

den. Solche Aufzeichnungen können außerdem motivieren, weil Sie erreichte Änderungen so klarer wahrnehmen. Die folgenden Aspekte und Fragen könnten Sie dabei zum Beispiel berücksichtigen: Wann esse ich? Wo esse ich genau? Am Tisch oder vor dem Fernseher, im Stehen, am Arbeitsplatz? Was esse ich? Machen Sie möglichst genaue Angaben zu den Lebensmitteln inklusive der Getränke. Vermerken Sie auch etwas über den Fettgehalt – fettarme Milch, Käse 45 Prozent Fett i. Tr. –, die Sorte – rotes oder weißes Fleisch, Fruchtsaft, Fruchtnektar, Saft verdünnt – und die Rezepte der Gerichte. Wie viel esse ich pro Portion? Seien Sie unbedingt ehrlich, was die Mengenangaben betrifft. Warum esse ich? Gründe könnten zum Beispiel sein: Hunger, Appetit, nette Gesellschaft, Frust, Langeweile, Probleme, gute/schlechte Laune. Wie esse ich? Bewusst, unbewusst, schnell, genussvoll oder noch ganz anders?

Realistische Ziele setzen

Natürlich müssen Sie neben dem Status quo auch das Ziel kennen, das Sie erreichen möchten. Aber Vorsicht: Je höher Ihre Erwartungen gesteckt sind, desto wahrscheinlicher ist auch ein mögliches Versagen, das Frust auslösen und so alte Ernährungsmarotten erst recht wieder auf den Plan rufen kann. Frei nach dem Motto: «Schon wieder beim Frühstück zu viel gefuttert. Da kann ich auch gleich ganz aufhören und weiter zuschlagen, jetzt ist der Tag sowieso im Eimer.» Deshalb: kleine Schritte statt großer Pläne. Verzichten Sie auf strenge Gebote wie «Ich werde niemals wieder …» oder «Ab sofort ist Schluss mit …!». Ein realistisches Ziel könnte etwa so aussehen: «Nächste Woche werde ich mit nur einem Stück Sahnetorte auskommen.» Dieses Stück Torte werden Sie dann aber bestimmt ganz besonders genießen.

Suchen Sie nach alltagstauglichen Lösungen, solche, von denen Sie glauben, dass Sie diese auch wirklich gut schaffen können. Gehen Sie schrittweise vor, das macht den Einstieg leichter. Planen Sie beispielsweise für die nächste Woche, täglich zwei Portionen Obst zu essen. Ein Ziel für die darauffolgende Woche könnte es sein, täglich 1,5 Liter zu trinken. Sie können auch Süßigkeiten nach und nach durch Obst ersetzen, beim Braten weniger Fett in die Pfanne geben und statt zu Pommes frites zu Salzkartoffeln greifen. Wählen Sie den richtigen Zeitpunkt für den Start, sonst hat der innere Schweinehund ein leichtes Spiel. Am besten starten Sie ganz entspannt am Wochenende. Und erzählen Sie allen davon, damit Sie auch erklären, was Sie schon geschafft haben, bzw. nicht erklären müssen, warum Sie zum großen Eisbein-Essen nicht mitkommen.

Das Ziel haben Sie nun im Visier. Jetzt brauchen Sie nur noch Geduld, Geduld, Geduld. Dranbleiben und nie aufhören, wieder anzufangen, wenn es mal nicht so läuft, wie Sie es sich wünschen. Richten Sie den Blick nach vorn, auf das, was Ihnen als Belohnung winkt. Wer Probleme mit dem Einstieg hat, der kann die Ernährungsumstellung auch als Experiment für sich definieren. Probieren Sie Ihr Vorhaben erst einmal für einen vorher festgelegten Zeitraum aus. Nehmen Sie sich etwa vor, zwei Wochen lang keinen Alkohol zu trinken oder keine Süßigkeiten zu essen. Und suchen Sie sich Unterstützer, Weggefährten, die Gleiches im Sinn haben wie Sie. Tauschen Sie Erfahrungen, Entdeckungen und Erfolge aus, das hilft. Auch über Umstände und Maßnahmen, die Ihnen helfen, Ihr Essverhalten zu kontrollieren. Wie etwa die folgenden:

- **Tun Sie nichts anderes, während Sie essen.** Wer isst und gleichzeitig andere Tätigkeiten ausführt, beispielsweise Lesen oder Fernsehen, verbindet solche Aktivitäten früher oder später im Gehirn automatisch mit Essen. Irgendwann lösen diese das Essen gewohnheitsmäßig aus, das heißt, Fernsehen ohne etwas zum Knabbern ist gar nicht mehr denkbar. Außerdem kann sich, wer zwei oder mehr Dinge gleichzeitig tut, gar nicht richtig auf das Essen konzentrieren. Das bedeutet, Sie nehmen Kalorien auf, ohne sie auch bewusst zu genießen.
- **Essen Sie immer am selben Ort.** Viele Menschen haben die Gewohnheit, an den verschiedensten Orten zu essen, beispiels-

weise am Schreibtisch, im Auto, im Wohnzimmer vor dem Fernseher. Dadurch können die unterschiedlichsten Örtlichkeiten zu potenziellen Startschaltern für den Film «Essen-Fassen» werden. Gleichzeitig bekommt das Essen dadurch wieder einmal nicht die Aufmerksamkeit, die ihm zustehen sollte. Also, zu Hause lieber einen schönen Ort wählen, an dem Sie regelmäßig speisen.

- **Essen Sie nicht immer den ganzen Teller leer.** Generationen haben genau das von Kindesbeinen an gelernt: immer schön den Teller leer essen. Leider ist die Wahrscheinlichkeit dabei recht hoch, dass wir letztendlich zu viel essen. Der Grund: Ein äußerer Hinweis – der leere Teller nämlich – gibt uns das Zeichen aufzuhören, nicht etwa unser Sättigungsgefühl. Mit der Teller-leer-Regel lernen wir, dieses Signal systematisch zu übergehen. Deshalb: Essen Sie nur so lange, bis Sie spüren, dass Sie satt sind. Horchen Sie dabei in Zukunft genauer als bisher in sich hinein. Überhören Sie auch auf keinen Fall den kleinen Hunger! Geben Sie ihm lieber nach und gönnen Sie sich zwischendurch eine Kleinigkeit zu essen. Obst zum Beispiel oder Milchprodukte. Sonst bläht er sich womöglich kräftig auf und wird zum Heißhunger. Unter diesen Umständen noch seine neuen Ernährungsprinzipien umsetzen zu wollen kann Sie am Anfang ganz schön aus der Bahn werfen.
- **Machen Sie keine Großeinkäufe und legen Sie keine üppigen Vorräte an.** Alles, was sich in Reich- und Sichtweite befindet, macht auf sich aufmerksam und ruft danach, gegessen zu werden, insbesondere, wenn Sie gerade versuchen, kürzerzutreten. Machen Sie es sich leichter und bringen Sie sich selbst nicht so einfach in Versuchung. Dann müssen Sie eben einmal öfter einkaufen gehen, was aber ganz angebracht ist. Wer seinen Pfunden zu Leibe rücken will, kommt gar nicht umhin, zweigleisig zu fahren. Sich mehr bewegen und weniger essen, so heißt ab sofort das Erfolgsrezept.

Klassische Essfallen – wenn der Schweinehund mal wieder Oberwasser hat

So ein Haustier will keiner haben. Ein mehr oder weniger ausgewachsenes Geschöpf, das nichts anderes im Sinn zu haben scheint, als frech und so oft wie möglich den Ton in unserem Leben anzugeben: Nach der Arbeit in die Joggingschuhe schlüpfen oder lieber auf dem Sofa lümmeln? Abends zum guten Buch oder doch zur Fernbedienung greifen? Mittags in der Kantine: zum Salatbüfett oder in die Currywurstschlange? Der innere Schweinehund manipuliert unser Denken und Handeln – und das in allen Bereichen, die Haltung, Einsatz und Aktivität erfordern. Gegen unsere Vernunft und gegen jedes bessere Wissen nötigt er uns Dinge auf, die wir so eigentlich gar nicht wollen. Er manipuliert unsere Lebensgewohnheiten und erstickt gute Vorsätze wieder und wieder im Keim. Hilflos ausgeliefert sind Herrchen und Frauchen ihm aber nicht. Am besten legen Sie den inneren Schweinehund an die Kette, indem Sie seine verführerischen Argumente, Ausreden und Vorurteile geschickt kontern.

Hier ein paar Beispiele:

- **In meinem Alter kann man sich eben nicht so einfach ändern!** Eine super Allroundausrede, die eigentlich immer funktioniert. Klar, der Mensch ist ein Gewohnheitstier. Aber warum versuchen Sie sich das nicht in gegenteiliger Hinsicht zunutze zu machen? Entwickeln Sie neue Gewohnheiten. Nach einer gewissen Zeit sind Ihnen diese in Fleisch und Blut übergegangen und kein Thema mehr.

- **Heute ist es sowieso egal!** Aha, nur weil Sie Ihrem inneren Schweinehund gefolgt sind, ist es gleichgültig, ob Sie jetzt noch weitere 30 Gramm Fett in sich hineinschaufeln? Falsch! Natürlich kommt es darauf an. Alles, was Sie heute noch in sich hineinstopfen, tut Ihrer Gesundheit nicht gut, schwächt sie und stärkt allenfalls Ihren Schweinehund.

- **Ab morgen reiße ich mich wieder zusammen!** Kleine Variante von «Heute ist es sowieso egal!». Aber warum beginnen Sie nicht tatsächlich gleich heute damit? Meinen Sie ernsthaft, es könne morgen einfacher sein? Damit betrügen Sie sich nur: Morgen ist es genauso schwer oder leicht wie heute, sich zusammenzureißen.

- **Die Dünnen sind doch laufend krank!** Machen Sie sich nichts vor. Es ist einfach nicht wahr, dass ausgerechnet Sie immer an der Kasse anstehen, an der irgendetwas schiefläuft. Möglicherweise nehmen Sie die Realität nur so wahr, wie sie Ihnen in den Kram passt. Weder schalten die Kassiererinnen auf langsam, wenn Sie sich anstellen, noch sind die Dünnen in Ihrem Umfeld so häufig krank, wie Sie vielleicht meinen. Viel eher ignorieren Sie einfach, welche Risiken Übergewicht mit sich bringt. Kein Wunder, dann müssten Sie ja unangenehme Konsequenzen daraus ziehen.

- **Zum Sonntagabendkrimi brauche ich einfach einen leckeren Rotwein mit was dabei!** Kein Problem. Wenn Sie einen Tag in der Woche, möglicherweise auch das Wochenende, zum Heavy-Snack-Tag erklären wollen, dann ist das in Ordnung. Schwierig wird es nur, wenn am Samstag die Sportschau ruft, dienstags die Lieblingsserie ansteht, mittwochs ein Länderspiel und so weiter. Und wenn dann jedes Mal zum Bierchen Chips, Pizza und Pommes frites gereicht werden.

- **Ein paar Reserven muss man doch haben!** Richtig, in Notzeiten und bei Lebensmittelknappheit braucht man die. Aber ist das typisch für unser Lebensumfeld? Im Supermarkt können wir heute zwischen Tausenden Waren wählen. Notzeiten? Fehlanzeige. Vergessen Sie das Argument.

- **Wer will denn schon so eine klapprige Bohnenstange?** Ja, ist denn das die Alternative? Ein Mickerspargel sollen Sie ja auch nicht werden. Keiner verlangt von Ihnen Selbstkasteiung und Radikalkuren. Wie viel Sie am Ende wiegen wollen, bestimmen Sie. Mit einer ausgewogenen Ernährung, in Verbindung mit moderater Bewegung, werden Sie nicht gleich Twiggy, sondern bekommen einfach eine gute Figur.

- **Ich war eingeladen, da wollte ich nicht unhöflich sein.** Aha! Und was, wenn Sie als Gastgeber für ein schönes Essen ein großes Kompliment bekämen, aber die Gäste kein zweites Mal zulangen, weil sie bereits satt wären? Sehen Sie, das ist für Sie doch auch völlig in Ordnung. Besucher müssen nicht alles aufessen, bis der Gürtel ein Loch weiter gestellt werden muss. Das macht den Gastgeber nicht glücklicher und lässt die Sonne am nächsten Tag auch nicht heller scheinen. Lieber aufhören, wenn man satt ist – dann können Sie sich auch noch angeregt unterhalten und tun Ihrer Gesundheit Gutes.
- **Ich war so im Stress und brauchte was für meine Nerven.** Gut, dann finden Sie doch mal die Stressquelle heraus und legen Sie diesen Sumpf lieber trocken, als durch unpassendes Essen für weiteren Stress zu sorgen. Natürlich ist das nicht so leicht. Aber wenn Sie es zunächst mal nur jedes zweite, dritte Mal schaffen, dann haben Sie schon eine Menge erreicht, und es wird Ihnen künftig immer leichter fallen.
- **Man muss sich auch mal etwas gönnen.** Na klar, das müssen Sie. Aber muss es gleich Sahnetorte sein, bei deren Verzehr Sie sowieso ein schlechtes Gewissen bekommen? Belohnen Sie sich lieber mit etwas anderem als Essen: Schenken Sie sich Ihre Lieblingszeitschrift, einen Blumenstrauß, einen Konzertbesuch. Oder essen Sie wirklich mal ein Stück Ihrer Lieblingsschokolade. Aber lassen Sie sich das Stück mit Genuss auf der Zunge zergehen, ganz bewusst.

Diäten sind verboten

Vielleicht streben Sie eine Ernährungsumstellung an, weil Sie Ihr Körpergewicht reduzieren und langfristig auch halten wollen? Dann sind Diäten verboten. Gemeint ist: Mit Schlankheitskuren kommen Sie Ihrem Ziel nur phasenweise näher, meistens aber nicht auf Dauer. Falls Sie doch verführt sein sollten, diesen Weg mal wieder einzuschlagen, hier ein paar Argumente, die dagegen sprechen:

- **Diäten bauen auf Verzicht, aber sie ändern keine Gewohnheiten.** Was machen Sie denn, wenn die Pizza, das Käsefondue, Schokolade und Chips weiterhin verführerisch locken? Finden Sie lieber Antworten auf diese Fragen, als 14 Tage lang mit zusammengebissenen Zähnen Kalorien zu zählen. Für Änderungen Ihres Essverhaltens müssen Sie allerdings einen deutlich längeren Zeitraum einkalkulieren.
- **Diäten sind langfristig unwirksam.** Statt wie gewünscht Fett abzuschmelzen, baut der Körper bei Radikaldiäten in erster Linie Muskulatur und Eiweiß ab. Oft sind solche Diäten einseitig, sodass die Versorgung mit Mineralstoffen und Vitaminen zu kurz kommt, was langfristig Mangelerscheinungen auslösen kann. Als Folge bekommen Sie nach den meisten Diäten nicht das Idealgewicht geschenkt – noch nicht einmal zeitweise –, sondern den Jo-Jo-Effekt. Im Klartext: Am Ende wiegen Sie noch mehr als vorher. Für den Körper ist Nahrungsentzug nämlich Stress. Er schützt sich davor, indem er den Energiebedarf einfach auf Sparflamme stellt, um so mit den kleineren Futterrationen auszukommen. Und weil sich unser Körper am Ende der Diät nicht so schnell wieder auf Normalverbrauch umstellt, sind die gerade abgehungerten Pfunde im Nu wieder drauf. Sie essen wieder normal, aber Ihr Körper verbrennt nur reduziert.
- **Diäten können krank machen.** Und das nicht nur wegen eines möglichen Mineralstoff- und Vitaminmangels bei einseitiger Ernährung. Es gibt handfeste Hinweise, dass ständige Schwankungen des Körpergewichts das Risiko für Herz-Kreislauf-Erkrankungen, Schlaganfälle, Diabetes und eine veränderte Immunabwehr erhöhen. Auch fördern Jo-Jo-Effekt und das ewige Auf-Diät-Sein die Entwicklung von Essstörungen wie Magersucht und Bulimie (vgl. Seite 172). Die einzige wirkliche Methode zur Gewichtsreduzierung sehen Ernährungsexperten darum in einer Veränderung der Ernährungsgewohnheiten mit Reduzierung der täglichen Kalorienmenge und gleichzeitiger Bewegung.

Wenn Sie dauerhaft und gesund abnehmen wollen, dann besinnen Sie sich auf das, was das Wort «Diät» ursprünglich meint. Es leitet sich nämlich von dem griechischen Wort «díaita» ab und bedeutet «gesunde Lebensweise». Und genau die sollten Sie erlernen. Dazu gehört beispielsweise auch, dass Sie die Gründe für Ihre Gewichtszunahme herausfinden und klären (vgl. Seite 34). Wenn alles nichts hilft, suchen Sie einen Ernährungsberater oder Ihren Arzt auf. Er kann Ihnen Ernährungsfehler aufzeigen und konkrete Einkaufstipps mit auf den Weg geben oder sagen, auf was es bei bestimmten Krankheiten ankommt.

MACHT SPÄTES ESSEN DICK?

Wenn es darum geht, das Körpergewicht zu reduzieren, fällt auch immer wieder der gutgemeinte Ratschlag, abends doch einfach weniger oder nichts mehr zu essen. Das sogenannte Dinner Cancelling, also das Ausfallen des Abendbrots, könne einer Gewichtszunahme vorbeugen bzw. sei besonders hilfreich beim schnellen Abnehmen. Vergessen Sie es! Die wenigen Untersuchungen, die es überhaupt zu diesem Thema gibt, sind insgesamt widersprüchlich. Daher gilt unter Ernährungswissenschaftlern weiterhin die Annahme, dass die gesamte, über den ganzen Tag aufgenommene bzw. verbrauchte Energiemenge ausschlaggebend für das Körpergewicht ist. Und in der Tat sind Menschen in südlichen Ländern, bei denen das Abendbrot häufig viel später auf den Tisch kommt, durchschnittlich weniger dick als jene in nördlichen Ländern.

Auch Verbote sind verboten

Diesen Punkt möchte ich noch einmal besonders hervorheben. Wenn Sie Ihr Ziel erreichen wollen, müssen Sie unbedingt auch liebevoll mit sich umgehen und dafür sorgen, dass Sie sich nicht zu sehr unter Druck setzen. Verbote bringen nichts. Deshalb gilt, beispielsweise wenn Sie abnehmen wollen: Süßigkeiten sind nicht tabu. Gönnen Sie sich immer wieder kleine Glücksmomente ohne schlechtes Gewissen. Aber genießen Sie sie dann auch entsprechend: nicht hastig hinunterschlucken, sondern lieber ein kleines Stück Schokolade auf der Zunge langsam zergehen lassen. Und was passiert, wenn Sie sich so etwas nicht erlauben? Je eifriger man versucht, der Versuchung zu widerstehen, desto heftiger werden die Appetitattacken. Schließlich kreist das ganze Denken nur noch um das besagte Objekt der Begierde. Im schlimmsten Fall verschlingen Sie dieses dann in noch größeren Mengen, garniert mit einer riesigen Portion schlechtem Gewissen.

Setzen Sie daher alles daran, dass Ihre Reise zu einer besseren Ernährung auch ein wirklich gangbarer Weg wird – mit kleinen eingebauten Steigungen, aber kein Marathonlauf in den Alpen. Wer sich kleine Ausreißer erlaubt, kann die angestrebten Änderungen auch langfristig durchhalten. Genau daran aber, am Durchhaltevermögen, scheitern die meisten guten Vorsätze.

Wichtig ist auch, dass Sie sich nicht zu viel auf einmal vornehmen, etwa künftig alles nur noch selbst zu kochen, frisch zuzubereiten, nur noch Ware vom Markt zu kaufen, abends auf den Fernsehsnack zu verzichten oder regelmäßig zu joggen. Beschränken Sie sich lieber auf ein bis zwei gute Vorsätze und formulieren Sie diese möglichst konkret. Statt der vagen Absicht «Von heute an werde ich mittags nie mehr Fertiggerichte essen» lieber «Drei Tage in der Woche koche ich mir etwas vor fürs Büro». Oder anstelle von «Ich werde jetzt regelmäßig joggen» besser «In Zukunft werde ich immer samstags laufen». Vielen hilft es auch, den Vorsatz aufzuschreiben und für alle sichtbar zu platzieren. Wer sich regelmäßige Kontrolltermine für die guten Vorsätze auferlegt, kann sich nicht austricksen. Am besten ist ein klarer Zeitplan: Bis dann will ich das geschafft haben, etwa zum Juni dieses oder jenes. Das gute Gefühl, das sich bei jedem Etappenziel einstellt, wird Sie anspornen. Genießen Sie jeden auch noch so kleinen Erfolg.

Krisenhilfe für jeden Tag

Früher oder später werden Sie vermutlich Ihre Vorsätze einmal nicht einhalten können. Sie wissen jetzt, warum und dass dies kein Grund dafür ist, die Sache gleich ganz hinzuschmeißen. Um immer seltener auf der Kippe zu stehen, können Sie aber einiges unternehmen. Krisenmanagement ist hier gefragt:

- **Werden Sie konkret.** Überlegen Sie sich, was genau Sie daran hindert, Ihr Vorhaben umzusetzen, und mit welchen konkreten Vorsätzen Sie diese Hürden überwinden könnten, um beispielsweise tatsächlich jeden Morgen zu frühstücken. Früher lautete die Ausrede etwa: «Ich hab nichts Passendes im Haus.» Jetzt gibt es Müsli in allen Variationen, so etwas kann man immer vorrätig haben. Und in diesem konkreten Fall: Planen Sie einfach zwei Marktbesuche pro Woche ein, feste, unumstößliche Termine. Denn über frisches Obst und Gemüse freuen Sie sich zu Hause und bei der Arbeit.

- **Suchen Sie sich Unterstützung.** Ob im Freundeskreis oder durch professionelle Helfer wie Ärzte, Apotheker, Ernährungsberater oder Sporttrainer – regelmäßiges Feedback kann Sie unterstützen, insbesondere dann, wenn Sie Ihre Ernährungsgewohnheiten in Gruppenprogrammen ändern wollen und zum Beispiel Ihr Gewicht reduzieren möchten. Wer anderen einen Korb geben muss, dem fällt es schwerer, sich zu drücken, falls er mal keine Lust hat. Aber auch, wenn Sie Ihren Zielen allein nachgehen, sagen Sie Ihren Freunden Bescheid, dann wird man auch entsprechend Rücksicht auf Sie nehmen und Sie nicht zu Dingen überreden wollen, die Sie loslassen möchten.

- **Bewahren Sie Haltung in Restaurants.** Auch essen gehen steht nicht auf dem Index. Geschäftliche Einladungen oder ein Dinner nach dem Theater brauchen Sie nicht in Panik zu versetzen. Gepflegt speisen gehört zur Lebensqualität. Überlegen Sie also vorher, wie Sie den Herausforderungen im Restaurant begegnen wollen, wenn Sie abnehmen möchten. Wählen Sie das leichteste Gericht oder nehmen Sie eine kleine Portion, verzichten Sie auf

Alkohol und essen Sie nicht automatisch Ihren Teller leer, wenn Ihnen nicht danach ist.

- **Bauen Sie Stress ab.** Anspannung, Unzufriedenheit und Stress können ein ungünstiges Essverhalten fördern: Sie verlieren die Contenance und essen mehr und anderes, als Sie sich vorgenommen haben (vgl. Seite 23). Der beste Weg, abzuschalten und Stresshormone abzubauen, ist Bewegung. Psychologen haben festgestellt: Ein kurzer, schneller Spaziergang am frühen Abend eignet sich hervorragend als Stimmungsaufheller, gerade wenn man sich müde und erschöpft fühlt. Der Kreislauf kommt in Schwung, Spannungen und Müdigkeit verschwinden. Auch regelmäßiger Ausdauersport eignet sich prima als Stresskiller, zum Beispiel Joggen oder Walken.

- **Entspannen Sie aktiv.** Auch das neudeutsche «aktive Relaxen» hilft, das Gleichgewicht zu halten und irgendwann immun gegen Futterfallen zu werden. Bei autogenem Training, Yoga oder progressiver Muskelentspannung nach Jacobson lernen Sie, sich selbst zu beobachten. Sie trainieren Ihr Körperbewusstsein und können so viel genauer analysieren, wo und wann sich Spannungen bei Ihnen entwickeln. Wer regelmäßig und systematisch Entspannungsübungen macht, wird mit mehr Gelassenheit und einer ausgeglichenen Grundstimmung belohnt. Das tut auch der Blutdruckregulation gut, Schlaf und Konzentration können in der Folge besser werden, Ängste und Sorgen geringer.

Auf die Bekömmlichkeit kommt's an

Wer sich klug ernähren will, kommt also nicht umhin, sich und sein Verhältnis zu Essen und Trinken sehr genau unter die Lupe zu nehmen. Nicht nur, um festgefahrene Verhaltensmuster zu identifizieren und zu eliminieren, sondern auch, um herauszufinden, welche Nahrungsmittel Ihnen nachhaltig guttun und welche Sie lieber vom Speiseplan streichen sollten. Experimentieren Sie daher ruhig mal mit dem Essen, probieren Sie Neues aus. Möglicherweise bekommt Ihnen zum Beispiel eine ganz andere Ernährungsform viel besser als die derzeitige. Machen Sie das Thema «Klug essen – gesund bleiben» zu Ihrem Hobby, informieren Sie sich weiter über Themenbereiche, die Sie interessieren. Sie werden überrascht sein, wie spannend es sein kann, immer tiefer in die Materie einzusteigen. Auf den folgenden Seiten erfahren Sie, warum eine kluge Ernährung immer auch einen ganz starken individuellen Charakter hat.

Nicht jedes Lebensmittel bekommt auch jedem Menschen gleich gut. Was bei dem einen wohlige Sattheit und Entspannung erzeugt, kann dem anderen ganz schön zusetzen und sich noch längere Zeit in Erinnrung halten. Dabei kann selbst offensichtlich gesunde Nahrung Probleme machen. Jeder Mensch ist anders veranlagt und reagiert daher ganz individuell auf bestimmte Lebensmittel. Die gute Nachricht: Unser Körper sagt uns schon, was ihm guttut und was nicht. Wir müssen nur lernen, ihm besser zuzuhören und seine Antworten zu deuten. Manche kann man riechen. Bestimmte Nahrungsmittel stinken dem Organismus nämlich.

Beispiel: Blähungen

Die sind im Prinzip total normal. Jeder leidet gelegentlich darunter. Im Fachjargon spricht man von Meteorismus und im Falle der damit verbundenen Winde von Flatulenzen. 15- bis 20-mal am Tag und dabei insgesamt bis zu 1,5 Liter Gase lautet die Bilanz im Schnitt. Aber vieles davon verpufft ungehört und unbemerkt. Schmerzhaft werden Blähungen erst, wenn man sich damit eben keine Luft machen kann. Der Darm bläht sich auf und reagiert mit heftigen, kolikartigen Schmerzen, die bis zum Herzen und in den Rücken ausstrahlen können.

Ursache für zu viel Luft im Bauch ist die Tatsache, dass Verdauung immer Gase erzeugt. Die werden von Bakterien im Dickdarm produziert, die alle unverdauten Nahrungsreste zersetzen, die vorher noch nicht zerlegt wurden. Außerdem verschlucken wir beim Essen und Trinken kleine Mengen Luft, zum Beispiel, wenn wir beim Essen ordentlich viel schwatzen, gestresst sind oder hastig essen. Und das in nicht unerheblichem Maße: Wer schlingt, verschluckt etwa doppelt so viel Luft, als das normalerweise der Fall wäre. Problematisch wird die interne Gasproduktion erst, wenn sie übertourig läuft. Meist sind schwerverdauliche Speisen die Übeltäter, wenn der Darm rumort und schmerzt. Hülsenfrüchte wie Bohnen, Linsen, Erbsen – auch Erdnüsse und Sojabohnen – erzeugen bei fast allen Menschen mehr oder weniger starke Winde, genauso wie viele Kohlsorten – etwa Sauerkraut. Das liegt u. a. an den Ballaststoffen.

Ballaststoffreiche Lebensmittel wirken vor allem in Kombination mit zuckerhaltiger Nahrung, mit Obst und Fruchtsäften blähend. Manche Menschen reagieren bei zuckerhaltiger Nahrung grundsätzlich mit Blähungen. Bei anderen bringen Nahrungsmittelzusätze wie Sorbit – ein Zuckeraustauschstoff – die Windmaschine auf Touren. Auch Fertiggerichte, Konservenkost oder stark kohlensäurehaltige Mineralwässer können miefende Winde auslösen, ebenso zu viel Alkohol-, Nikotin- und Kaffeegenuss.

TIPP!
Einfache Hausmittel für Körper, Geist und Umgebung gibt es reichlich. Hier ein paar Ratschläge, wie Sie windtechnisch auf Normalmaß bleiben und in Sachen Klang und Duft keine sozialen Benachteiligungen fürchten müssen. So lassen sich Stinkbomben entschärfen – oder ganz vermeiden:
- **Nahrungsmittel.** *Wählen Sie leichtverdauliche Speisen. Zu viele Ballaststoffe, zu Scharfes, zu Süßes oder zu Fettes sollten Sie ebenso meiden wie zu viel rohes Gemüse. Lieber mal blanchiertes oder gedünstetes Grünzeug, knackig darf es aber dennoch sein.*
- **Essgewohnheiten.** *Langsames Essen und gutes Einspeicheln der Nahrung – das nennt man wirklich so – können Wunder*

bewirken. Außerdem: gut kauen. jeden Bissen etwa 15-mal, und zwar mit geschlossenem Mund, um nicht noch mehr Luft zu schlucken.

- **Umgebung.** *Essen Sie in ruhiger Umgebung und ohne Ablenkung – zum Beispiel durchs Fernsehen –, lassen Sie problematische Themen außen vor.*
- **Bewegung.** *Regelmäßige Bewegung bringt das Verdauungsrohr in Schwung. Ein Verdauungsspaziergang tut ihm deshalb besser als das propagierte Mittagsschläfchen.*
- **Kräuter.** *Kümmel, Anis und Fenchel schicken Blähungen auf Freigang. Zum Beispiel: einen Teelöffel zerstoßene Fenchelsamen auf eine Tasse heißes Wasser geben und ziehen lassen. Und schon ist ein idealer Tee fertig. Kümmelöl hilft äußerlich: in kreisenden Bewegungen im Uhrzeigersinn in die Bauchhaut massieren.*
- **Wärme.** *Ob feuchtwarmer Leibwickel, Wärmflasche oder Sitzbad: Wärme tut bei Blähungen mit krampfartigen Schmerzen gut.*

Es kann aber auch sein, dass hinter den Winden und Unverträglichkeiten eine Krankheit steckt. Gehen Blähungen mit Bauchschmerzen, Erbrechen, Übelkeit oder einem veränderten Stuhlverhalten einher, dann machen Sie bitte gleich einen Termin mit Ihrem Arzt aus. Dahinter können sich nämlich Erkrankungen der Bauchspeicheldrüse, eine Entzündung der Magenschleimhaut, Reizmagen, Reizdarm, Verstopfung oder eine Entzündung des Bauchfells (Peritonitis) verbergen. Möglicherweise kämpfen Sie auch mit Nebenwirkungen von Medikamenten.

Beispiel: Lebensmittelunverträglichkeiten

Achtung! Eine Nahrungsmittelunverträglichkeit oder -intoleranz bitte nicht mit einer Nahrungsmittelallergie verwechseln. In beiden Fällen reagiert der Körper zwar auf Lebensmittel, nur völlig unterschiedlich. Bei einer Nahrungsmittelallergie hält das Immunsystem bestimmte Nahrungsbestandteile für einen Fremdkörper und reagiert mit einer Abwehrschlacht – bis hin zum allergischen, lebensgefährlichen Schock. Bei der Lebensmittelunverträglichkeit dagegen kann der Körper einen bestimmten Stoff nicht oder nicht mehr verdauen. Anders als bei Nahrungsmittelallergien reagiert unser Körper bei Nahrungsmittelunverträglichkeiten nicht unbedingt sofort und nicht so offensichtlich. Umso schwieriger ist es, herauszufinden, welche Auslöser sich hinter den oft diffusen Beschwerden verbergen.

Die Bandbreite dessen, was Nahrungsmittelunverträglichkeiten mit sich bringen können – aber nicht zwangsweise müssen –, ist enorm: Migräneanfälle, Asthma, wiederkehrende Bronchitis und Pneumonie, Magen-Darm-Erkrankungen. Auch die Haut kann betroffen sein in Form von Neurodermitis. Herzrhythmusstörungen werden ebenfalls mit einer Nahrungsmittelunverträglichkeit in Verbindung gebracht, auch chronische Verstopfung, Durchfall, Übergewicht oder Blähungen. Es ist zum Fürchten! Aber – wenn die Ursache bekannt ist, ist das Leiden eben auch behandelbar, indem das Lebensmittel konsequent vom Speiseplan gestrichen wird. Man muss es nur erst mal kennen.

LAKTOSEINTOLERANZ – DIE UNVERTRÄGLICHKEIT VON MILCHZUCKER

Etwa 15 Prozent aller erwachsenen Bundesbürger kämpfen mit Verdauungsstörungen und anderen unklaren Gesundheitsbeschwerden, die durch den Genuss von Milchzucker (Laktose) entstehen. Das ist umgerechnet jeder Siebente, insgesamt also 12 Millionen Menschen, die mit Durchfall, Blähungen, Übelkeit nach dem Essen, mit Völle- oder Schwindelgefühl, Bauchkrämpfen und noch vielem mehr zu tun haben. Kein Wunder. Wir sind von Milchzucker ja förmlich umzingelt, denn nicht nur Milchprodukte enthalten Laktose, sondern auch viele Fertigprodukte, etwa Wurstwaren, Brötchen, Pizza,

Süßigkeiten, Fertigsoßen, Eiscreme, Klöße, Torten und, und, und. Es vergehen oft Jahre, bis nach einer entsprechenden Diagnose eine Therapie möglich wird. Und die ist problematisch. Betroffene würden durch das Fortlassen von Milchprodukten nämlich zu wenig Kalzium aufnehmen und dadurch langfristig ihren Knochen schaden, denn Milch und Milchprodukte sind nun mal die wichtigsten Lieferanten von Kalzium in der menschlichen Ernährung. Osteoporose, sprich Knochenschwund, wäre somit möglicherweise programmiert. Deshalb muss Kalzium extra aufgenommen werden.

FRUKTOSEINTOLERANZ – WENN FRUCHTZUCKER KRANK MACHT

Völlegefühl, Blähungen und durchfallartige Störungen: Auslöser dieser Beschwerden ist Fruchtzucker, auch bekannt als Fruktose. Dieses Kohlenhydrat ist – wie der Name schon sagt – in Früchten, aber auch in Honig und Haushaltszucker enthalten. Schätzungsweise knapp ein Drittel der europäischen Bevölkerung ist davon betroffen! Trotzdem ist sie vielen noch unbekannt – auch Medizinern – und wird daher oft übersehen und nicht diagnostiziert, oder erst nach Jahren. Nicht selten werden Patienten mit der Diagnose «Reizdarmsyndrom» vertröstet, noch häufiger werden sogar psychische Ursachen als Krankheitsauslöser vermutet. Ein verhältnismäßig einfacher Test könnte die Wahrheit leicht ans Licht bringen. Die Therapie ist eine fruchtzuckerarme oder -freie Diät.

Beispiel: Säure-Basen-Balance

Unser Körper produziert ständig Säuren, die er entweder ausscheiden oder über die Lunge abatmen kann. Blut, Nieren und Lunge gehören zu einem gut funktionierenden Puffersystem. Bis auf wenige Ausnahmen sind außer Gemüse und Obst alle anderen Lebensmittel mehr oder weniger säurebildend. So wird es unter

Umständen schwierig, ein optimales Gleichgewicht aufrecht-zuerhalten. Zu allem Übel können auch noch Stress, Nikotin und Alkohol den Körper ansäuern. Mit weitreichenden Folgen: Übersäuerung kann zum Beispiel Kopfschmerzen, Konzentrations-schwäche und Müdigkeit, aber auch Gelenkbeschwerden auslösen.

Um langfristig im Säure-Basen-Lot zu bleiben, sollten wir eine überwiegend basische Ernährung – mit vorwiegend pflanzlichen Lebensmitteln – bevorzugen, ausreichend Flüssigkeit, Bewegung und genügend Ruhephasen. In besonders sauren Zeiten können basische Nahrungsergänzungsmittel durchaus eine Weile lang sinnvoll sein. Wissenschaftlich bewiesen ist dieses Konzept noch nicht. Trotzdem: Schauen Sie doch mal, ob Sie sich besser fühlen, wenn Sie eine Zeitlang säuernde Lebensmittel (Fleisch, Wurst, Eier, Milch, Süßigkeiten und Getränke wie Alkohol, Limonaden und Kaffee) auf ein Viertel Ihrer Nahrung reduzieren und sich stattdessen konsequent mit Basenbildnern ernähren, also etwa verstärkt auf Obst und Gemüse, Kartoffeln und Sprossen setzen.

Entdecken Sie Ihre persönliche Wohlfühlernährung

Sie sehen also: Die einzig gesunde und wahre Ernährungsform, die für jedermann die richtige ist, gibt es nicht. Die individuellen Ansprüche sind einfach zu verschieden. Die Körper von Rauchern, Schwangeren, Hochleistungssportlern und älteren Menschen etwa benötigen jeweils eine unterschiedlich abgestimmte Zusammensetzung von Nährstoffen und Kalorien. Aber für sie alle gilt: Freude am Essen, Lust am Genuss und eine ausgewogene Nährstoff-, Vitamin- und Mineralstoffbilanz – so sieht eine rundum gute Ernährung aus, mit der man sich auch wohlfühlen kann. Geschmack, aber auch der Gesundheitsaspekt dürfen dabei nicht zu kurz kommen (vgl. Seite 29).

Experimentierfreude zahlt sich aus

Deshalb: Lernen Sie sich und Ihre persönlichen Wohlfühlfaktoren besser kennen. Erspüren Sie, welche Lebensmittel Ihnen guttun und Kraft verleihen, welche Ihnen Flügel verschaffen oder die Energie rauben. Nicht alles ist für jeden gleich bekömmlich – das betrifft auch die Zubereitungsform. Finden Sie heraus, wie Sie die Verträglichkeit von Gerichten steigern können, etwa mit Kräutern oder Gewürzen. Vielleicht kommen Möhren bei Ihnen ja gedünstet viel besser an als roh. Auch eine ballaststoffreiche Kost bringt nicht jedem reines Wohlbefinden, wie Sie gerade gelesen haben.

Gönnen Sie sich also immer wieder kleine kulinarische Überraschungsreisen: ein neues, bisher verschmähtes Gemüse, fremde Gewürze oder Gerichte. Wer weiß, ob Sie nicht auf der Suche nach mehr Wohlbefinden und Bekömmlichkeit auf völlig neue Köstlichkeiten stoßen? Solche, die Sie vorher gar nicht auf dem Einkaufszettel hatten, aus welchen Gründen auch immer. Motivieren Sie Ihr neugieriges Selbst. Sie werden garantiert mit verblüffenden Erkenntnissen und Genusserlebnissen belohnt. Dabei brauchen Sie – vorausgesetzt, Sie leiden nicht unter einer Lebensmittelintoleranz oder -allergie – nur diese einfachen Grundsätze zu beherzigen: Völlerei schadet eher dem Körper, ebenso zu wenig Flüssigkeit. Abwechslungsreich und ausgewogen essen, lautet die Devise, dann laufen Sie auch nicht Gefahr, von bestimmten Nährstoffen zu viel oder zu wenig zu sich zu nehmen.

Die richtige Ernährungsform für Sie

Viele Menschen leben nach einer bestimmten Ernährungsform, die sie mehr oder weniger konsequent befolgen und mit der sie sehr gut fahren. Nicht zuletzt die Lebensmittelskandale der letzten Jahre und der allgemeine Trend zu einer gesünderen und natürlicheren Lebensweise haben viele Menschen dazu veranlasst, sich nach alternativen Ernährungsarten umzusehen – optional zu der von Wissenschaftlern empfohlenen abwechslungsreichen und ausgewogenen Ernährung. Bei diesen besonderen Ernährungsweisen dreht es sich im Wesentlichen um die Zusammensetzung der Lebensmittel, um Zubereitungsformen, aber auch ideologische Denkmodelle. Viele Konzepte kursieren hier: Trennkost, die vegetarische, mediterrane oder indisch-ayurvedische Ernährung, die chinesische Ernährungslehre, die Ernährung nach den Fünf Elementen oder dem Prinzip der Makrobiotik, die Vollwert- oder Blutgruppenernährung. Die von mir gewählte Reihenfolge in der Aufzählung stellt keinesfalls eine Bewertung dar. Zwei Ernährungsformen, die ich für sehr interessant halte, möchte ich Ihnen aber gerne etwas näher vorstellen.

Der Duft von Meer und Wärme: mediterrane Ernährung

In den Ländern rund um das Mittelmeer gibt es ganz typische Lebensmittel, eine spezielle Zubereitung und vor allem eine bestimmte Art und Weise, wie gegessen, genossen und überhaupt gelebt wird. In der sogenannten Sieben-Länder-Studie fand man heraus, dass in Regionen, in denen die Menschen viel Oliven, Olivenöl und andere pflanzliche Fette verzehren, weniger häufig Herzinfarkte, Schlaganfälle und Krebserkrankungen auftreten als in Gebieten, in denen eine Kost mit reichlich gesättigten Fettsäuren üblich ist, also überwiegend Fette tierischen Ursprungs. Charakteristika der traditionellen mediterranen Kost sind: Fisch und Meeresfrüchte, reichlich Gemüse, Obst, Reis, Nüsse und Samen sowie Knoblauch, Zwiebeln und Gewürze.

Im Prinzip aber dreht sich viel um das gesunde Olivenöl (vgl. Seite 242). Das kommt reichlich auf den Tisch – bei der Zubereitung der Speisen und als Brotaufstrich. Fleisch, besonders rotes Fleisch, spielt keine große Rolle. Fisch und Meerestiere dagegen bereichern einige Male pro Woche den Speiseplan, auch fette Seefische wie Makrelen, Sardinen, Sardellen oder Thunfisch (vgl. Seite 203).

Der Vorteil pflanzlicher Lebensmittel: Gemüse und Obst sind vergleichsweise reich an Antioxidanzien und sekundären Pflanzenstoffen, die vor Herz-Kreislauf-Erkrankungen schützen. Sie enthalten außerdem Ballaststoffe, die zur Senkung von erhöhten Cholesterin- und Triglyceridwerten im Blut beitragen können. Dadurch wird das Risiko für Arteriosklerose und koronare Herzkrankheiten vermindert. Antioxidanzien sind hauptsächlich in pflanzlichen Lebensmitteln enthalten und schützen den Körper vor freien Radikalen. Darunter versteht man aggressive Verbindungen, die beim Menschen zu einer Schädigung der Zellen und des Erbguts führen können. Antioxidanzien fangen freie Radikale ab und machen sie somit unschädlich. Zu den antioxidativ wirkenden Substanzen in der Nahrung zählen die Vitamine C, E und das Provitamin A sowie verschiedene sekundäre Pflanzenstoffe (Karotinoide, Polyphenole). Karotinoide stecken nicht nur in Karotten, wie viele meinen, sondern auch in Paprikaschoten, Tomaten, Aprikosen oder Pfirsichen.

Grün bevorzugt: vegetarische Ernährung

Es gibt verschiedene Vegetariertypen. Zwar verzichten alle komplett auf Fleisch, Wurst und Fisch – häufig aus ethischen Gründen –, aber: Ovo-Lakto-Vegetarier essen neben pflanzlicher Nahrung auch Eier und Milchprodukte, Lakto-Vegetarier dagegen setzen neben Gemüse und Obst nur auf Milchprodukte und lehnen Eier ab. Veganer sind die striktesten Vegetarier überhaupt. Sie ernähren sich ausschließlich von pflanzlichen Produkten.

In vielen Studien wurde untersucht, wie gesund diese Ernährungsform ist. Das Ergebnis: Eine richtig praktizierte vegetarische Ernährung zahlt sich auf Dauer aus. Viele Zivilisationskrankheiten wie Übergewicht, Arteriosklerose, Herz-Kreislauf-Erkrankungen und Diabetes mellitus kommen bei Vegetariern deutlich seltener vor. Das gilt auch für bestimmte Krebserkrankungen. Der Grund: Vernünftig zusammengestellt, liefert speziell die lakto-vegetarische Ernährung im Vergleich zur Durchschnittskost weniger Cholesterin, tierische Fette und tierisches Eiweiß, dafür mehr ungesättigte Fettsäuren und Ballaststoffe. Sie versorgt unseren Körper mit allen Nährstoffen, die er zum Leben braucht – in optimaler

Menge. Die vegane Ernährung dagegen erfordert viel Know-how von den Praktizierenden, denn die rein pflanzliche Kost muss optimal kombiniert werden, damit der Körper ausreichend versorgt wird und kein Mangel an Eisen, Vitamin D, Vitamin B_{12} und Eiweiß auftritt. Zu diesem kann es besonders während einer Schwangerschaft, der Stillzeit oder der Wachstumsphase leicht kommen.

Zusammenfassend lässt sich also festhalten: Die ovo-lakto-vegetarische und lakto-vegetarische Ernährung können durchaus gesundheitliche Vorteile bringen. Wenn Sie Interesse an diesen Kostformen haben, beschäftigen Sie sich eingehend damit. Gute Informationsquellen sind zum Beispiel vegetarische Stammtische. Vielleicht gibt es ja auch einen in Ihrer Nähe.

Von klein auf: So werden auch Kinder kluge Esser

Egal für welche Ernährungsform Sie sich entscheiden: Verfolgen Sie Ihren Weg konsequent und seien Sie Vorbild für Ihre Kinder.

Denn genau hier, bei den Rahmenbedingungen, die sich für unsere Kinder abzeichnen, hapert es ganz gravierend. Erschütternd ist, was Untersuchungen und Erhebungen über das Essverhalten schon der jüngsten Mitglieder unserer Gesellschaft offenbaren. Was sich da ernährungstechnisch in vielen Familien abspielt, macht betroffen und mich manchmal auch wütend. Ungesundes Essverhalten wird nämlich keinem in die Wiege gelegt, sondern konsequent anerzogen. Mit fatalen Folgen für die Gesundheit der Kinder. In vielen Familien wird die kostbare Chance, Kindern schon von Haus aus die wichtigen Ernährungsgrundsätze mit auf den Weg ins Leben zu geben, verspielt. Oft aus Bequemlichkeit oder Nachlässigkeit, aber immer auch verbunden mit einer großen Portion Unwissen.

Der Handlungsbedarf für mehr Aufklärung ist enorm: darüber, welche unermesslich wichtige soziale Funktion Essen und Ernährung in einer Familie übernehmen kann, und darüber, wie wichtig die Vorbildfunktion ist, die wir Erwachsenen Kindern gegenüber tragen und die wir auch konsequent nutzen sollten – sei es unseren eigenen Kindern, Enkeln oder Nichten und Neffen gegenüber. Das klappt aber nur, wenn wir uns selbst sorgfältig mit uns und unserer Ernährung auseinandersetzen. Nur wer selbst weiß, was gut ist, kann dies auch weitergeben. Erst dann können wir einen wirklich substanziellen Beitrag leisten, um die nachfolgende jüngere Generation auf den richtigen Ernährungsweg zu schicken. Und zwar von Anfang an, jeden Tag aufs Neue. Wie das im besten Fall aussehen kann, dazu ein Beispiel.

Frühstück ist Brainfood

Bereits beim Frühstück entscheidet sich, wie fit ein Kind seinen Tag meistert. Für schätzungsweise jedes dritte Kind sieht es in dieser Frage düster aus. Es verlässt das Haus in Richtung Schule ohne Frühstück. Keine Energie also für das, was kommt und Kinder gemeinhin am Vormittag fordert. Wie sollen sie mit leerem Magen gut lernen? Wer seine Kinder ohne Frühstück in die Schule lässt, riskiert, dass sie mit einer denkbar schlechten Ausgangslage in den Tag starten. Da wollen wir, dass unsere Kinder schlau werden und viel lernen, aber vernachlässigen offenbar das Naheliegende, eine ausreichende Energiezufuhr. Unter diesen Umständen können Körper und Geist keine Leistung bringen. Die Kinder sind reizbar, nervös und können sich nicht richtig konzentrieren. Spätestens in der großen Pause überfällt die Mädchen und Jungen dann der große Heißhunger auf Süßigkeiten.

Voll dabei im Unterricht sind die Kleinen dagegen, wenn sie vor der Schule zeitig auf den Beinen sind, entspannt aufstehen und sinnvoll frühstücken – am besten gemeinsam mit Eltern und Geschwistern. Das kann beispielsweise so aussehen: Müsli mit Milch, Nüssen, Rosinen und frischem Obst, zum Beispiel mit Apfel- und Bananenstücken. Die Haferflocken sind reich an B-Vitaminen, die Konzentration und Leistungsfähigkeit fördern, und die komplexen Kohlenhydrate liefern lang anhaltend Energie. Bananen enthalten viel Kalium, das kann ebenfalls die Konzentration verbessern. Milchprodukte liefern Kalzium für den Knochenaufbau. Natürlich kann auch Vollkornbrot auf dem Speiseplan stehen. Mit reichlich Vitaminen, Mineral- und Ballaststoffen hält es lange satt. Ein besonders gesunder Brotaufstrich ist Kräuterquark oder als süße Alternative Quark mit Bananenscheiben. Ungünstig ist dagegen: weißes Brot, vor allem in Verbindung mit süßem Aufstrich und zuckerhaltigen Getränken.

Und was ist mit den hartnäckigen Frühstücksverweigerern? Wer morgens absolut nichts essen will, lässt sich auch nicht zwingen. In diesem Fall sollte man die Kinder vor der Schule wenigstens ein Glas Milch oder Fruchtsaft trinken lassen und dann für die erste Pause einen gesunden Snack vorbereiten.

So weit der ernährungswissenschaftliche Idealfall. Natürlich sieht es in der Realität oft anders aus. Häufig stehen Eltern einem vehementen Nein der Kinder gegenüber. Womöglich ziehen Ihre Kinder Kakao einer Milch vor. Die ist aber auch gar kein Muss. Das wertvolle Kalzium ist in vielen Milchprodukten enthalten, auch in Joghurt und Quarkspeisen. Regen Sie Ihr Kind zumindest an, alles einmal auszuprobieren. Ohne Druck, sonst erreichen Sie womöglich nur das Gegenteil. Also ruhig immer wieder alles Gesunde anbieten und dabei selbst Vorbild sein! Lassen Sie Ihr Kind frei entscheiden, wie viel es isst. Kinder besitzen, was uns über die Jahre oft verloren gegangen ist: ein noch funktionierendes natürliches Sättigungsgefühl. Motivieren Sie Ihr Kind, immer gleich zu äußern, wenn es satt ist.

Das zweite Frühstück liefert die notwendige Energie für die späte Vormittagshälfte, damit Ihr Kind auch weiter aufmerksam dem Unterricht folgen kann. Das Pausenbrot sollte das Frühstück sinnvoll ergänzen. Wer daheim nur wenig isst, braucht eine üppigere Zwischenmahlzeit, Kindern mit einem großen Appetit zu Hause reicht eine Kleinigkeit. In jedem Fall ist ein gesundes Pausenbrot gefragt – und ein ansprechendes dazu, denn gerade bei Kindern isst das Auge mit! Drücken Sie Ihren Kindern kein Geld in die Hand. Sie wissen doch besser, worauf es ankommt: Ideal ist ein

Vollkornbrot mit Käse oder Wurst, garniert mit Salat, Gurken oder Paprika und etwas Obst. Zum Beispiel Bananen – die praktische Frucht in Originalverpackung mit Reißverschluss – oder Apfel-Birnen-Schnitzen luftdicht in einer Box aufgehoben, gern auch mal Kirschen oder was sich saisonal eben so anbietet. Vielleicht auch Fingerfood wie Kohlrabistäbchen und Paprikaspalten. Trockenfrüchte kommen ebenfalls gut an und bringen Energie.

Beim Lernen und Spielen das Trinken nicht vergessen

Wer fit und leistungsfähig sein will, braucht ausreichend Flüssigkeit: Besonders wichtig für die Abc-Schützen ist es daher, das Trinken nicht zu vergessen. Das wird aber häufig vernachlässigt, wenn man sie nicht dazu animiert. Viele Kinder und Jugendliche trinken zu wenig. Ihre tatsächliche Trinkmenge liegt im Durchschnitt 20 Prozent unter den von Ernährungsexperten entwickelten Richtlinien. Jugendliche beispielsweise sollten mindestens 1,2 bis 1,5 Liter am Tag aufnehmen. Dass dies nicht funktioniert, hat unterschiedliche Gründe, zum Beispiel ein nur schwach ausgeprägtes Durstempfinden – gerade wenn viel getobt, geklettert und gerannt wird. Auch beim konzentrierten Spielen kann das Durstgefühl schon einmal unterdrückt werden. Viele Kinder starten bereits in die Schule, ohne etwas getrunken zu haben. Wenn dann während der Unterrichtspausen nichts und abends zu Hause zu wenig getrunken wird, kann sich schnell ein Flüssigkeitsdefizit ergeben.

TIPP!
Schon kleinen Kindern zu den Mahlzeiten grundsätzlich ein geeignetes Getränk anbieten: Trinkwasser, Mineralwasser, Saftschorle, Früchte- oder Kräutertee. So gewöhnen sie sich das Trinken zu den Mahlzeiten an. Zum Schulfrühstück oder Pausenbrot immer auch ein Getränk einpacken. Und die Kinder stets wieder zum Trinken anregen, besonders, wenn sie viel toben oder Sport treiben, sowie an heißen Tagen. Kinder im Alter von sechs bis 13 Jahren sollten

etwa 1 Liter Flüssigkeit pro Tag trinken, ab 13 bis 19 Jahren rund 1,5 Liter. Durch Anstrengung und Hitze kann der tägliche Wasserbedarf aber drei- bis viermal höher liegen.

Darüber hinaus wird von Ernährungsexperten immer wieder empfohlen, Trinken auch während des Unterrichts zu erlauben. An den meisten deutschen Schulen ist dies den Schülern nicht gestattet, mit den bereits erwähnten Folgen für Konzentration und Leistungsfähigkeit. Das kann Schülerinnen und Schüler insbesondere während mehrstündiger Klausurarbeiten richtiggehend ausbremsen.

Aktive Kinder sind gesunde Kinder

Kinder in Deutschland trinken nicht nur zu wenig, viele sind auch übergewichtig. So viele, dass Ernährungswissenschaftler und Gesundheitspolitiker längst hochgradig alarmiert sind. Fast zwei Millionen Jungen und Mädchen bringen zu viel auf die Waage, das sind 15 Prozent aller Kinder zwischen drei und 17 Jahren, 50 Prozent mehr als noch in den achtziger und neunziger Jahren. Der Anteil der krankhaft fettleibigen Jugendlichen zwischen 14 und 17 Jahren hat sich sogar verdreifacht.

Das Problem liegt maßgeblich in den Ernährungsgewohnheiten unserer Kinder. Für viele, wohlgemerkt nicht für die Mehrheit, gilt: ohne Frühstück aus dem Haus, süße Teilchen als zweites Frühstück in der großen Pause, statt gesunder Säfte oder Milch nur Limonade. Fast Food am Mittag und ein Abendessen vor dem Fernseher. Erschwerend kommt hinzu, dass die Tagesabläufe der einzelnen Familienmitglieder oft nicht mehr synchron verlaufen und Kinder immer öfter auf sich selbst gestellt sind. Da werden die Selbstbedienung am Kühlschrank und ständiges Naschen zur Regel.

Die Tatsache, dass der Nachwuchs aus finanzschwachen, bildungsfernen Familien ein besonders großes Risiko für diese Entwicklung trägt, ist eine der gravierendsten Erkenntnisse aus einer aktuellen Studie des Robert-Koch-Instituts. Je knapper die finanziellen Mittel sind, desto schlechter ist in der Regel auch die Qualität der Ernährung. Das heißt konkret: zu viel Zucker und gesättigte Fettsäuren, zu wenig Ballaststoffe, Mineralien und Vitamine. Insgesamt essen Mädchen und Jungen im Alter von fünf bis sieben Jahren aus benachteiligten Familien weniger Obst, Gemüse und Vollkorn, stattdessen bekommen sie mehr Weißbrot, Salzgebäck und zuckerhaltige Limonade. Aufgrund des relativen Geldmangels wird in den sogenannten unteren Schichten auch weniger Geld für Nahrung ausgegeben. Oft landen dann Fertiggerichte mit hohem Fettgehalt wie Fischstäbchen und Pommes frites auf dem Tisch. Die sind preiswert und schnell zubereitet. Auch Konserven, fettreiche Fleischsorten und billige Wurstwaren stehen häufiger auf dem Speiseplan. Frisches Obst und Gemüse sind eine Rarität.

Schlechte Ernährung ist die eine, zu wenig Bewegung die andere Seite. Der Lebensabschnitt «Kindheit» hat sich in den letzten Jahren dramatisch gewandelt: Draußen herumstromern, mit Nachbarskindern auf Tour gehen, auf der Straße spielen – all das wird immer seltener. Weil Eltern immer beschützender werden und ihre Kinder vielen Gefahren ausgesetzt sehen. Draußen und ohne Aufsicht – das ist ihnen unheimlich. Aber auch weil heute die Konkurrenz zu den Outdoorverlockungen immer größer wird: eigener Fernseher, Computer oder eigenes Telefon. Das sind die neuen Pfadfinder im Kinderalltag. Und auch dies spielt eine Rolle: Viele Eltern liefern ihren Kindern einen perfekten Bring-und-hol-Service und damit Fortbewegung ohne eigenen Energieaufwand. Was bei Müttern und Vätern akuten Fahrdienststress erzeugen kann, erhöht bei ihren Kindern das Risiko für Gewichtsprobleme: 80 Prozent der Kinder unter sechs Jahren legen heutzutage 80 Prozent ihrer Wege ausschließlich im Auto zurück.

Die Auswirkungen dieser grassierenden Bewegungsarmut werden in den erschütternden Ergebnissen einiger Untersuchungen deutlich. 43 Prozent der Elf- bis 17-Jährigen können beim Rumpfbeugen den Boden nicht mehr mit den Fingerspitzen berühren.

Beinahe die Hälfte der Sechs- bis Zehnjährigen kann auf einem Balken nicht mehr das Gleichgewicht halten. Und 43 Prozent brechen den Fahrrad-Ausdauertest ab, bevor ihr Puls den gewünschten Wert von 190 erreicht, um nur einige der Daten der Drei-Jahres-Studie des Robert-Koch-Instituts zu nennen.

DIE FOLGEN VON SCHLECHTER ERNÄHRUNG UND BEWEGUNGSMANGEL

Wer so lebt, egal ob alt oder jung, dessen Energiebilanz läuft definitiv früher oder später aus dem Ruder. Der Körper bekommt nicht mehr die Gelegenheit, die zugeführte Energiemenge zu verwerten. Energieverbrauch und -zufuhr geraten in eine Schieflage, mit gravierenden gesundheitlichen Folgen. Chronische Krankheiten wie Diabetes, Herz-Kreislauf-Erkrankungen, aber auch Haltungsschäden wie Rückenprobleme, X-Beine und Plattfüße nehmen dramatisch zu. Und nicht nur das: Auch die Psyche leidet, wenn einen die Mitschüler wegen der Körperfülle hänseln, man Kontaktschwierigkeiten hat und es am notwendigen Selbstbewusstsein mangelt. Davor sollten wir Eltern unsere Sprösslinge unbedingt bewahren. Damit Übergewicht bei Kindern gar nicht erst eine Chance hat, müssen unsere Bemühungen aber schon frühzeitig beginnen.

Kleine Geschmacksschule

Machen Sie Ihren Kindern Appetit auf Geschmack. Die Ausbildung der Sinne ist ein wichtiger Teil der Genussbildung unserer Kinder. Denn genießen zu können ist eine wichtige Voraussetzung für Interesse am und Neugierde auf Essen. Wer seinen Geschmackssinn regelrecht schult, kann die Vielfalt der Ernährung besser genießen. Und solche Schulungen tun anscheinend not, schon bei den Jüngsten. Vielen muss man erst einmal wieder beibringen, dass natürliche Lebensmittel besser schmecken als Fast

Food oder mit Aromastoffen angereicherte Fertigprodukte. Nicht nur Erwachsene, auch Kinder haben bereits verlernt, richtig zu schmecken. Schon im Alter von zwei, drei Jahren werden Kinder mit Produkten gefüttert, die Aromastoffe enthalten und die sie in eine Geschmackssackgasse führen. Kennen Kinder zum Beispiel Kirschen zunächst nur aus Fruchtjoghurt mit künstlichem Kirschgeschmack, werden sie die echten Früchte als längst nicht so süß empfinden, sondern eher als fad und langweilig – und diese ablehnen.

Aromastoffe locken mit intensiven Geschmackserlebnissen, die unsere Wahrnehmung für die natürlichen und viel subtileren Aromen stark einschränken. Das ist womöglich ein Grund dafür, dass die Vorstellung «Gesund gleich langweilig» so verbreitet ist. Wer in die Aromastofffalle tappt, läuft Gefahr, sich auf Dauer schlechter zu ernähren. Wer sich von klein auf an die künstlichen Aromen gewöhnt hat, dem schmeckt die Tomatentütensuppe schließlich besser als eine selbstgemachte.

Fast Food, Softdrinks, Süßigkeiten und Knabberartikel gehören in diese Kategorie. Mit vielen ihrer Lieblingsprodukte nehmen die Deutschen nicht nur zu viel Fett und Zucker auf, sie sind auch noch kräftig mit Aromastoffen angereichert. Zahlreiche dieser Produkte richten sich speziell an die Zielgruppe «Kinder» und werden entsprechend beworben. Kein Wort aber zu den Risiken einer zucker- bzw. fettreichen Ernährung auf den Etiketten. Viele Kinderprodukte werden sogar als ein wertvoller Beitrag für die gesunde Ernährung hingestellt. Und von natürlichem Geschmack kann keine Rede sein. Mit gravierenden Folgen. Ein Großteil der Kinder kann verschiedene Obst- und Gemüsearten schon nicht mehr herausschmecken. Manchen bereitet es sogar Probleme, süß, sauer, bitter und salzig voneinander zu unterscheiden.

Aromastoffe sind chemische Substanzen, die für den typischen Geschmack – das Aroma – eines Nahrungsmittels sorgen. Laut Lebensmittelgesetz dürfen Aromen als Zusatzstoffe beigefügt werden. Sie müssen zwar deklariert werden, sind aber nicht näher kennzeichnungspflichtig. Ernährungswissenschaftlich ist ihr Einsatz umstritten, da sie einerseits in Zusammenhang mit Übergewicht gebracht werden, andererseits durch die großzügige Aromatisierung von Lebensmitteln dafür sorgen, dass Kinder den natürlichen Eigengeschmack der Rohstoffe oft gar nicht mehr kennen. Künstliche Aromastoffe werden besonders in der Süßwarenindustrie eingesetzt. Erlaubt sind sie zum Beispiel bei künstlichen Heiß- oder Kaltgetränken, süßen Soßen, Kunstspeiseeis oder Brausepulver. Sie haben keine Vorbilder in der Natur, anders als die natürlichen oder naturidentischen Aromastoffe. Sie alle werden zahlreichen industriell gefertigten Nahrungsmitteln zugesetzt, um diese geschmacklich aufzupeppen oder um die beim Verarbeitungsprozess verloren gegangenen Geschmacksstoffe wieder zu ergänzen.

Eine Möglichkeit, Kinder und Jugendliche bei der Entwicklung ihres eigenen Geschmacks zu unterstützen, sind Geschmacks- oder auch Sinnestrainings. Hier lernen abgestumpfte Geschmacksknospen, wieder richtig sensibel zu differenzieren und so auch hochwertige Nahrungsmittel zu schätzen. Zunächst nehmen Kinder ihre eigene Lebensmittelauswahl, aber auch ihre Ess- und Trinkgewohnheiten bewusst wahr. Dann lernen sie, wie groß die Geschmacksvielfalt von verschiedenen Nahrungsmitteln tatsächlich ist und wie deutlich die Qualitätsunterschiede sind. Voraussetzung für jede Geschmacksschulung: Die Kinder müssen die vier Hauptgeschmacksrichtungen bewusst wahrnehmen können. Ein kleines Experiment bringt Klarheit: Honig, Zitrone, Salz und schwarzer Tee werden mit Wattestäbchen auf die verschiedenen Regionen der Zunge aufgetragen und erschmeckt. So erkennen Kinder die Grundgeschmacksarten in ihrer reinen Form und auch die Orte dieser Geschmackswahrnehmung auf der Zunge. Für ein weiteres Experiment kommen zum Beispiel verschiedene Apfelsorten auf den Tisch. Die Teilnehmer schmecken und beschreiben den Geschmack. Schmecken die Apfelsorten alle gleich? Wie schmecken die Äpfel genau? Süß oder sauer? Wie fühlen sich die Apfelschnitze auf der Zunge an? Fest, saftig oder mürbe? Man kann auch eine Art Apfelmemory spielen. Dazu müssen kleingeschnittene Apfelstücke probiert und gleiche Apfelsorten einander zugeordnet werden.

Kinder bekommen immer öfter in der Schule eine Chance für solche Geschmacksschulungen. Erwachsenen werden dagegen meist nur Seminare zur Beurteilung von Weinen oder ausgewählten Delikatessen angeboten. Aber die Experimente lassen sich ja auch bei einem gemütlichen Abendessen mit Freunden ausprobieren. Der Aufwand lohnt sich. Denn Geschmack bewusster wahrzunehmen bedeutet letzten Endes, mehr genießen zu können und mittelfristig auch eine andere Auswahl an Nahrungsmitteln zu treffen. Die 08/15-schmeckenden Fertigprodukte bleiben immer häufiger im Supermarkt, und die Lust auf ein selbst zubereitetes Mahl aus frischen Lebensmitteln wächst. So können echte Genießer und gute Köche aufwachsen. Schließlich ist die Nahrungsaufnahme eines der zentralen Elemente unseres Lebens.

Machen Sie's vor: Esskultur in der Familie

«Erziehung ist Vorbild und Liebe – sonst nichts», das hat der Schweizer Pädagoge Johann Heinrich Pestalozzi einmal gesagt. Dieser Satz trifft die Wahrheit, denn was wir unseren Kindern mit ins Leben geben wollen, müssen wir ihnen auch vorleben: Charakterstärke, Entscheidungsfähigkeit, moralische Werte und ein guter Umgang mit sich und anderen – um die Herausforderungen des Lebens zu bestehen. Das alles können wir ihnen am besten in einer liebevollen Umgebung geben, in einem geschützten Raum, in dem sich das Kind entwickeln kann und ausprobieren darf.

Pestalozzis Grundsatz lässt sich auch auf das Feld der Ernährung übertragen, denn Geschmacksvorlieben entstehen erwiesenermaßen in der Kindheit. Hier werden die wichtigen Weichen gestellt: Kinder, die mit einer gesunden Ernährung vertraut sind, werden sich auch als Erwachsene gesund ernähren. Machen Sie

Ihrem Nachwuchs gesundes Essen also schon so früh wie möglich schmackhaft. Man kann es gar nicht oft genug sagen: Gehen Sie mit gutem Beispiel voran, denn Sie stehen ständig unter Beobachtung. Kinder kopieren ihre Eltern gern, übernehmen also auch deren Essgewohnheiten – die guten wie die schlechten. Die Kleinen registrieren Ihre Naschattacken zwischendurch genau, das unkontrollierte Futtern vor dem Fernseher, XXL-Portionen auf dem Teller, Mampfen in Stresssituationen, bei Frust, zur Belohnung und aus Langeweile. Schnell sind auch sie dann auf einem fatalen Ernährungstrip. Am besten schließen Sie eine Art Familienpakt: Die Eltern ernähren sich klüger und bewegen sich mehr, damit dieser gesunde Lebensstil für das Kind selbstverständlich wird.

Die vier großen R

Wie kann das im Alltag genau aussehen? Gefragt sind die vier großen R. Nicht nur *Ruhe* beim Essen ist wichtig, auch auf *Regeln*, *Regelmäßigkeit* und *Rituale* kommt es an. Sicher ist es nicht immer leicht, alle an einen Tisch zu bringen. Doch wenigstens eine gemeinsame Mahlzeit am Tag sollte drin sein. Miteinander essen, erzählen, lachen – so etwas schweißt nicht nur zusammen, sondern prägt auch den Sinn für einen genussvollen Lebensstil. Wir essen nicht nur, um unseren Hunger zu stillen und Nährstoffe aufzunehmen. Was, wie und wo wir essen, das sind auch nicht zu unterschätzende Ausdrucksmittel für soziale Beziehungen und Kommunikation (vgl. S. 23). Gemeinsames Speisen in vertrauter Atmosphäre gibt allen Beteiligten Sicherheit und das Gefühl von Zugehörigkeit.

Regelmäßigkeit, Rituale und Regeln helfen Kindern, sich in die Richtlinien des Lebens einzufinden, eben auch in die der gesunden Ernährung. Vieles lernt der Mensch dadurch, dass er etwas wieder und wieder tut und sich so daran gewöhnt. Klare Grundsätze aufzustellen und auf deren konsequente Durchsetzung zu pochen, kann auch für Eltern hilfreich und entlastend sein, wenn sie sich nicht immer wieder von Situation zu Situation neu entscheiden müssen. Die Esskultur in Ihrer Familie wird zu einer Art Gesetz, Ausnahmen sind natürlich möglich.

Also rücken Sie den Esstisch wieder in die Mitte Ihrer Familie – im übertragenen Sinne – und überlegen Sie, wie eine optimale Esskultur in Ihrem Falle aussehen könnte. Überlassen Sie das nicht den Großeltern und schon gar nicht der Werbung. Übertragen Sie die Ausbildung einer Esskultur auch nicht den Kindergärten und Schulen, in denen das Problem schon längst erkannt wurde und die mit vielen Pilotprojekten und Initiativen versuchen, zu retten, was im Elternhaus versäumt wurde. Übernehmen Sie persönlich Verantwortung für Ihre Kinder. Sie allein stellen die Weichen für ihre Ernährungszukunft. Folgende Aspekte und Fragen können dabei hilfreich sein.

WICHTIGE FAKTOREN EINER GESUNDEN ESSKULTUR AUF EINEN BLICK

- **Zeiten.** Feste gemeinsame Essenszeiten als verlässliche Ankerpunkte im Familienleben sind wichtig. Sie geben allen Beteiligten Halt und die Gewissheit, sich immer wieder in einer anregenden Situation als Familie zusammenfinden zu können. Essen Sie wenigstens einmal am Tag als Familie zusammen?
- **Räume.** Essenszeiten sind oft gekoppelt an bestimmte Räume: Orte der Gemeinsamkeit wie der Esstisch oder des Rückzugs, etwa das eigene Zimmer. Idealerweise sollte Ihr Essraum genug Platz für alle bieten. Ein zentraler Ort, an dem das Essen seinen großen Auftritt hat, nicht der Fernseher oder Computer. Haben Sie so einen Ort, der wirklich zum Essen einlädt?
- **Speisen.** Auch typische Familienspeisen und Essstile sind ein unverwechselbares Stück Biographie und können eine bereichernde Erbschaft sein. Entwickeln und pflegen Sie solche Gerichte – die Geschichte, die sich damit verbindet,

wird noch Jahre später Anlass für vertraute Gefühle der Zugehörigkeit sein. Gibt es solche Speisen in Ihrer Familie? Welche hätten das Potenzial dazu?

- **Tischsitten.** Sie dienen nicht der Dressur von Kindern, sondern einem sicheren und souveränen Umgang mit verschiedenen Esssituationen. Erst werden sie nur eingeübt, mit zunehmendem Alter dann nachvollziehbar und im Idealfall einfach automatisiert. Nehmen Sie Ihre eigenen Tischsitten unter die Lupe. Welche möchten Sie Ihren Kindern nahebringen?
- **Werte.** In kaum einem anderen Bereich können Wertvorstellungen, die an bestimmte Dinge, Beziehungen und Ideen geknüpft werden, so selbstverständlich eingeübt und weitergegeben werden wie beim Essen. Über die Esskultur, Gespräche und die Atmosphäre werden Werte aus den verschiedensten Bereichen vermittelt. Ein gutes gemeinsames Essen, die geteilte Hausarbeit, wenn sich anschließend alle darum kümmern, den Tisch abzuräumen, das Bewusstsein für Gesundheit und nicht zuletzt die Beziehung zwischen den Menschen bei diesen Aktivitäten sind äußerst prägende Erfahrungen für Kinder. Was sind die wichtigsten Werte, die Sie Ihren Kindern im Zusammenhang mit Ernährung vermitteln wollen?

Manche meinen, Kinder würden schon selbst wissen, was gut für sie sei. Sie unterschätzen jedoch die Verführungskräfte, die in der heutigen Welt lauern. Gäbe es nur gesundheitsförderliche Nahrungsmittel und Speisen im Angebot und keinerlei Werbung oder sonstige Einflussfaktoren – wie Schulfreunde etwa –, dann könnte man den Kindern die Wahl ihrer Nahrung tatsächlich in höherem Maße überlassen. Diese Rahmenbedingungen sind jedoch reine Fiktion. Und auch das Folgende sollten Sie bedenken, wenn Sie zu Hause einen Neustart in Ernährungsfragen angehen und eine neue Esskultur entwickeln wollen.

- **Regeln richtig vermitteln.** Natürlich ist es wichtig, dass Ihre Entscheidungen, die Sie mit Ihrem Partner im Einvernehmen treffen, auch klar Ihren Kindern gegenüber begründet werden. Das hilft, die Regeln besser zu vermitteln. Ebenso muss es selbstverständlich sein, dass auch die Interessen und Wünsche der Kinder geachtet und zu einem gewissen Grad einbezogen werden. Entsprechende Abweichungen – ein gewisser Spielraum also – muss deshalb trotz fester Regeln durchaus möglich sein. Außerdem merken Kinder recht schnell, ob sich die Eltern einig sind und gemeinsam Verantwortung übernehmen. Ist das der Fall, werden sie Essensregeln eher akzeptieren. Und irgendwann wird das Neue zur Selbstverständlichkeit.

- **Für entsprechende Rahmenbedingungen sorgen.** Beschweren Sie sich nicht nur, wenn Familienmitglieder die neue Esskultur nicht ganz in Ihrem Sinne umsetzen. Tun Sie etwas dafür, dass es ihnen leichter fällt, dem neuen Weg zu folgen. Sorgen Sie dafür, dass sich die erwünschten Verhaltensweisen auch leicht realisieren lassen. Obst und Rohkost sollten zum Beispiel im Spielbereich stehen. Dann werden sie eher genommen, als wenn sie immer nur in einer Schüssel auf dem Esstisch auf Abnehmer warten, und zwar umso schneller, je handlicher und mundgerechter sie zubereitet sind. Andererseits: Erschweren Sie die unerwünschten Verhaltensweisen. Wenn Limonaden und Süßes eingeschränkt werden sollen, dann dürfen diese zu Hause auch nicht mehr verfügbar sein.

- **Eine gute Tischatmosphäre ist Pflicht.** Und die hängt bei weitem nicht allein von einer schönen Tischdekoration ab. Erst eine wirklich fröhliche Runde fördert auch ein gutes Verhältnis zum Essen. Probleme und Streit gehören nicht an den Esstisch, ernsthafte Diskussionen und Gespräche schon. Gemeinsames Essen mit positiven Gefühlen zu verknüpfen ist eine ganz wesentliche Aufgabe, die eine gute

Esskultur erfüllen sollte. Gerade hier sind Eltern als Vorbild gefragt: Essen diese mit Freude und Genuss, motiviert das auch die Kinder. Stochern sie schlecht gelaunt im Essen herum oder stürzen von einer Diät zur nächsten, ist das kein förderliches Klima.

Klug einkaufen: Supermarktfallen

Klug essen bedeutet immer auch klug einkaufen. Dabei kann es sehr hilfreich sein, sich der vielen Fallen in den Supermärkten bewusst zu sein, die dort platziert wurden, um den Verbraucher zum Kauf von Dingen zu animieren, die er eigentlich gar nicht auf dem Einkaufszettel hatte. Glauben Sie bloß nicht, in den Verkaufsräumen stünde irgendetwas zufällig an seinem Platz. Ausgeklügelt und geschickt wird der Verbraucher genau dort abgeholt, wo er empfänglich ist.

- **Im Kühlregal.** Immer das Haltbarkeitsdatum checken. Die frischere Ware steht immer hinten oder unten, die fast abgelaufene dagegen vorn.
- **Aufs Gütesiegel achten.** Darauf ist nicht immer Verlass. Immer mehr Firmen verleihen sich zur Verkaufsförderung eigene Stempel, ohne klar zu benennen, welche Standards eingehalten werden. «Kontrollierte Qualität» – der Begriff sagt nichts aus, wenn nicht deutlich wird, wer was kontrolliert. Glaubwürdige Siegel dagegen sind das «Öko-Prüfzeichen» und das «Trans-Fair-Siegel».
- **Irreführende Produktnamen beachten.** Am besten genau auf die Zutatenliste schauen, denn Geflügelwurst darf Schweinefleisch enthalten, Feta-Käse aus Kuhmilch bestehen und Kalbsleberwurst sogar ohne Kalbsleber verkauft werden.
- **Beleuchtung einkalkulieren.** Fällt der Strahler schräg auf die Wurst, kann selbst die dünnste Scheibe noch dicke Schatten werfen. Auch Obst und Fleisch werden oft speziell beleuchtet, damit sie frischer aussehen.

- **Restposten.** «Nur solange der Vorrat reicht.» Stimmt nicht in jedem Fall. Oft wird der Wühltisch nach jedem Geschäftstag aus Lagerbeständen aufgefüllt. Häufig werden die Waren extra zu diesem Zweck eingekauft.
- **Unmerkliche Preiserhöhung.** Chipspackungen, Marmeladengläser, oder Eiscreme werden über Jahre zum selben Preis verkauft. Da freut man sich über stabile Ausgaben, merkt aber nicht, dass manchmal einfach die Verpackungsgröße verkleinert wird, etwa von 500 auf 400 Gramm. So wird die Erhöhung geschickt verschleiert.

So tappen Sie in keine Falle und kaufen effektiver ein

- **Einkaufszettel.** Eine präzise Liste ist die effektivste Geheimwaffe umsichtiger Einkäufer. Finanziell und auch zeitlich sparen Sie viel. Zu Hause in Ruhe ermitteln, was gebraucht wird – nicht zu viel, aber auch nicht zu wenig. Denn es kann teuer werden, wenn das Fehlende später, etwa nachts an der Tankstelle, nachgekauft werden muss. Listen Sie die Lebensmittel in der Reihenfolge auf, in der sie im Supermarkt stehen, das verhindert lästiges Hin-und-her-Laufen und ungewollte Spontaneinkäufe. Obst und Gemüse sollten Sie vormittags einkaufen. Die Ware wird meist zu dieser Zeit geliefert, ist dann also frischer.
- **Nie hungrig einkaufen gehen.** Mit knurrendem Magen in den Supermarkt, das provoziert wahre Kauforgien. Ein hungriger Mensch entdeckt im Supermarkt zig Möglichkeiten, seinen Drang nach Essbarem zu stillen. Unbewusst spielen wir alle Möglichkeiten durch, womit wir schon auf dem Parkplatz das Loch im Bauch bekämpfen wollen. Die kleinen, handlichen, aber sündhaft teuren und zuckerreichen Snacks für zwischendurch drängen sich uns regelrecht auf und vernebeln den Blick: Hungrige Einkäufer schauen nicht mehr genau auf den Preis.
- **Den richtigen Einkaufszeitpunkt wählen.** Wer immer zur Rushhour einkaufen geht, wird leichter Beute der Supermarktpsychologen. Wartezeiten an den Kassen und der Trubel in allen

Gängen bremsen Ihre Einkaufsgeschwindigkeit und setzen Sie den zahlreichen Konsumverführungen länger aus. Unbewusst oder bewusst achten Sie darauf, was andere in ihre Einkaufswagen werfen. Jedes Mal ist die Überlegung mit dabei: «Brauche ich das auch?» Dieser gruppendynamischen Gier geht man mit ungewöhnlichen Einkaufszeiten aus dem Weg. Also nie am Samstag!

- **Alleine in den Supermarkt gehen.** Das macht zwar weniger Spaß, spart aber Zeit und Geld. Wer ohne Begleitung durch die Regalgänge läuft, wird sich in der Regel darauf konzentrieren, die benötigten Produkte möglichst ohne Umwege in den Einkaufswagen zu befördern. Ist man zu zweit, wird geplaudert, gescherzt, und es werden Kaufideen besprochen – so landet mehr im Einkaufswagen als geplant.

Einkaufen und Kochen mit Kindern

Lehren Sie Ihre Kinder, die Qualität von gutem Essen schätzen zu lernen. In der Werbung sieht die Welt der Verführungen zwar immer anders aus, aber Fakt ist: Gutes Essen kostet Zeit, Arbeit (Vorbereitung) und auch Geld (Qualität). Nur wer gutes Essen wirklich wertschätzt, ist auch bereit, darin zu investieren. Tatsächlich ist vielen der Aufwand zu hoch. Günstig und schon fertig ist in ihren Augen die bessere Alternative.

Damit sich diese Einstellung nicht auch bei Ihren Kindern einnistet, können Sie einiges unternehmen. Zeigen Sie Ihren Kindern, woher die Nahrung kommt. Also hin zum Bauernhof und Stall- und Feldforschung betreiben. Einige Höfe und Gemüsegärtnereien bieten spannende Führungen an. Ein Besuch auf dem Kartoffelfeld, gemeinsam Erdbeeren pflücken, Kräuter auf der Fensterbank ziehen, auf dem Markt einkaufen gehen, all das ist interessant für Kinder. Es sensibilisiert sie für ihre Nahrung und macht Lust auf mehr. Deshalb: nicht nur über gute Qualität sprechen, sondern diese auch unmittelbar erfahrbar machen.

Bringen Sie Ihren Kindern das Kochen bei. Nur noch in etwa einem Drittel aller Haushalte wird täglich gekocht. In einem zweiten Drittel fast täglich. Je jünger die Personen und je kleiner die Haushalte sind, desto seltener wird ein warmes Essen zubereitet. Und desto geringer sind die Kochkenntnisse. Trotz der Flut an Kochsendungen. Essen zu Hause bedeutet zunehmend kalte Küche oder aber schnell zubereitete Fertiggerichte. Eine fatale Entwicklung angesichts des hohen sozialen Stellenwerts, den eine gute Esskultur haben sollte. Immer mehr junge Frauen wollen – anders als ihre Mütter – nicht mehr so viel kochen.

Dabei muss Kochen gar nicht mal aufwendig sein. So natürlich und einfach wie möglich, das ist der richtige Weg. Und falls es mal Engpässe gibt und Ihnen die Zeit zum Einkaufen und Schnibbeln von frischem Gemüse fehlt, greifen Sie zu küchenfertigen Möhren-, Spinat- und Erbsenpackungen aus der Tiefkühltruhe. Die sind durchaus empfehlenswert für die schnelle Küche.

So führen Sie Ihren Nachwuchs an den richtigen Umgang mit Lebensmitteln heran: Beziehen Sie die Kleinen so früh wie möglich in die Essensvorbereitungen mit ein. Kartoffeln waschen, Quark rühren, beim Tischdecken helfen gibt ihnen das Gefühl, gleichberechtigt mit Ihnen etwas tun zu können. Auch Brotbacken ist für Kinder ein tolles Erlebnis. Es gibt zudem immer mehr Kinderkochkurse, ebenfalls eine schöne Möglichkeit, Ernährungsweisen und die Zubereitung von Essen kennenzulernen.

Ihr Kind kann Ihnen auch beim Einkaufen helfen. Überlegen Sie gemeinsam, welche Lebensmittel Sie einkaufen wollen und was es später zu essen gibt. Mit älteren Kindern können Sie die Zutatenliste auf den Lebensmitteln studieren. Alle Maßnahmen zusammengenommen, entwickeln sich Ihre Kinder zwar nicht automatisch zu großen Gourmets – sie werden die Welt der Nahrungsmittel aber mit anderen Augen sehen. In der Regel werden sie später bewusster mit Lebensmitteln umgehen und Ihnen und der Arbeit in der Küche gegenüber mehr Respekt haben.

KAPITEL 3:
Zehnmal klug essen

Besser essen hat viele Facetten. Das mag einen zunächst ein wenig verwirren, weil es unübersichtlich erscheint. Vielleicht hilft es Ihnen etwas weiter, wenn ich Ihnen an dieser Stelle einfach mal meine persönliche Prioritätenliste vorstelle, so wie sie für mich in den letzten Jahren gewachsen ist. Hier sind meine Top Ten in Ernährungsfragen.

1. Qualität muss sein

Viele Aspekte bestimmen die Qualität von Lebensmitteln. Wenn Sie im Supermarkt oder auf dem Wochenmarkt unterwegs sind, werden Sie Ihre ganz persönlichen Kriterien zugrunde legen müssen. Patentrezepte gibt es nicht viele. Sehen die Lebensmittel appetitlich aus, riechen sie gut? Das sind die ersten Fragen, die sich stellen. Aber auch ganz objektive Kriterien wie «Sind Obst und Gemüse auch wirklich frisch?» zählen. Grüne Bohnen etwa, die schon zwei Tage bei Zimmertemperatur auf der Heizung lagern, sind vergleichbar mit Bohnen aus der Dose. Wer bei Obst und Gemüse der Saison zugreift, ist auf der sicheren Seite, wenn er es auch sofort verzehrt. Nicht selten gerät man beim Anblick der gesunden, appetitlichen Sachen in einen Kaufrausch. Damit man nichts Überflüssiges kauft und später dann wegwerfen muss, beantwortet man sich am besten auch diese Fragen ganz ehrlich: «Kann ich das Lebensmittel sofort verwenden oder muss ich es lagern? Habe ich überhaupt Zeit, frisches Gemüse zu putzen, oder ist fertiges Tiefkühlgemüse möglicherweise die bessere Alternative für mich?»

Frischware erkennen
Einer der wichtigsten Ansprüche an unsere Nahrungsmittel: Frisch müssen sie sein. Das gewährt den bestmöglichen Erhalt der

gesunden Inhaltsstoffe. Alles ist natürlich viel appetitlicher als bei älteren Waren. Im Lebensmittelkompass (vgl. Seite 177 bis 284) finden Sie weitere spezielle Frischemerkmale, auf die Sie beim Einkauf achten können. Hier ein paar übergeordnete Aspekte:

- **Frisches Fleisch.** Dieses riecht niemals unangenehm, sondern neutral, mild oder säuerlich. Auf keinen Fall darf es süßlich duften. Gutes Frischfleisch verliert kaum Wasser und liegt daher trocken in der Packung. Fleisch, das nässt und bereits im eigenen Saft schwimmt, ist mit Sicherheit zu alt. Frisches Rindfleisch zum Beispiel ist dunkelrot gefärbt, Lamm ist hellrot bis rot mit leichter Fettmarmorierung. Schweinefleisch gibt es im Idealfall rosa und glänzend, Wild ist rötlich bis dunkelbraun. Niemals darf die Fleischfarbe ins Gräuliche verlaufen.
Vorsicht an Fleischtheken: Verdeckt angebrachte Lampen sorgen oft für die ideale Fleischfarbe. Die Produkte daher aus der Kühltheke nehmen und in anderem Licht betrachten. Fleisch muss der Fingerdruckprobe widerstehen. Bei Druck darf sich die Ware nicht schwammig und weich anfühlen oder sich stark eindrücken lassen. Das Mindesthaltbarkeitsdatum auf abgepacktem Frischfleisch ist oft zu lang bemessen. Sie sollten daher immer Ware mit einer besonders langen noch verbleibenden Haltbarkeit kaufen. Am besten kaufen Sie ausnahmslos unverarbeitetes Fleisch, da Marinaden und Gewürze mangelnde Frische überdecken können.
- **Frisches Gemüse.** Die beste Garantie für Frische, Geschmack und viele Vitamine sind der saisonal orientierte Einkauf und möglichst kurze Transportwege. Das Gemüse sollte optisch einwandfrei sein. Produkte mit braunen, faulen Stellen und welken Blättern besser im Regal liegen lassen. Sie lagern wahrscheinlich schon zu lange oder zu warm. Der Geschmack ist dann in der Regel dahin.
Gemüse wie Karotten, Kohlrabi und Radieschen immer mit Grün und Blättern kaufen. Daran erkennt man nicht nur gute Qualität,

es hält sich auch später im Kühlschrank länger. Gemüse sollte nie Dellen haben oder schrumpelig sein, das deutet auf Wasserverlust hin. Das Gemüse schmeckt dann meist fade, ist zäh oder labberig. Machen Sie zur Sicherheit vorsichtig den Druck- und Biegetest. Auberginen, Zucchini und Rettich etwa sollten immer schön fest sein und auf Fingerdruck oder leichtes Biegen nicht nachgeben. Die Schnittstellen an den Stielen sollten stets frisch sein. Gemüse mit ausgetrockneten, verschimmelten oder angefaulten Schnittstellen wurde bereits lange gelagert.

Suppengrün sollte man sich im Gemüseladen am besten immer frisch zusammenstellen lassen. Gerade schon länger aufgeschnittener Sellerie leidet sehr schnell und büßt Geschmack und Konsistenz ein. Achten Sie außerdem beim Einkauf auf die Größe. Denn je kleiner das Gemüse ist, desto besser ist in der Regel sein Geschmack. Prüfen Sie auch, ob nicht zu viele Erdreste daran kleben. Darin können sich Bakterien aufhalten, die Magen- und Darmbeschwerden auslösen.

• **Frisches Obst.** Wer regional und saisonal einkauft, etwa auf dem Wochenmarkt oder beim Erzeuger, ist auf der sicheren Seite. Bedenken Sie jedoch: Mit der Ernte sind die Atmungs- und Stoffwechselprozesse nicht abgeschlossen. Inhaltsstoffe wie Zucker, Säuren, Vitamine, Farb- und Aromastoffe werden stetig abgebaut. Erst das vollständig reife Obst bietet das ganze Aroma und die optimale Zusammensetzung der Inhaltsstoffe. Unreif geerntete Äpfel etwa enthalten deutlich weniger Vitamin C als reife Früchte. Wichtig: Nicht alle Sorten reifen zu Hause nach. Diese sollten deshalb unbedingt bereits reif gekauft werden: Ananas, Brombeeren, Clementinen, Erdbeeren, Granatäpfel, Grapefruits, Himbeeren, Kirschen, Limetten, Limonen, Litschis, Orangen, Trauben und Zitronen. Zu den nachreifenden Früchten gehören: Äpfel, Aprikosen, Bananen, Birnen, Feigen, Guaven, Heidelbeeren, Kiwis, Mangos, Nektarinen, Pfirsiche, Papayas, Passionsfrüchte, Pflaumen, Wasser- und Honigmelonen.

- **Frischer Fisch und frische Meeresfrüchte.** Klare und durchsichtige Augen sowie eine glänzende Oberfläche mit festsitzenden Schuppen sind wichtig. Die Kiemen sollten hellrot, glänzend und intakt sein, der Geruch neutral und nie intensiv fischig. Bei Fischteilen, wie beispielsweise Fischfilet, wird es schwieriger, die Frische zu erkennen. Neben dem Geruch kann das Auseinanderklaffen einzelner Muskelsegmente auf mangelnde Frische hinweisen. Fangfrische Muscheln zeichnen sich durch eine geschlossene Schale aus. Öffnet sie sich beim Garen nicht, so sind die Meeresfrüchte verdorben.

Gesundes aus der Tiefkühltruhe

Bestimmte Tiefkühlkost, etwa Rohgemüse, ist eine wertvolle Alternative, wenn Sie keine Möglichkeit haben, häufig Frisches einzukaufen. Dieses wird in extrem kurzer Zeit bei rund minus 40 Grad Celsius schockgefrostet und nimmt so den Großteil der Vitamine und Nährstoffe mit in die Kälte. Grüne Bohnen zum Beispiel enthalten bei minus 18 Grad Celsius nach einem Jahr immerhin noch etwa 70 Prozent ihres ursprünglichen Vitamin-C-Gehalts.

Bei tiefgekühlten Fertiggerichten sieht das allerdings anders aus. Schauen Sie hier genau auf die Zutatenliste, denn einige Produkte enthalten zu viel Fett und Salz. Die Produkttemperatur in Tiefkühltruhen von Supermärkten muss mindestens minus 18 Grad Celsius betragen. Thermometer sind bundesweit Pflicht und müssen gut sichtbar angebracht sein. Waren, die über die rote oder blaue Stapelmarke herausragen, sind unzureichend gekühlt.

Finger weg von Produkten mit Frostbrand. Den erkennen Sie an weißer oder bräunlich roter Verfärbung. Die Oberfläche des Gefrierguts ist an diesen Stellen ausgetrocknet und die Qualität dadurch gemindert. Kaufen Sie keine beschädigten Packungen oder solche mit starker Schneebildung. Diese Produkte waren bereits an- oder aufgetaut, sind minderwertig und deshalb nicht zu empfehlen.

Wenn man selbst einfriert, gilt der Grundsatz: nur einwandfreie Ware nehmen. Blanchieren Sie Gemüse vorher. Die Portionen nicht zu groß machen und möglichst flach in die Tüte oder Box legen, damit sie schnell durchfrieren. Verpacken Sie alles möglichst luftdicht. Beschriften Sie Gefriervorräte immer mit Datum, Menge und Inhalt. Das schützt vor Überlagerung und garantiert kurze Türöffnungszeiten.

Und so sparen Sie Energie: Vermeiden Sie einen direkten Kontakt zu bereits gefrorenen Produkten, sonst tauen diese an der Oberfläche schnell an. Tauen Sie tierische Produkte am besten im Kühlschrank auf und verarbeiten Sie diese dann gleich weiter. Umso besser ist der hygienische Standard. Und behalten Sie die Mindesthaltbarkeitszeiten im Auge, wenn Sie hin und wieder eine Art Inventur bei Ihren eisigen Vorräten durchführen.

AN DER TIEFKÜHLTRUHE: AUGEN AUF!

Tiefkühlgemüse ist nur zu empfehlen, wenn die Verpackung nicht beschädigt ist und die Ware im Supermarkt korrekt gelagert wurde. So vermeiden Sie den Kauf minderwertiger Waren: Nehmen Sie nur Gefriergut aus Truhen, die nie länger als nötig geöffnet werden. Über den Truhenrand hinaus gestapelte Ware hat keinen ausreichenden Kälteschutz mehr. Achten Sie auch auf die Sauberkeit. Ein Eispelz am inneren Truhenrand stört die korrekte Kühlung. Damit die Kühlkette nach dem Kauf nicht unterbrochen wird, unbedingt einen Isolierbeutel benutzen. Im Sommer ist eine Tasche mit Kühlakkus empfehlenswert.

Bewusst genießen: Biokost

Dass Biogemüse automatisch besser schmeckt als anderes, ist nicht nachgewiesen. Wahrscheinlich fühlen sich aber viele wohler mit Öko- und Biokost, weil die Lebensmittel umweltbewusst hergestellt und verarbeitet wurden. Das fängt beim Anbau an und zieht sich durch die ganze Produktion.

In Zeiten zunehmender Umweltbelastung wird der ökologische Wert von Lebensmitteln immer wichtiger. Für umweltbewusste Verbraucher gilt: heimische Landwirte unterstützen, Lebensmittel möglichst entsprechend der Saison – Erdbeeren im Sommer, Grünkohl im Winter – und aus der Region wählen. Auf umweltverträgliche Verpackungen achten und möglichst viel lose Ware kaufen.

Echte Qualität bedeutet Genuss und Gesundheit nicht auf Kosten der Umwelt, aber auch nicht auf Kosten der Menschen in Entwicklungsländern. Nicht selten wird dort unter Bedingungen produziert, die politisch und ethisch untragbar sind. Produkte aus fairem Handel berücksichtigen das und können guten Gewissens gekauft werden.

Die Begriffe «biologisch» und «ökologisch» sowie die Vorsilben «Bio» und «Öko» sind durch die EU-Öko-Verordnung gesetzlich geschützt, können also nicht beliebig benutzt werden. Nur Produkte, die entsprechend dieser Verordnung erzeugt, verarbeitet und kontrolliert wurden, dürfen sich so nennen. Das heißt, dort, wo es draufsteht, ist auch Bio oder Öko drin. «Kontrolliert biologisch bzw. ökologisch», «biologisch-organisch», «biologisch-dynamisch» oder «biologischer bzw. ökologischer Landbau» sind ebenso geschützte Begriffe, die auf Ökolebensmittelpackungen aufgedruckt werden dürfen. Und auch die folgenden Ökosiegel, Handelsmarken und Verbandszeichen weisen auf ein Bio-Produkt hin.

• **Bio-Siegel des Bundesministeriums für Verbraucherschutz, Ernährung und Landwirtschaft.** Damit Verbraucher Biolebensmittel als solche besser erkennen und um deren Kennzeichnungen zu vereinheitlichen, führte das Verbraucherministerium im September 2001 das Biosiegel ein. Alle Produkte, die gemäß der EU-Öko-Verordnung erzeugt, verarbeitet – und zwar mit einem Ökoanteil von mindestens 95 Prozent – sowie kontrolliert wurden, dürfen das Bio-Siegel tragen. Dieses ersetzt dabei weder die Zeichen der Anbauverbände noch die Bioeigenmarken der Handelsketten. Erzeuger und Verarbeiter von Biolebensmitteln sowie der Handel können das staatliche Siegel zusätzlich und freiwillig verwenden.

- **Bioeigenmarken.** In den letzten Jahren hielten in den Regalen vieler Lebensmittelketten Bioeigenmarken Einzug. So findet der Verbraucher etwa bei Plus die Marke «BioBio» und in den Supermärkten der Rewe-Gruppe die Marke «Füllhorn». Dabei steht auf der Produktverpackung «hergestellt für» gefolgt von dem Namen der jeweiligen Handelsgruppe. Weitere Eigenmarken sind zum Beispiel «Bio-Wertkost», «Grünes Land», «Naturkind», «Pro Natur» oder «Terra Pura». Für Bioprodukte in Reformhäusern gibt es zudem ein eigenes Logo: ein grünes Blatt mit der gelben Aufschrift «Bio».

- **Verbandszeichen der Anbauverbände.** Rund 61 Prozent der deutschen Biohöfe und Verarbeitungsbetriebe sind in den Anbauverbänden der ökologischen Landwirtschaft organisiert. Die Mitgliedsbetriebe müssen die Richtlinien ihres Verbandes einhalten, die in einigen Punkten strenger urteilen als die EU-Vorschriften. Verhalten sich die Mitgliedsbetriebe gemäß den Richtlinien, können sie ihre Erzeugnisse mit dem jeweiligen Verbandszeichen ausloben. Produkte mit einem solchen Zeichen erfüllen die strengsten Vorgaben, die es derzeit in Deutschland für Bioware gibt.

- **Biomogelpackungen.** Biomogelpackungen sind Produkte mit Bezeichnungen wie «alternativ», «natürliche Herstellung», «naturgerecht», «naturnah», «integrierter Landbau», «kontrolliert», «aus kontrolliertem Vertragsanbau», «ungespritzt», «umweltschonend» oder «zertifiziert». Bei diesen Produkten handelt es sich nicht um Biolebensmittel. Sie versuchen nur, diesen Anschein zu erwecken.

2. Schonende Zubereitung ist wichtig

Sollten Sie Obst und Gemüse anbieten, achten Sie darauf, dass möglichst viel von den Vitaminen und Mineralstoffen mit auf den Tisch kommen. Schonend zubereitetes Grünzeug ist gesünder und schmeckt auch besser als zerkochte Zutaten. «Bissfest» oder «al dente», wie der Italiener sagt, ist Gemüse am köstlichsten und enthält noch viele Nährstoffe. Wenn die ersten aromatischen Gerüche aus dem Kochtopf steigen, ist dieser Punkt bereits erreicht: Dann sind die Zellwände gerade erst aufgeplatzt und die meisten Vitamine noch nicht flüchten gegangen.

Vitaminschonend Kochen fängt beim Vorbereiten an: Obst, Gemüse und Kartoffeln erst unmittelbar vor dem Garen waschen und zerkleinern. Nicht wässern, das laugt aus, und nur schälen, wenn nötig. Und auch fürs Kochen gilt: Weniger ist mehr. Gemüse am besten mit wenig Wasser dämpfen oder mit ein bisschen Fett dünsten. Fürs Garen mit Dampf empfiehlt sich ein Topf mit durchlässigem Einsatz und gut schließendem Deckel. Dort kommen Lebensmittel mit dem Wasser überhaupt nicht in Berührung. Etwa einen Fingerbreit hoch Wasser in den Topf geben, Gargut in den Siebeinsatz legen, Deckel drauf und auf höchster Stufe ankochen. Beginnt das Wasser zu sieden, auf niedrigere Temperatur zurückschalten und das Lebensmittel im Wasserdampf fertig garen. Vor Ende der Garzeit nicht wieder öffnen. Diese Methode ist geeignet für Gemüse, das durch das Garen nicht beschädigt werden soll: Brokkoli, aber auch Kartoffeln und Blumenkohl.

So klappt es mit dem Dünsten, dem Garen mit wenig Flüssigkeit – auch der aus dem Lebensmittel entstehenden –, meist unter Zugabe von wenig Fett: In einem flachen, breiten Topf ein bis zwei Teelöffel Fett erwärmen, das Nahrungsmittel kurz darin anbraten und anschließend wenig Wasser zugeben. Den Topf mit einem Deckel gut verschließen und vor Ende der Garzeit nicht wieder öffnen. Nach dem Ankochen das Lebensmittel weiter bei mittlerer Hitze zu Ende garen. Um Wasserdampfverlust zu vermeiden, nicht umrühren, sondern den Topf mit geschlossenem Deckel gelegentlich vorsichtig rütteln. Dies ist eine gute Methode für zartes, kleinstückiges Gemüse, zartes Fleisch und Fisch.

Beim Braten kommt es auf das richtige Fett an. Werden Fette und Öle zu stark erhitzt, können sich gesundheitsschädliche Stoffe bilden. Deshalb beim Brutzeln immer hitzestabile Fette verwenden. Beim Frittieren werden bis zu 180 Grad Celsius, beim Braten bis zu 200 Grad Celsius, beim scharfen Anbraten und im Wok sogar noch höhere Temperaturen erreicht. Wie lange das Fett der Hitze trotzt, hängt von seiner Zusammensetzung ab: je mehr gesättigte Fettsäuren, desto höher der Rauchpunkt, an dem das Öl zu riechen, qualmen und sich zu zersetzen anfängt. Auch ein hoher Anteil an einfach ungesättigten Fettsäuren macht Öl hitzestabiler. Deshalb Olivenöl bei Temperaturen bis zu 180 Grad einsetzen, Rapsöl fängt schon bei 140 Grad Celsius an, sich zu zersetzen. Besonders kaltgepresste Öle mit mehrfach ungesättigten Fettsäuren sind zu schade für Bratpfannen und Co., so zum Beispiel Walnuss- oder Distelöl. Übrigens, um spezielle, sehr hitzestabile Brat- und Frittierfette herzustellen, werden zwei Methoden angewendet: die Fetthärtung und die Umesterung. Dabei entstehen allerdings die umstrittenen Transfettsäuren (vgl. Seite 84).

Eine gesündere Alternative findet man im Biomarkt: spezielle Biobratöle, die High-Oleic-Bratöle, die Temperaturen von bis zu 210 Grad Celsius vertragen. Sie stammen von speziell gezüchteten Sonnenblumenkern- und Distelsorten, bei denen die Züchter ohne Einsatz von Gentechnologie den Ölsäureanteil der Pflanze stark erhöhen.

Klug kochen: Hygiene in der Küche

Damit Lebensmittel nicht vorzeitig verderben oder sogar Krankheiten verursachen, ist Hygiene in der Küche ein absolutes Muss. Dort und bei der Zubereitung der Speisen. Einige Lebensmittel sind besonders empfindlich und brauchen unsere erhöhte Aufmerksamkeit.

- **Lebensmittelhygiene.** Geflügel, Fisch, Hackfleisch und Eierspeisen sollten immer ganz durchgebraten werden. Sie sind häufig mit Salmonellen besiedelt, die erst bei Kerntemperaturen von 70 bis 80 Grad Celsius zuverlässig abgetötet werden. Fleisch, vor allem Geflügel, und Fisch getrennt von anderen Lebensmitteln zubereiten. Kommen diese im Salat mit möglichen Keimen in Kontakt und werden sie anschließend nicht mehr erhitzt, kann sich die ganze Familie anstecken. Daher auch nicht dasselbe Messer oder Holzbrett in der Zubereitung verschiedener Speisen benutzen.

  Vorsicht ist auch beim Auftauen angesagt: am besten im Kühlschrank. Dafür die Verpackung entfernen und das Lebensmittel in ein Gefäß geben, idealerweise auf ein Sieb legen und abdecken. Abtauflüssigkeit in jedem Fall fortwerfen. Sie kann Salmonellen enthalten.

- **Küchenhygiene.** Selbstverständlich muss der Arbeitsplatz sauber gehalten werden. Lebensmittelreste und Verunreinigung trocknen sonst an und lassen sich später nur schwer entfernen. Sie bilden unsichtbare Keimherde. Maschinen, Arbeitsfläche und Messer deshalb sofort nach Benutzung mit heißem Wasser und Spülmittel reinigen. Zerkratzte Brettchen ersetzen: Holzbrettchen quellen auf, wenn sie mit Wasser in Verbindung kommen, und vorhandene Risse schließen sich. Bakterien werden so «inhaftiert» und können die Reinigung schadlos überstehen. Trocknet das Brett, öffnen sich die Risse wieder, die Bakterien treten aus und infizieren Lebensmittel. Kunststoffbretter können nicht quellen. Übermäßig zerkratzte Kunststoffbretter sind jedoch auch unhygienisch und sollten ebenfalls ausgetauscht werden.

  Schmutzige, oft benutzte Wisch- und Geschirrtücher enthalten Mikroorganismen, die beim Reinigen und Abtrocknen auf Arbeitsflächen und Geschirr übertragen werden können.

- **Persönliche Hygiene.** So simpel wie effektiv: oft Hände waschen! Viele Mikroorganismen gelangen beim Anfassen aller möglichen Dinge – wie etwa Geld, Lebensmittel oder Türklinken – an die Hände. Gründliches Waschen mit Seife und warmem Wasser und anschließendes Abtrocknen beugt einer Übertragung auf Lebensmittel vor. Ruhig auch zwischen den verschiedenen Arbeitsschritten wie Gemüse putzen und Eier aufschlagen gründlich Hände waschen.

Auch Wunden können mit Mikroorganismen infiziert sein, die zu den Lebensmittelvergiftern zählen. Offene Wunden dürfen deshalb nicht mit Lebensmitteln in Berührung kommen. Ein wasserdichtes Pflaster oder ein Gummihandschuh sind hilfreich. Niemals auf Lebensmittel husten oder niesen: Im Nasen- und Rachenbereich finden sich auch bei Gesunden reichlich Keime.

3. Wenn schon Fett, dann das richtige

Fett ist der Dickmacher Nummer eins in unserer Nahrung. Es besitzt pro Gramm mehr als doppelt so viele Kalorien wie Kohlenhydrate. Leider stehen wir Deutschen auf Fett. Eigentlich sollten höchstens 30 Prozent der Gesamtkalorien, die wir täglich aufnehmen, aus fetthaltigen Lebensmitteln stammen, so die Empfehlung der Deutschen Gesellschaft für Ernährung. Bei einer Energiezufuhr von 2200 Kalorien am Tag wären das etwa 70 bis 80 Gramm Fett. Im Schnitt isst der Bundesbürger aber fast doppelt so viel – nämlich bis zu 120 Gramm. Die nehmen wir aber nicht nur als sichtbare Fette zu uns, also in Form von Butter, Margarine oder Öl. Sie fallen auch als versteckte Fette buchstäblich ins Gewicht, und zwar in Lebensmitteln wie Wurst, Käse, Schokolade, Nüssen und Fertigprodukten wie Pizza.

Vor allem stecken Fette in den Lebensmitteln, die besonders gut schmecken. Leider! Sie sind nämlich prima Geschmacksträger. Fett verleiht Nahrungsmitteln und Speisen die typische vollmundige Note und hinterlässt auf der Zunge ein angenehmes, geschmeidiges Gefühl. Das heißt, ohne Fette geht's gar nicht. Zumal: Ihnen verdanken wir die Aufnahme der fettlöslichen Vitamine A, D, E und K, die der Körper nur mit Hilfe von Fett verwerten kann.

Fette versorgen uns mit lebensnotwendigen, mehrfach ungesättigten Fettsäuren, die wir für den ständigen Aufbau neuer Zellen brauchen. In Polstern angelegt, wirkt Fett außerdem als Organ- und Kälteschutz. Ein Zuviel verursacht Übergewicht mit all seinen Folgen – eine gefährliche Last, die langfristig das Risiko für Arteriosklerose, Bluthochdruck, Herzinfarkt und Diabetes erhöht. Bis vor einiger Zeit glaubte man noch, dass Fettzellen Fett lediglich speichern würden. In den letzten Jahren hat die medizinische Forschung aber herausgefunden, dass Fettzellen im Bauchbereich nicht nur Fett speichern, sondern auch selbst eine Reihe von Substanzen produzieren, die das Herz-Kreislauf-System schädigen und den Prozess der Arteriosklerose beschleunigen können.

So können Sie jede Menge Fett sparen

Tatsache ist, dass wir zu fett essen. Erschwerend kommt hinzu, dass wir die falschen Fette zu uns nehmen, und diese auch noch häufig in versteckter Form, zum Beispiel in Fertiggerichten. Sie sollten nicht zu Light-Produkten greifen, sondern dauerhaft Ihren Fettkonsum senken. Dazu hier einige Tipps.

- Setzen Sie überwiegend pflanzliche Lebensmittel, also Gemüse, Obst, Reis und Getreideprodukte, auf Ihren Speiseplan, denn sie enthalten wenig – aber gutes – oder gar kein Fett.
- Da Fleisch, Wurst und Käse oft viel tierische Fette enthalten, sollten Sie hier fettärmere Varianten bevorzugen: Geflügelwurst, gekochter und geräucherter Schinken (ohne Fettrand), Bratenaufschnitt und fettarme Milch und Milchprodukte. Fleischsorten wie Hähnchen, Pute, Kalbfleisch, Schweineschnitzel, Schweinelenden und Rinderhüfte sind in Ordnung.
- Ersetzen Sie auf Ihren Broten öfter einmal Wurst oder Käse durch vegetarische Pasten und Belag wie Salatblätter, Tomaten- oder Gurkenscheiben, würzen Sie mit Pfeffer oder Kräutern.

- Statt Butter oder Margarine auch mal fettarmen Frischkäse, Magerquark oder Senf für belegte Brote verwenden.
- Mahlzeiten aus frischen Zutaten sind in der Regel weitaus fettärmer als Fertiggerichte. Falls Sie dennoch zu Fertigprodukten greifen, achten Sie auf die Inhaltsstoffe und prüfen Sie die Angaben zum Fettgehalt.
- Verwenden Sie Fett nicht nach Augenmaß, sondern messen Sie es immer ab. Denn nur so werden Sie sich Ihres Fettverbrauchs bei der Speisenzubereitung bewusst. Auch die richtigen Küchenutensilien sind wichtig: Mit einem Ölsprüher beispielsweise können Sie viel Fett sparen.
- Bei Salatsoßen können Sie den Fettgehalt reduzieren, indem Sie statt Mayonnaise saure Sahne, Joghurt oder Quark nehmen. Dressings können Sie mit Gemüsebrühe, frisch gepresstem Orangensaft oder Senf verlängern und mit zerdrückten gekochten Kartoffeln oder Avocado binden.
- Bei der Speisenzubereitung sollten Sie die fettarme Variante Dämpfen wählen, dabei erhalten Sie zugleich den Vitamin- und Mineralstoffgehalt der Zutaten. Alternativ bietet sich auch die Zubereitung im Bratschlauch oder Wok an.
- Entschärfen Sie Rahmsoßen, indem Sie die Sahne zur Hälfte durch fettarme Milch ersetzen oder statt süßer Sahne saure nehmen. Püriertes Gemüse oder geriebene rohe Kartoffeln eignen sich prima zum Binden von Soßen. Wenn Sie die Soße heiß durch einen Kaffeefilter geben, bleibt das Fett im Papierfilter hängen. Oder probieren Sie doch einmal eine Soße auf Gemüsebasis aus, z. B. mit pürierten Tomaten, Kürbis oder Brokkoli.
- Lassen Sie Frittiertes und Gebratenes abtropfen bzw. legen Sie es kurz auf ein Stück Küchenpapier, denn es saugt überschüssiges Fett auf.
- Bei Aufläufen steckt das meiste Fett in der Käsekruste – ersetzen Sie einfach die Hälfte des Käses durch Vollkornsemmelbrösel. So wird die Kruste schön knusprig und fettarm.
- Kartoffeln sind zwar gesund, aber nicht in fetttriefenden Va-

rianten wie Bratkartoffeln, Kartoffelpuffer oder Pommes frites. Bevorzugen Sie daher Pell-, Salz- oder Folienkartoffeln.

- Vorsicht bei Knabbereien! Bei Lust auf Süßes weichen Sie besser auf Trockenobst, Reiswaffeln oder Popcorn aus. Haben Sie Appetit auf Salziges, sind in Stifte geschnittene Möhren, Paprika, Kohlrabi oder andere Gemüse mit einem mageren Joghurt-Kräuter-Dipp eine gesunde und schmackhafte Alternative.
- Backpapier und beschichtete Pfannen helfen Ihnen ebenfalls beim Fettsparen. Wenn Sie doch Fett brauchen, pinseln Sie Pfanne oder Form einfach hauchdünn aus oder benetzen Sie sie mit Hilfe eines Ölsprühers.

Vor diesem Hintergrund stimmt es sehr bedenklich, dass wir gut zwei Drittel unserer Tagesration an Fett – meist gedankenlos – in Form von versteckten Fetten zu uns nehmen. Vielleicht bringt uns diese unerfreuliche Tatsache aber dazu, die Wende einzuläuten und das Fett in der Ernährung zu reduzieren. Und wenn schon Fette, dann sollten Sie möglichst die bekömmlichen wählen. Das lohnt sich aus vielerlei Gründen.

Welche Fette gehören also auf den Speiseplan? In der Natur kommen verschiedene Fettsäuren vor: gesättigte, einfach ungesättigte und mehrfach ungesättigte. Gehen Sie besonders bei gesättigten Fettsäuren auf Sparkurs. Zu viel davon erhöht das schlechte LDL-Cholesterin und den Gesamtcholesterinspiegel. Also maßhalten bei tierischen Fetten aus Wurst, Fleisch, Butter, Käse und Schmalz. Aber auch Kokosfett und gehärtete Pflanzenfette in Fertigprodukten enthalten jede Menge gesättigte Fettsäuren.

TIPP!
Bevorzugen Sie einfach und mehrfach ungesättigte Fettsäuren. Vor allem letztere senken das LDL-Cholesterin und beugen dadurch Arteriosklerose (Arterienverkalkung) vor. Sie finden diese vornehmlich in pflanzlichen Fetten. Die besten Quellen für einfach ungesättigte Fettsäuren sind Oliven-, Raps- und Erdnussöl. Mehrfach ungesättig-

te Fettsäuren sind besonders wertvoll. Einige davon sind essenziell, das heißt lebensnotwendig. Unser Körper kann sie nicht selbst bilden. Wir müssen sie deshalb mit der Nahrung aufnehmen.

Mehrfach ungesättigte Fettsäuren stecken in erster Linie in pflanzlichen Lebensmitteln wie Nüssen und Saaten. Auch in verschiedenen Pflanzenölen wie beispielsweise Distel-, Walnuss- oder Sonnenblumenöl sind sie reichlich enthalten. Die mengenmäßig wichtigste mehrfach ungesättigte Fettsäure ist die Linolsäure. Sie finden sie reichlich in Maiskeim-, Soja-, Sonnenblumen- und Distelöl. Die Linolsäure soll das schlechte LDL-Cholesterin im Blut am deutlichsten von allen Fettsäuren senken. Sie schützt auf diese Weise vor Gefäßverengung und Herzinfarkt.

Auch an Omega-3-Fettsäuren darf es dem Körper nicht mangeln. Er braucht sie für die Gehirnentwicklung, die Nerven und das Sehvermögen. Sie verbessern die Fließeigenschaften des Bluts und wirken so ebenfalls Herz-Kreislauf-Erkrankungen entgegen. Omega-3-Fettsäuren kommen in Fischen vor, besonders reichlich in den fetthaltigen Arten wie Sardinen, Sardellen, Hering, Makrele, Thunfisch und Lachs, vor allem in Wildlachs.

Die amerikanische Herzgesellschaft empfiehlt deshalb, ein- bis zweimal pro Woche fettreichen Fisch zu essen. Auch bestimmte Pflanzenöle enthalten bedeutende Mengen davon: etwa Raps-, Walnuss-, Soja- und Leinöl.

Wertvoll wie Gold: Speiseöle

Kaltgepresst oder raffiniert? Das ist hier die Frage. Öl wird aus Früchten und Samen gewonnen. Kaltgepresste Öle werden ohne Wärmezufuhr gepresst und dann meistens nur noch gefiltert. Durch diese schonende Behandlung bleiben die wertvollen Inhaltsstoffe größtenteils erhalten. Die raffinierten Öle dagegen werden heiß gepresst. Außerdem versucht man, mit einem Lösungsmittel auch noch den letzten Tropfen aus der Restmasse herauszuholen. Das bringt größere Erträge. Anschließend wird das Rohöl raffiniert, also noch einmal ordentlich gereinigt. So bekommt man geruchs- und geschmacksneutrale Öle ohne jegliche Fremdstoffe, aber auch mit einem etwas geringeren Vitamingehalt. Raffinierte Öle sind länger haltbar.

TIPP!

Kaltgepresste Öle nie stark erhitzen, dabei werden wertvolle Inhaltsstoffe teilweise zerstört. Außerdem entwickelt sich schnell ein unangenehmer Geschmack, und es können sich schädliche Stoffe bilden. Für die kalte Küche sind diese Öle ideal. Zum Kurzbraten sollten Sie die preisgünstigeren raffinierten Öle verwenden. Beim Frittieren wird Fett extrem hohen Temperaturen ausgesetzt. Nehmen Sie dafür spezielle Frittierfette – zum Beispiel Kokosfett.

Butter oder Margarine?

Das Duo geriet bis heute schon oft in die Schlagzeilen. Die Butter wegen des Cholesterins und die Margarine aufgrund der Transfettsäuren, die bei der Härtung von pflanzlichen Fetten entstehen. Das sollten Sie über die beiden Brotaufstriche wissen:

- **Butter.** Je nach Jahreszeit und Fütterung der Kühe schwankt sie in Geschmack, Konsistenz und Vitamingehalt. Im Sommer etwa enthält sie mehr Vitamin A und D. Um eine gleichbleibende Qualität bieten zu können, dürfen die Hersteller deshalb Sommer- und Winterbutter mischen und mit Karotin färben. Mit anderen tierischen Produkten – wie Fleisch und Wurst – nehmen wir viel mehr Cholesterin auf als mit Butter. Ein Ei enthält ungefähr so viel Cholesterin wie 100 Gramm Butter. Übrigens: Menschen mit einer Leberfunktionsstörung leiden häufig an Fettunverträglichkeiten. Sie produzieren oft zu wenig Gallensäuren. Diese sind jedoch für die Verdauung bestimmter Fette erforderlich. Butter vertragen die Betroffenen gut, weil sie größtenteils ohne Gallensäuren verdaut werden kann.
- **Margarine.** Sie entsteht durch ein kompliziertes Herstellungsverfahren. Hier werden Stoffe vermischt, die sich naturgemäß

nicht verbinden. Erst Emulgatoren bringen sie zusammen; die Melange wird mit Vitaminen und Aromen angereichert, mit Karotin gefärbt und zur streichfähigen Margarine geknetet. In der Regel werden in Deutschland nur pflanzliche Fette und Öle eingesetzt. Bei der industriellen Härtung von Pflanzenölen entstehen sogenannte Transfettsäuren, die sich negativ auf den Cholesterinspiegel auswirken. Sie können den Gehalt an LDL-Cholesterin bzw. schlechtem Cholesterin im Blut und damit das Risiko für Herz-Kreislauf-Erkrankungen erhöhen.

Der durchschnittliche Gehalt an Transfettsäuren ist in den letzten Jahren durch Veränderungen in der Herstellung von über 10 auf deutlich unter 5 Prozent gesunken. Diese Menge gilt als unbedenklich für die Gesundheit. Eine aktuelle Untersuchung der Universität Jena zeigt, dass Transfette auch in zahlreichen Snacks und Gebäckmischungen stecken. Bisher lässt sich nur schätzen, wie viel von der Substanz wir mit der Nahrung aufnehmen. Eine Kennzeichnungspflicht besteht nicht. Aber die Angabe «Enthält pflanzliches Fett, gehärtet oder teilweise gehärtet» weist auf die problematische Substanz hin. Solche Lebensmittel also weniger häufig verzehren. Besonders wertvoll ist reine Pflanzenmargarine mit einem hohen Anteil an ungesättigten Fettsäuren. Sowohl die mehrfach (in Distel- und Sonnenblumenöl) als auch die einfach ungesättigten Fettsäuren (in Olivenöl) wirken cholesterinsenkend. Einige Pflanzenmargarinen enthalten deshalb Olivenöl.

FAZIT!
Wenn Sie zu denjenigen gehören, die lieber Margarine essen, dann tun Sie es. Kaufen Sie aber immer hochwertige Produkte, die kommen ohne gehärtete Fette aus. Sie brauchen sich aber auch nicht die Butter vom Brot nehmen zu lassen, wenn Sie diese sparsam auftragen und insgesamt weniger von den anderen tierischen Fetten essen.

4. Ballaststoffe regen die Verdauung an

Ballaststoffreiche Lebensmittel verbessern die Verdauung: Die unverdaulichen Pflanzenbestandteile haben prima Effekte. Sie erhalten ein günstiges Bakteriengleichgewicht im Darm und erhöhen als wichtige Quellstoffe das Stuhlvolumen. Das beschleunigt die Darmpassage und beugt Verstopfung vor. Außerdem wirken die Faserstoffe sättigend. Ihre günstigen Eigenschaften können Ballaststoffe aber erst dann richtig entfalten, wenn ihnen genügend Flüssigkeit zum Quellen zur Verfügung steht. Trinken Sie also 1,5 bis 2 Liter Wasser oder Kräutertee täglich.

Reichlich enthalten sind Ballaststoffe in Vollkorngetreide, Kleie, Flohsamen, Nüssen, Trockenobst, Hülsenfrüchten, Obst, Gemüse sowie Salaten und Kartoffeln. Sie müssen allerdings etwas zur besseren Verträglichkeit tun. Denn wichtig ist, dass Sie Ihren Darm langsam an mehr Ballaststoffe gewöhnen. Wer von heute auf morgen plötzlich mehr davon aufnimmt, muss mit Beschwerden wie Blähungen, Völlegefühl oder Bauchschmerzen rechnen.

Noch mehr Vorteile werden diesen Faserstoffen nachgesagt: Es gibt Hinweise darauf, dass sie sich positiv auf einen hohen Cholesterin- und Blutzuckerspiegel auswirken. Man unterscheidet zwischen löslichen und unlöslichen Ballaststoffen, beide zusammen bezeichnet man als Gesamtballaststoffe. Sie sind unerlässlich für uns und wirken im Körper sehr unterschiedlich. Lösliche Ballaststoffe binden Wasser und quellen auf, unlösliche können dies nicht (vgl. Seite 106).

Ernährungswissenschaftler empfehlen, mehr als 30 Gramm Ballaststoffe pro Tag zu sich zu nehmen. Konkret heißt das: Männer etwa 12,5 Gramm pro 1000 Kilokalorien, Frauen 15,8 pro 1000 Kilokalorien. Getreideprodukte sind die Hauptballaststoffquelle. Sie regen die Darmfunktion am wirkungsvollsten an. Mindestens die Hälfte der täglichen Ballaststoffmenge sollten Sie daher in Form von Getreideprodukten aufnehmen. Obst und Gemüse sind sehr wasserreich und liefern insgesamt weniger Ballaststoffe.

5. Alleskönner Obst und Gemüse

Dass Obst und Gemüse gesund sind, brauche ich eigentlich nicht mehr zu wiederholen. Aber man freut sich über jede neue Studie, die dies auch stichhaltig belegen kann, oder? Entsprechend hoffnungsvolle Ergebnisse haben renommierte Wissenschaftler im Oktober 2006 auf den Zehnten Karlsruher Ernährungstagen vorgestellt. Danach weisen inzwischen zahlreiche Studien eindeutig darauf hin, dass ein höherer Verzehr von Obst und Gemüse dazu beiträgt, Übergewicht, Herz-Kreislauf-Erkrankungen, Diabetes mellitus Typ 2 sowie bestimmte Krebsarten einzudämmen. Besonders bei Magen-, Darm- und Lungenkrebs zeigen sich die Schutzeffekte.

Auch soll sich der Obst- und Gemüseverzehr positiv auf unsere Knochengesundheit auswirken. Pflanzliche Lebensmittel sollten grundsätzlich die Hauptrolle auf Ihrem Ernährungsplan spielen, und zwar wegen der Ballaststoffe und der sekundären Pflanzenstoffe. Ganz oben auf dem Speiseplan, das bedeutet im optimalen Fall täglich etwa 650 Gramm Obst und Gemüse zu sich zu nehmen – so die Empfehlung der Ernährungswissenschaftler. Oder, noch einfacher zu merken: fünf Stück Obst oder Gemüse am Tag. So lautet die Devise einer bekannten Kampagne, die sich hier, wie in anderen Ländern auch, für eine obst- und gemüsereiche Ernährung stark macht. Träger ist der «Fünf-am-Tag-Verein». Sein Credo: Drei Portionen Gemüse und zwei Portionen Obst – möglichst bunt und vielfältig zubereitet – sind ideal, um den Körper optimal zu versorgen.

Warum genau ein hoher Obst- und Gemüseverzehr Krankheiten vorbeugen kann, darüber wird in Fachkreisen diskutiert. Was die Herz-Kreislauf-Erkrankungen anbelangt, scheinen sich die Forscher aber einig zu sein. Die Mischung macht's. Der hohe Gehalt an Kalium, Antioxidanzien, Ballaststoffen und Folat sowie der niedrige glykämische Index von Obst und Gemüse – sie erzeugen keinen unerwünschten steilen Anstieg des Blutzuckerspiegels – reduzieren das Risiko für koronare Herzerkrankungen und Schlaganfälle deutlich und wirken sich positiv auf die Cholesterinwerte des Bluts aus. Auswirkungen, deren Wert gar nicht hoch genug eingeschätzt werden kann, besonders angesichts der Tatsache, dass Herz-Kreislauf-Erkrankungen weltweit die Todesursache Nummer eins sind.

Neben Vitaminen, Mineral- und Ballaststoffen stecken auch noch sekundäre Pflanzenstoffe in Obst und Gemüse. Zu diesen besonderen Fitmachern gehören alle Substanzen, die die Pflanze als Abwehrstoffe gegen Schädlinge und Krankheiten, als Wachstumsregulatoren oder Farb-, Duft- oder Geschmacksstoffe bildet. Neben den Ballaststoffen und Substanzen in fermentierten Lebensmitteln zählen sie zu den bioaktiven Stoffen.

Zwischen 5000 und 10 000 verschiedene Substanzen kommen in der menschlichen Nahrung vor. Sie werden in Gruppen unterteilt, und es handelt sich dabei um Stoffe wie Karotinoide, Polyphenole und Phytoöstrogene. Zu den Karotinoiden (Pflanzenfarbstoffen) gehört beispielsweise das Betakarotin, das hauptsächlich in gelborangefarbenem Obst und Gemüse wie Aprikosen oder Karotten vorkommt. Polyphenole stecken überwiegend in den Randschichten von Obst, Gemüse und Vollkorngetreide. Phytoöstrogene können wie körpereigene Östrogene wirken. Besonders viel davon steckt in Sojabohnen, Vollkornprodukten und Leinsamen.

Zahlreiche Untersuchungen zeigen, dass sekundäre Pflanzenstoffe in der Tat gesundheitsfördernde Wirkungen haben. Sie tragen dazu bei, das Risiko für Zivilisationskrankheiten, wie Krebs oder Herz-Kreislauf-Krankheiten, zu senken. Sie können unser Immunsystem stärken und schützen vor Infektionen mit Pilzen, Bakterien und Viren. Außerdem leisten sie einen Beitrag, wenn es darum geht, einen erhöhten Cholesterinspiegel zu senken.

WICHTIG ZU WISSEN!

Die gesundheitsfördernde Wirkung von Obst und Gemüse beruht nie auf einem einzigen Wirkstoff, der sich dann auch noch praktischerweise isolieren und bequem per Pille einwerfen lässt. Man kann es gar nicht oft genug sagen, insbesondere denjenigen, die versuchen, eine mangelhafte Ernährung mit Nahrungsergänzungsmitteln wieder auszugleichen: Erst das natürliche Zusammenspiel aus verschiedenen Nähr- und Ballaststoffen im Einklang mit sekundären Pflanzenstoffen macht den gesundheitlichen Wert aus. Deshalb ist die Empfehlung, mehrmals am Tag Obst und Gemüse zu verzehren, so bedeutsam.

6. Milch und Milchprodukte für starke Knochen und Zähne

Milch und Milchprodukte sind wichtig für die Knochen. In den westlichen Industrieländern sind sie die wichtigste Quelle für das Knochenmineral Kalzium und das Stoffwechselvitamin B_2. Und das ist auch gut so, denn mit etwa 1200 Milligramm pro Liter ist der Kalziumgehalt nicht nur hoch, sondern auch für den Körper besonders gut verwertbar. Die Aufnahmerate des Minerals aus der Milch liegt mit 30 Prozent deutlich über den 20 Prozent, auf die es die Aufnahme aus pflanzlichen Lebensmitteln bringt. Übrigens: Neben Grünkohl enthalten Brokkoli, Fenchel und Lauch reichlich Kalzium. Gut, dass die Bandbreite der Produkte, die aus Milch gewonnen werden, besonders groß ist. Käse gehört dazu, Quark, Kefir, Buttermilch und Joghurt. Alles wohlschmeckend und für die Gesundheit unersetzlich.

Leider gibt es den knochenstärkenden Stoff nicht ohne Kalorien, denn auch jede Menge Fett bringt uns das weiße Lebensmittel. Wer auf sein Gewicht achten will, wählt daher lieber fettarme Milch und entsprechende Milchprodukte. Damit kommen Sie keinesfalls zu kurz: Fettarme Milch enthält vergleichbar viele Mineralstoffe und wasserlösliche Vitamine wie die vollfette Variante. Auch die pasteurisierte oder ultrachocherhitzte und daher haltbare Milch (H-Milch) hat noch fast ihre ursprünglichen Werte, aber weniger fettlösliche Vitamine. Nur Licht kann dem Vitamin in der Milch etwas anhaben. Daher Milch immer in undurchsichtigen Behältern oder in braunen Flaschen kaufen.

KONKRET!

Ausreichend Kalzium in der Nahrung verringert das Risiko, Osteoporose, also Knochenschwund, zu entwickeln – eine chronische Erkrankung, die auf verschiedenen Faktoren beruht. Neben Vererbung, Alter, mangelnder körperlicher Bewegung spielen auch ein hormoneller Mangel an Parathormon oder Östrogen und eben zu wenig Kalzium eine Rolle. Je mehr Knochenmineralien wir aufnehmen, desto größer ist die Knochendichte und desto geringer das Risiko für Knochenbrüche. Wichtig ist die Zufuhr von ausreichend Kalzium über die Nahrung von Kindheit an, damit Knochen, aber auch Zähne in ihrer Entwicklung so kräftig wie möglich werden können (vgl. Seite 110).

Die Milch ist übrigens nicht unumstritten, sie hat auch Gegner. Milch sei kein Erwachsenenlebensmittel, kritisieren diese. Dem Menschen fehle das Labferment, das Kälber für die Verdauung besitzen. Für die Deutsche Gesellschaft für Ernährung zählt das aber nicht, denn das saure Milieu im Magen und dessen Enzym «Pepsin» sowie die eiweißspaltenden Enzyme im Dünndarm erfüllen dieselbe Aufgabe. Auch den Vorwurf, die Milch führte mit ihrem vielen Kalzium zu Gefäßverkalkung, lässt die DGE nicht gelten. Es gäbe keine Hinweise darauf, dass Milchkalzium ein Risikofaktor für Arteriosklerose sei.

7. Trinken, trinken, trinken

Ohne Wasser geht es nicht. Es dient dem Körper als Lösungs-, Transport- und Kühlmittel. Zu 60 Prozent besteht der Mensch aus Wasser. Zwei Drittel davon befinden sich in den Körperzellen und ein Drittel außerhalb davon im Blutplasma. Flüssigkeitsmangel im Blut macht sich folgenreich bemerkbar: Die Blutkörperchen kleben dann regelrecht aneinander, das Blut wird dickflüssiger. Dünnflüssigeres Blut dagegen zirkuliert besser und kann den Organismus optimal mit Nährstoffen versorgen. Etwa 2,5 Liter Flüssigkeit braucht unser Körper am Tag. Knapp 1 Liter davon nehmen wir meistens über die feste Nahrung zu uns. Die restlichen 1,5 Liter müssen wir uns flüssig genehmigen! In den Sommermonaten sogar noch deutlich mehr. Der Körper scheidet ja nicht nur über den Urin Wasser aus, sondern auch beim Schwitzen über die Haut. Und auch über die Lunge atmen wir jeden Tag etwa 0,5 Liter Flüssigkeit aus! Insgesamt gibt der Körper täglich etwa 2,5 Liter Flüssigkeit wieder ab. Das müssen wir ausgleichen, um im Gleichgewicht zu bleiben.

An der Farbe des Urins können Sie selbst feststellen, ob Sie genug getrunken haben: Intensiv gefärbter Urin deutet auf einen Flüssigkeitsmangel hin. Auch plötzlich einsetzende Kreislaufprobleme oder ein Gefühl von Schlappheit gehen häufig mit Wassermangel einher. Denn auf ein rechtzeitig einsetzendes Durstgefühl, das Sie beizeiten zum Glas greifen lässt, können Sie sich leider nicht immer verlassen. Wenn sich der Durst meldet, ist es meistens schon zu spät, das Defizit bereits klar vorhanden. Besonders bei älteren Menschen lässt das Durstgefühl im Laufe der Lebensjahre immer mehr nach. Ähnlich verhält es sich mit dem trockenen Mund. Klebt der Gaumen, ist es allerhöchste Zeit, etwas zu trinken.

Wasser ist der ideale Durstlöscher. Wenn Sie nicht auf den Geschmack verzichten wollen, eignen sich natürlich auch Fruchtsäfte. Die enthalten Fruchtzucker, Vitamine und wichtige Spurenelemente. Fruchtsäfte ohne Zuckerzusatz sind die gesündeste Form, flüssiges Obst zu sich zu nehmen. Verdünnt mit etwas Wasser, bieten Fruchtsaftschorlen die beste Alternative zum Mineralwasser. Limonade oder Cola sind keine Durstlöscher. Sie enthalten zu viel Zucker.

Wer nicht so viel trinken mag, kann auch über bestimmte Obst- und Gemüsesorten gezielt mehr Flüssigkeit aufnehmen. Melonen aller Art sind dafür ideal oder auch Trauben. Salatgurken etwa bestehen zu 95 Prozent aus Wasser und haben kaum Kalorien.

TIPP!
Es ist übrigens nicht richtig, dass Trinken – unmittelbar zum Essen genossen – den Verdauungsprozess stört. Sie sollten allerdings gut kauen und die Nahrung nicht einfach mit Flüssigkeit herunterspülen. Trinken Sie auch nicht nur zu bestimmten Tageszeiten, sondern machen Sie ganz bewusst öfter mal kurze Trinkpausen. Personen, die regelmäßig kleine Mengen über den Tag verteilt trinken, schaffen tagsüber im Mittel 1 Liter mehr als Personen, die nur ein- bis zweimal täglich viel trinken. Um den Flüssigkeitshaushalt am Arbeitsplatz stets im Auge zu behalten, können Sie sich auch in Sichtweite eine Flasche Wasser hinstellen. So kommen Sie gut durch den Tag, bleiben fit und haben Ihren Flüssigkeitskonsum gut im Auge.

Mineral- und Leitungswasser sind prima Durstlöscher. Doch wie gut sind sie in ihrer Qualität?

Hier die Antwort:

- **Trinkwasser.** Rechtlich ist es ein Lebensmittel und muss festgesetzten, analytisch kontrollierten Anforderungen gerecht werden. Gemessen am Gesamtwasserbedarf von 129 Litern pro Kopf und Tag wird Trinkwasser zum Essen, Trinken oder zur Nahrungszubereitung nur zu zirka 3 Prozent (4 Liter) genutzt. Aber dort muss es natürlich jederzeit hygienisch und chemisch vollkommen einwandfrei sein. Trinkwasser wird überwiegend aus Grundwasser gewonnen. In diesem Fall ist keine oder nur eine geringe Aufbereitung nötig, weil der Boden gute Filterwirkungen besitzt. Die Gewinnung von Trinkwasser aus Oberflächenwasser dagegen verlangt nach umfangreichen Reinigungsschritten. Die Trinkwasserverordnung hat für zahlreiche Stoffe Grenzwerte festgelegt, unter anderem für Nitrat, Nitrit, Pflanzenschutzmittel oder Schwermetalle sowie Stoffe, die das Wasser charakterisieren, zum Beispiel pH-Wert (Säurewert) oder Wasserhärte. Außerdem muss es frei von Krankheitserregern sein.

- **Mineralwasser.** Es wird aus natürlich oder künstlich erschlossenen Quellen gewonnen und entspringt in unterirdischen, vor Verunreinigungen geschützten Wasservorkommen. Natürliches Mineralwasser darf nur ein Mineralwasser heißen, das amtlich anerkannt ist. Aufbereitung ist allenfalls in geringfügigem Ausmaß notwendig. Zugelassen sind nur Belüftung, Kohlensäurezusatz und Filtration, etwa um Eisen zu entfernen. Im Gegensatz zu Trinkwasser gelten für natürliches Mineralwasser nur wenige Grenzwerte.

- **Quellwasser.** Es hat seinen Ursprung ebenfalls in unterirdischen Wasservorkommen. Allerdings sind die Anforderungen an die Inhaltsstoffe im Vergleich zum natürlichen Mineralwasser geringer. Hier müssen keine Mindestmengen an Mineralstoffen enthalten sein, auch eine ursprüngliche Reinheit wird nicht verlangt.

- **Tafelwasser.** So nennt man eine Mischung aus Trinkwasser und Mineralwasser. Es handelt sich also nicht um ein natürlich gewonnenes Wasser. Bezüglich seiner Beschaffenheit gelten die relevanten Trinkwassergrenzwerte.

HALLO, KAFFEETANTEN!

Ein Wort zum Kaffee als Flüssigkeitsräuber. Nach jeder Tasse Kaffee ein Glas Wasser, dann stimmt die Flüssigkeitsbilanz, weil Kaffee ja treibt – so lautet die verbreitete Meinung. Stimmt gar nicht! Es kann zwar nicht schaden, zum Kaffee auch Wasser zu trinken, notwendig ist das aber nicht. Koffein hat zwar einen harntreibenden Effekt. Der ist aber abhängig davon, wie viel Koffein wir zu uns nehmen und in welcher Frequenz. Der Effekt ist jedoch nur vorübergehend und bei regelmäßigem Kaffeekonsum weniger stark ausgeprägt. Innerhalb eines Tages ist der Flüssigkeitshaushalt wieder im Gleichgewicht. Glücklicherweise. Denn die meisten Deutschen entscheiden sich täglich für ihre Tasse Kaffee, ihren Espresso, Latte Macchiato oder Café au Lait. Immerhin 73 Milliarden Tassen Kaffee trinken wir Deutschen jährlich. In 200 Milliliter des anregenden Getränks stecken dabei etwa 100 Milligramm Koffein.

Für viele Menschen leistet Kaffee einen wesentlichen Beitrag zur täglichen Gesamtmenge an Flüssigkeit. Deshalb wird Kaffee auch in die Gesamtbilanz mit einbezogen – wie jedes andere Getränk, zum Beispiel Saft, Tee oder Bier, auch. Als Durstlöscher aber eignet er sich nicht, wegen seiner anregenden Wirkung auf Herz und Kreislauf. Gegen den täglichen moderaten Genuss von bis zu vier Tassen Kaffee mit 350 Milligramm Koffein haben Ernährungswissenschaftler nichts einzuwenden.

8. Zucker und Salz nur in Maßen

Die Vorliebe für Süßes ist uns angeboren. Ein süßer Geschmack vermittelt ein Gefühl von Geborgenheit. Deshalb greifen viele Menschen verstärkt auf Süßigkeiten zurück, wenn Sie sich einsam fühlen oder in schlechter Stimmung sind. Einen regelrechten

Heißhunger auf Schokolade und Co. haben Frauen oft in den Tagen vor ihrer Periode. Dafür werden niedrige Serotoninwerte mitverantwortlich gemacht.

Serotonin ist ein Botenstoff im Gehirn, der unser Wohlbefinden beeinflusst. Zucker sorgt für den Serotoninnachschub. Und das geht so: Essen wir Süßes, schüttet die Bauchspeicheldrüse Insulin aus. Dies lässt wiederum den Serotoninspiegel ansteigen. Ist genügend Serotonin vorhanden, steigt die Laune. Wie viel Serotonin im Körper zirkuliert, hängt auch eng mit dem Tageslicht zusammen. Sobald es dämmert oder die Tage kürzer werden, sinkt der Serotoninspiegel. Wandert entsprechend auch die Stimmung in den Keller, versuchen wir instinktiv, die Ausschüttung von Serotonin zu fördern. Deshalb auch unser gesteigertes Interesse an Plätzchen und anderen Süßigkeiten in der dunklen Jahreszeit.

Wenn wir so landläufig von Zucker sprechen, meinen wir Rohr- oder Rübenzucker: Saccharose. Kein anderes Lebensmittel wird so kritisch bewertet, aber auch so genussvoll und schuldbewusst zugleich verzehrt. Der Rübenzucker, den wir uns zum Beispiel im Kaffee gelöst oder mit Süßigkeiten einverleiben, wird während der Verdauung in Trauben- und Fruchtzucker gespalten. Traubenzucker ist der wichtigste Energielieferant für Muskeln und Gehirn.

Dick macht Zucker nur dann, wenn Sie insgesamt zu viel essen, also mehr Kalorien zu sich nehmen, als Sie verbrauchen. Denken Sie an die berühmte Bilanz. Generell zu behaupten, Zucker mache dick, trifft also nicht zu. Fakt ist aber, wir essen zu viel Zucker, weil wir oft die versteckten Zuckermengen übersehen. 50 bis 60 Prozent der industriell hergestellten Nahrungsmittel enthalten Zucker. Kaum jemand weiß beispielsweise, dass selbst Ketchup Zucker enthält. Auch in kakaohaltigen Getränkepulvern und Cola ist viel davon enthalten. Sogar in mancher Zahnpasta.

Süßstoff ist die bessere Alternative. Er hat zwei Vorteile: Süßstoff liefert keine oder nur wenige Kalorien und verursacht keine Karies. Obwohl die künstliche Süße eine deutlich höhere Süßkraft als Zucker hat, finden einige ihre Lust auf Süßes damit nicht wirklich befriedigt. Süßstoffe werden – mit Ausnahme von Aspartam und Thaumatin etwa – vom Körper nicht verstoffwechselt, sondern unverändert wieder ausgeschieden. Auch beeinflussen Süßstoffe den Blutzucker- und Insulinspiegel nicht. Wenn Sie Süßstoffe verwenden, beachten Sie bitte die Hinweise auf der Verpackung. Bei Überdosierung etwa von Saccharin kann ein bitterer Nachgeschmack auftreten. Man kann übrigens auch prima mit frischem Obst oder Trockenfrüchten süßen.

TIPP!
Unterm Strich kann man sagen: Mit Zucker ist es wie mit allen Lebensmitteln – auf die Dosis kommt es an. Eines sollten Sie auf jeden Fall beachten: Essen Sie Süßes nicht gedankenlos so nebenbei, sondern genießen Sie es bewusst und nur in feinster Qualität. Wennschon – dennschon.

Salz und Gesundheit stehen in engem Zusammenhang. Natrium und Chlorid, die Bestandteile des Kochsalzes, sind in unserem Körper an vielen Stoffwechselvorgängen und an der Regulierung des Wasserhaushalts beteiligt. Rund 100 Gramm Natrium und 80 Gramm Chlorid sind im Körper eines Erwachsenen enthalten, hauptsächlich in den Körperflüssigkeiten. Blut etwa ist so eine «Salzlösung», ebenso wie Tränen und Schweiß. Reguliert wird der Salz- und Wasserhaushalt durch unsere Nieren. Je nach Bedarf scheiden sie Salz und Wasser aus oder halten es zurück.

Salz nehmen wir überwiegend mit Brot, Wurstwaren, Konservenkost und Käse auf. Wir verleiben es uns aber auch durch Mineralwasser, Flüssigwürze oder Ketchup ein. Für eine gesunde Ernährung sind 6 Gramm Salz pro Tag ausreichend, so viel passt in einen Fingerhut. Ein gutes Richtmaß, wie ich finde. Diese Menge ist aber durch das Essen der genannten Lebensmittel und das Salzen beim Kochen schnell überschritten. Obwohl bislang noch keine eindeutigen Ergebnisse vorliegen, empfehlen Ärzte

Bluthochdruckpatienten eine mäßig salzarme Kost mit 5 Gramm Kochsalz pro Tag.

Als sicher gilt, dass Menschen aufgrund genetischer Veranlagung entweder kochsalzempfindlich oder -unempfindlich sein können. Eine hohe Kochsalzempfindlichkeit bewirkt, dass sich die glatten Muskelzellen der kleinen Blutgefäße unter dem Einfluss von Kochsalz schneller und heftiger zusammenziehen. Der Blutdruck steigt höher an als notwendig. Auch ein größerer Salzverlust, wie er beispielsweise bei starkem Schwitzen oder Durchfällen auftritt, hat Folgen. Er kann Schwindel, Müdigkeit oder im Extremfall einen Schock auslösen. Dieser Salzmangel muss schnell ausgeglichen werden.

TIPP!

So sparen Sie Salz: keinen Salzstreuer auf den Tisch stellen. Fertiggerichte nicht nachsalzen. Auch Speisen mit salzigen Zutaten wie Käse, Gewürzgurken und Brühe nicht mehr nachsalzen. Frische Kräuter und Gewürze zum Abschmecken verwenden. Fleisch erst nach dem Anbraten vorsichtig salzen. Kochwasser mit Teigwaren, Reis und Kartoffeln nur schwach salzen. Sparen Sie, wo Sie können. Mit der Zeit werden Sie dann sehr vorsichtig mit Salz umgehen und den sehr salzigen Geschmack nicht mehr vermissen.

9. Energiezufuhr und Energieverbrauch im Lot

Eigentlich ist die Sache kinderleicht, theoretisch zumindest. Wenn sich Zufuhr und Verbrauch an Energie die Waage halten, bleibt das Gewicht, wie es ist. Packen Sie aber in eine der Waagschalen mehr hinein, ändert es sich: Überwiegt die Energiezufuhr, nehmen wir zu – überwiegt der Energieverbrauch, verlieren wir Gewicht.

Was heißt hier aber Energie genau? Der Körper braucht Energie, um reibungslos funktionieren zu können. Der Energiegehalt wird in Kilokalorien (kcal) angegeben. Umgangssprachlich spricht man fälschlich oft von Kalorien, doch eine Kilokalorie entspricht tatsächlich 1000 Kalorien. Den Energiegehalt, den ein Nährstoff Ihnen liefert, nennt man auch seinen Brennwert. Der Grund: Würde man diese Nährstoffe tatsächlich in einem Ofen verbrennen, erhielte man ihren physikalischen Brennwert. Misst man hingegen, wie die Energie eines Nährstoffs im Körper genutzt wird, ergibt sich der physiologische Brennwert. Danach liefern Kohlenhydrate und Eiweiß jeweils etwas mehr als 4 Kilokalorien pro Gramm. Fett hat mit 9 Kilokalorien pro Gramm einen mehr als doppelt so hohen Energiegehalt. Auch Alkohol schlägt mit 7 Kilokalorien pro Gramm als Energielieferant zu Buche.

Wie viel Energie ein Mensch zur Aufrechterhaltung seiner Körperfunktionen benötigt, ist keine feste Größe, sondern von Mensch zu Mensch unterschiedlich. Frauen verbrauchen generell weniger Energie als Männer, weil sie weniger Muskelmasse besitzen. Durch die hormonelle Umstellung nach den Wechseljahren sinkt der Energieverbrauch häufig noch zusätzlich ab. Alter spielt ebenfalls eine Rolle: Selbst durchtrainierte Marathonläufer verlieren mit zunehmendem Alter Muskelmasse.

Körpergröße und Körpergewicht bestimmen den Kalorienverbrauch ebenso wie bestimmte Stoffwechselsituationen. Dazu zählen Schwangerschaft und Stillzeit, Wachstumsphasen bei Kindern und Jugendlichen oder Zustände nach Operationen. Sie gehen mit einem erhöhten Energiebedarf einher. Und dann gibt es noch gute und schlechte Futterverwerter. Der Energieverbrauch ist somit zu einem gewissen Anteil genetisch bestimmt. Den größten Einfluss auf den Energiebedarf eines Menschen aber – und das ist die gute Nachricht, weil Sie diese Größe beeinflussen können – hat die körperliche Aktivität. Sport steigert die Muskelmasse, und – die angenehme Langzeitfolge – diese verbraucht dann selbst im Ruhezustand mehr Energie als dieselbe Menge Fettgewebe. Aber auch jede kleinste Alltagsbewegung hilft. Also: Die nächste Treppe gehört Ihnen.

Das Ganze lässt sich genau berechnen, denn unser Energiebedarf setzt sich aus Grundumsatz und Leistungsumsatz zusammen.

Grundumsatz meint die Energie, die der Körper im Ruhezustand verbraucht, um Herzschlag, Atmung und vieles mehr am Laufen zu halten. Dieser Grundumsatz ist im Wesentlichen genetisch bedingt, er kann nur geringfügig – zum Beispiel durch den Anteil an Muskelmasse – beeinflusst werden. Der Leistungsumsatz ist der Energieverbrauch, der durch körperliche Aktivität entsteht. Das muss wie gesagt nicht zwangsläufig Sport sein, auch Aktivitäten wie Hausarbeit fallen darunter. Nicht unerheblich ist dabei, welchen Beruf Sie ausüben: Der Energiebedarf eines Bauarbeiters liegt fast 50 Prozent über dem eines Büroangestellten.

Auf die Energiebilanz kommt es also an. Und damit sind wir wieder bei dem Bild der Waage. Die Energiebilanz ist nichts anderes als das Verhältnis von Energieaufnahme über die Nahrung zum Energieverbrauch des Körpers. Ihre Energiebilanz können Sie locker kontrollieren, indem Sie gelegentlich auf die Waage steigen. Sie können sich auch ausrechnen, wo Sie landen werden. Ausgehend von einer ausgeglichenen Bilanz führen jeweils 7000 zusätzlich aufgenommene oder eingesparte Nahrungskalorien zu einer Erhöhung bzw. Verringerung des Körpergewichts um zirka 1 Kilogramm. Werden täglich nur 100 Kilokalorien über Bedarf aufgenommen, summiert sich der Überschuss bis zum Jahresende theoretisch bereits auf 36 500 Kilokalorien – das entspricht einer Gewichtszunahme von rund 5 Kilogramm. Und diese 100 Kilokalorien sind schnell beisammen: zwei Nusspralinen, zwölf Chips oder eine Kugel Milcheis.

Und die Konsequenz? Sportliches Gehen, Fahrrad fahren statt Bus nehmen, Treppenstufen steigen statt Aufzug fahren. Dazu eine Ernährung mit viel Obst und Gemüse, aber wenig fettreichen Produkten – und Finger weg von Naschereien nebenbei. Dadurch verliert man leicht die Kontrolle über die richtige Menge und isst mehr, als man möchte. Die bessere Alternative für zwischendurch: Karotten, Äpfel oder Birnen. Deren Ballaststoffe machen satt und verhindern, dass aus dem kleinen Hunger ein großes Gewichtsproblem wird.

10. Essen in der Hauptrolle

Sich bewusst ernähren bedeutet auch mit allen Sinnen genießen. Dann erst nährt uns das Esserlebnis auch auf allen Ebenen. Dazu gehört ein liebevoll gedeckter Tisch genauso wie feste Zeiten und Rituale. Bringen Sie Ihre Augen, Ihre Nase und Ihren Gaumen nicht um diesen Genuss, indem Sie nebenher fernsehen, Zeitung lesen oder telefonieren. Sie tun sich damit nur Gutes, denn gründliches Kauen, das Wahrnehmen der Aromen und der appetitanregende Anblick der Speisen – all das steigert reflexartig die Produktion von Verdauungsenzymen, beugt Völlegefühl und Blähungen vor. Und ganz wichtig: Wenn wir langsam essen, haben Magen und Darm auch genug Zeit, dem Gehirn deutliche Sättigungssignale zu schicken, sodass der Appetit bereits während des Essens langsam nachlässt (vgl. Seite 17). Wie sehr Muße und Zeit am Esstisch auch Ihnen als Paar oder Familie guttun, welchen Einfluss Sie damit auf Ihre Beziehungen nehmen können, haben Sie bereits erfahren (vgl. Seite 23, 60–65).

KAPITEL 4:

Von Kopf bis Fuß – oder was das Essen in uns macht

Nun haben Sie schon eine ganze Menge über Ernährung gelesen, darüber, wie Emotionen unser Essverhalten beeinflussen und wie Sie mehr über Ihre individuellen Stärken und Schwächen in puncto Futteraufnahme herausfinden können. Im letzten Kapitel habe ich Ihnen meine ganz persönlichen goldenen zehn Regeln fürs Besser-Essen vorgestellt. Dabei habe ich bereits das eine oder andere Mal auf die Wirkung einiger Inhaltsstoffe auf bestimmte Organe oder Körperteile hingewiesen. Haben Sie Lust auf mehr Details? Dann los: Was passiert mit der Nahrung und ihren Stoffen auf dem Weg durch den Körper? Und wie genau können wir mit den richtigen Lebensmitteln unserem Körper etwas Gutes tun?

Verdauung ist Schwerstarbeit

«Mund auf und durch», so heißt es für unsere Nahrung. Durchschnittlich sechs Jahre seines Lebens verbringt ein Europäer damit zu kauen, hat einmal jemand ausgerechnet. Andere sagen, das seien sage und schreibe rund 30 000 Tonnen Nahrung und 50 000 Liter Flüssigkeit, die da im Laufe eines 75-jährigen Lebens durch unseren Leib wandern – oder rund 105 000 Mahlzeiten, Kaffee und Kuchen mit einbezogen. Und im Gepäck immer dabei: zahlreiche Krankheitserreger und Giftstoffe. Ein klarer Fulltimejob ist das für den Verdauungstrakt. Ob Blauschimmelkäse, saure Nierchen oder vergorener Obstsaft – einerseits muss er aus den unterschiedlichsten Lebensmitteln die verwertbaren Nahrungsbestandteile erschließen, andererseits diese von unnützen und schädlichen Stoffen befreien.

Verdauung beginnt bereits im Mund, kauend wird die Nahrung

zerkleinert, sodass Verdauungsenzyme eine größere Angriffsfläche haben. Je gründlicher wir das tun, desto besser. Schon der Speichel enthält Enzyme. Danach geht es für unser Essen auf die große Rutschbahn: eine Serie schlauchförmiger Hohlorgane, runter bis zum Po – über Speiseröhre, Magen, Darm und Anus. Mit Hilfe von Muskelkontraktionen, der sogenannten Peristaltik, wird der Brei dabei schön wellenförmig weitergeschoben in Richtung Ausgang. Hier die einzelnen Stationen im Überblick:

Dehnbares Muskelpaket: der Magen

Ein echter Muskelprotz ist unser Magen und ein wahrer Ausdehnungskünstler. In leerem Zustand fasst er gerade 50 Milliliter. Bei Nahrungs- oder Flüssigkeitszufuhr kann er sich jedoch wie ein Ballon auf bis zu 4 Liter aufblähen. Bis ins Guinness Buch der Rekorde hat ihn das katapultiert: 53 Hot Dogs in zwölf Minuten hat sein Besitzer dafür verschlungen. Des Magens Steckbrief: Länge leer etwa 20 Zentimeter. Die Magenwand ist nur etwa 3 Millimeter dick. Trotzdem kann er die Nahrungsbrocken kräftig mit dem stark sauren Magensaft vermengen – ein Cocktail aus Salzsäure, Enzymen, Wasser und Schleim. Der macht den Speisebrei leichter verdaulich. Dafür produzieren 35 Millionen Drüsen täglich im Schnitt 2 bis 3 Liter Magensaft. Bei Vielessern auch mehr.

So säurehaltig ist das Milieu, dass die meisten eingeschleppten Bakterien nicht überleben. Eine Ausnahme ist etwa der hartnäckige Helicobacter pylori, Auslöser des Magengeschwürs. Den können nur Antibiotika zum Auszug zwingen. Gut Ding will Weile haben – das gilt auch bei der Verdauung. Deshalb gibt der Magen seinen Inhalt auch erst dann her, wenn er seinen Job erledigt hat: Flüssigkeiten behält er nur ein paar Minuten bei sich, Fisch oder Reis schon 1,5 Stunden und Gemüse, Milch, Pudding oder Brot zwei bis 2,5 Stunden. Für Fleisch und Fettes braucht er noch viel länger: Gekochtes Fleisch verweilt drei Stunden, gebratenes Fleisch vier bis sechs Stunden, fettes Fleisch oder Ölsardinen sogar mindestens acht Stunden.

Darm, Leber, Bauchspeicheldrüse als Vorarbeiter

Schließlich gibt der Pförtner grünes Licht, der Schließmuskel am Magenausgang. Auf geht es dann portionsweise in den Zwölffingerdarm. Der heißt deshalb so, weil er so lang ist, wie zwölf Finger breit sind. Weitere Verdauungszutaten, die das saure Milieu wieder neutralisieren und sogar leicht basisch machen, kommen nun dazu: Der Gallengang mündet hier und bringt die Gallensäuren (Emulgatoren) ins Spiel, die die Fettspaltung vorbereiten. Großer Auftritt auch für die Bauchspeicheldrüse und deren Enzyme, die Eiweiße, Fette und Kohlenhydrate spalten. Mit dieser Zerlegehilfe können die sich anschließenden Dünndarmabschnitte (Leerdarm und Krummdarm) nun die nötige Energie aus der Nahrung ziehen. Eine perfekte Sortieranlage ist dieser Dünndarm, der zwar nur einen Durchmesser von 2 bis 3 Zentimetern hat, aber immerhin 4 bis 5 Meter lang ist.

Nicht nur deshalb kann die Darmschleimhaut ausführlich mit der Nahrung in Kontakt treten, sondern auch, weil sie in Falten gelegt und mit Tausenden von Darmzotten überzogen ist, kleinen Ausstülpungen, aus denen sich wiederum Millionen winziger, nur ein tausendstel Millimeter lange fingerförmige Mikrovilli stülpen. Dank dieser Falten, dieser Aus- und Einstülpungen bringt es die Dünndarmschleimhaut auf stattliche 200 Quadratmeter Gesamtfläche – so groß wie eine komfortable Wohnung oder ein Tennisplatz. Eine riesige Auffangfläche für die gewonnenen Spaltprodukte also: Einfachzucker, Aminosäuren und Fettbruchstückchen. Gemeinsam mit Mineralstoffen und Vitaminen wandern sie durch die Darmwand in das Blut und weiter zu Organen und Zellen. Was vom Speisebrei noch übrig bleibt, unverdaulich, rutscht weiter in den Dickdarm. Dort wird das meiste Wasser wieder zurückgeholt, samt Mineralstoffen. Zu verschenken hat der Körper schließlich nichts.

Aber teilen mag er: mit jeder Menge Bakterienstämmen. Sie bilden die sogenannte Darmflora und ernähren sich von dem, was der Körper nicht mehr will. Ein echtes Multikultiland existiert auf diesen 1,5 Metern: bis zu 400 Bakterienstämme leben friedlich zusammen. Das sind zehnmal mehr Darmbakterien als Körperzellen in unserem Körper. Sie spalten auf, was vorher nicht geschafft wurde, und helfen dem Immunsystem, indem sie schädigende Keime und Pilze verdrängen bzw. in Schach halten. Viel Wind machen die gesunden Bakterien bei ihrer Arbeit – je nach Zusammensetzung der Nahrung. Bis zu 1,5 Liter Gase bläst der Darm in 24 Stunden aus dem Anus raus. 20 bis 50 Stunden kann der Darminhalt im Dickdarm lagern, bevor peristaltische Wellen dem Stuhl den Weg ins Freie bahnen. Am Ende dann also das große Geschäft. Wer sucht, findet hier nur noch Enzymrückstände, abgeschilferte Darmzellen, reichlich Stoffwechselprodukte und bis zu 60 Prozent lebende oder abgestorbene Darmbakterien, bezogen auf die Trockenmasse.

Ein Wort zum untrennbaren Duo Leber und Gallenblase mit dem Wohnort rechter Oberbauch. Die Leber ist unsere größte Verdauungsdrüse und produziert täglich etwa 600 Milliliter Gallensaft, der in der Gallenblase unterhalb der Leber gespeichert wird. 1,5 bis 2 Kilogramm wiegt die Leber und ist schwer um unsere Gesundheit bemüht: Entgiften, entsorgen und versorgen im Akkord, so lautet ihre Aufgabe. Sie ist so etwas wie der Robin Hood des Körpers: Kommt eine königliche Mahlzeit vorbei, plündert sie und speichert für Bedürftige und schlechte Zeiten. Und das mit Hilfe von mehr als 500 unterschiedlichen biochemischen Auf-, Ab- und Umbauprozessen.

Zu ihren wichtigsten Aufgaben gehören die Produktion lebenswichtiger Eiweißstoffe (etwa von Gerinnungsfaktoren), die Verwertung von Nahrungsbestandteilen (zum Beispiel Speicherung von Zucker und Vitaminen), die Galleproduktion und damit einhergehend der Abbau und die Ausscheidung von Stoffwechselprodukten, Medikamenten und Giftstoffen. Und dabei hat sie auch noch Kraft für zwei, weil sie mit einer ungeheuren Regenerationskraft gesegnet ist. Bei einer Lebendleberspende entwickelt sich das Stück Leber im Körper des Empfängers zu einem funktionstüchtigen Organ und wächst dort wieder zu ihrer normalen Größe heran.

Ein Digestif der besonderen Art: Die Galle wird in der Gallenblase gespeichert, ein kleines, 70 Milliliter umfassendes Reservoir. Zäh ist die Flüssigkeit, weil sie auf etwa 10 Prozent des Volumens eingedickt wird. Zu den Mahlzeiten wird sie dann in den Zwölffingerdarm ausgeschüttet, um die Aufnahme der Fette in unseren Speisen möglich zu machen, aber auch um den sauren Magenbrei zu neutralisieren. Ist die Gallebildung oder Gallesekretion gestört, ist also auch die Fettverdauung betroffen.

Mittendrin im Getümmel: die Bauchspeicheldrüse. Etwas versteckt im hinteren Teil des oberen Bauchraums liegt sie zwischen Dünndarm und Milz, also mitten zwischen den Organen, die sich um unsere Verdauung kümmern. Sie sorgt dafür, dass der Blutzuckerspiegel nicht aus dem Lot gerät und dass die Verdauung von Kohlenhydraten, Eiweißen und Fetten funktioniert. Dafür produziert sie Verdauungsenzyme, aber auch Hormone (Insulin, Glucagon), die die Blutzuckerregulation steuern. Geformt ist die Bauchspeicheldrüse ähnlich einer Zunge. Sie ist 70 bis 100 Gramm leicht, bis zu 20 Zentimeter lang, aber nur bis zu 3 Zentimeter dick. Bis zu 1,5 Liter Verdauungssaft produziert die Bauchspeicheldrüse täglich, mit vielen Verdauungsenzymen. Die Hormone für den Zuckerstoffwechsel dagegen gibt sie direkt ins Blut ab.

Zweites Gehirn und Abwehrspezialist – unser Darm

Ausgesprochen sensibel ist unser Darm. Schließlich wird er von mehr als hundert Millionen Nervenzellen umhüllt. Manche sprechen von einem Bauchgehirn. Nicht nur weil wir viele Entscheidungen scheinbar spontan aus dem Bauch heraus treffen, sondern weil es sich um ein unabhängig funktionierendes Nervensystem im Bauchraum handelt, das allerdings in Kontakt mit Rückenmark und Gehirn steht und von dort auch beeinflusst wird. Das Bauch- oder Darmhirn reguliert die Verdauung. Es schlägt Alarm bei Unverträglichkeiten und Giftstoffen, kontrolliert den Transport des Darminhalts, entscheidet selbständig, ob dieser länger im Darm verweilen oder beschleunigt ausgeschieden werden muss. Die wichtigsten Reize für das Bauchgehirn sind Dehnungen der Darmwand. Das aktiviert die Muskeln dort und setzt die Peristaltik in Gang. Empfindlich reagiert das Bauchgehirn auf Umweltreize wie Stress und falsche Ernährung. Das kann den reibungslosen Transport zum Stocken bringen – in Form von Verstopfung, Blähungen oder Durchfall.

Mit dem Darm tragen Sie außerdem einen Ia-Abwehrspezialisten im Bauch. Mehr als 70 Prozent unseres gesamten Immunsystems stecken darin. Es soll Krankheitserreger und Giftstoffe unschädlich machen, die wir hauptsächlich mit unserer Nahrung aufnehmen. Die Darmflora im Dickdarm unterstützt dabei die Abwehrfähigkeit des Körpers. Ist die intakt, also ausgewogen besiedelt, können sich schädliche Mikroorganismen nicht einnisten. Außerdem sind die Darmbakterien so etwas wie Sparringspartner für das Immunsystem. An ihm testet es seine Stärke und bekommt Infos über mögliche Eindringlinge.

DIESE LEBENSMITTEL UND STOFFE HELFEN DEM VERDAUUNGSTRAKT

Ballaststoffe sorgen dafür, dass wir unsere Nahrung länger und besser kauen, das fördert die Speichelbildung, was wiederum Karies entgegenwirkt. Außerdem steigt der Blutzucker nicht so schnell an und damit auch nicht das Hungergefühl. So helfen Ballaststoffe beim Abnehmen und Gewichthalten. Man unterscheidet lösliche und unlösliche Ballaststoffe. Letztere dienen vor allem im Darm als Bakterienfutter. Die Keime der Darmflora setzen Fettsäuren und Gase frei, was die Darmtätigkeit anregt und auch erklärt, warum so viele nach ungewohnt ballaststoffreicher Kost unter Blähungen leiden (vgl. Seite 86). Lösliche Ballaststoffe dagegen wirken vor allem auf den Stoffwechsel, binden im Darm Cholesterin in Form der Gallensäure – und helfen, die Blutfettwerte zu senken. Das kann Gallensteinen, Herzinfarkt und Arterienverkalkung vorbeugen. Außerdem binden lösliche Ballaststoffe (Guar, Agar-Agar, Pektin – Letzteres ist vor allem in Obst enthalten) Wasser, sie quellen ordentlich auf. Die Folge: Das Stuhlvolumen nimmt zu, was die Darmtätigkeit anregt (Dehnungsreiz), und der Stuhl wird weicher. Dies erleichtert eine zügige, regelmäßige Darmentleerung ohne Pressen. So beugen Sie Verstopfung und Darmträgheit vor, aber auch Hämorrhoiden.

Ob Ballaststoffe aber, wie oft behauptet, tatsächlich auch gegen Darmkrebs vorbeugend wirken, ist längst nicht eindeutig bewiesen. Doch allein schon wegen der anderen bewiesenen Vorteile gehören sie auf unseren Speiseplan. Empfohlen werden täglich mindestens 30 Gramm Ballaststoffe. Tatsächlich nehmen wir im Schnitt aber nur 18 bis 20 Gramm zu uns. So kommen Sie ans Ziel: einfach fünfmal am Tag Gemüse und Obst essen. Müsli ist ideal, weil es Vollkorngetreide und Obst enthält. Trinken Sie viel (2 Liter am Tag), nur dann können die Ballaststoffe ausreichend im Magen und im Darm aufquellen und ihre Wirkung entfalten. Bei normaler Darmtätigkeit sind Getreideballaststoffe angesagt. Knabbern Sie zwischendurch rohes Gemüse. Das stillt den kleinen Hunger und ist reich an Vitaminen, Mineralien, sekundären Pflanzen- und natürlich an Ballaststoffen. Bloß nicht Tomaten häuten oder Äpfel schälen. Lieber ordentlich waschen und die ballaststoffreiche Pelle dranlassen. Direkt darunter sitzen auch die meisten Vitamine.

• **Beeren und Kohl.** Heidelbeeren, Himbeeren, Johannisbeeren, Brombeeren – sie bringen die Verdauung in Schwung. Auch Rosenkohl, Weißkohl, Rotkohl, Blumenkohl, Brokkoli, Wirsing sorgen dafür, dass der Darm besser funktioniert und es ordentlich flutscht. Ebenso Karotten, Knollensellerie, Fenchel, Rote Bete und

Gemüsemais. Sie alle enthalten in großer Menge Ballast-stoffe. Wie gesagt: organische Verbindungen, die unsere Enzyme nicht verdauen können, aus denen der Körper also nichts herauszieht, außer klaren Vorteilen. Der Ballast füllt den Magen und macht satt, weil er länger im Magen verweilt. Er macht aber nicht dick, weil er selbst ja keine Kalorien an Bord hat. Bei ihrem Weg durch Magen und Darm nehmen Ballaststoffe Schad- und Giftstoffe auf und mit nach draußen. Verdauungsfördernd wirken auch Hülsenfrüchte wie Kidneybohnen, Linsen, Erbsen, rote und weiße Bohnen.

• **Naturreis und Vollkornnudeln.** Sollten die Ihnen bislang nicht so sympathisch sein, müssen Sie sich möglicherweise einfach nur an den Geschmack gewöhnen. Vielleicht mischen Sie anfänglich hellen Reis oder helle Nudeln mit der Natur- bzw. Vollkornvariante, das macht die Um-stellung leichter. Oder: Statt Soßenbinder können Sie auch Getreideflocken nehmen, funktioniert genauso gut und bringt zudem noch Ballaststoffe, Vitamine und Mineral-stoffe mit auf den Teller.

Und dies noch einmal der Umwelt zuliebe: Wer nicht gewohnt ist, ballaststoffreich zu essen, fange bitte auch nicht schlagartig damit an, ausschließlich Vollkornprodukte zu essen. Ihr Darm muss sich langsam an die ungewohnten Nahrungsbestand-teile herantasten und reagiert möglicherweise zunächst mit teuflischen Blähungen. Auch das hilft dem Darm:

• **Knoblauch.** An der japanischen Universität Osaka hat man festgestellt, dass Knoblauch das Wachstum von Krebs-zellen im Darm bremsen kann (vgl. Seite 225).

• **Rhabarber.** Er kann Verstopfung bekämpfen und den Darm entgiften. Daher ideal nach Fleischspeisen, weil Gär-stoffe unterbunden werden. Aber bitte nur einmal in der Woche, dann immer abschälen und am besten dünsten.

- **Joghurt.** Milchsäurebakterien unterstützen die Darmflora im Kampf gegen Krankheitserreger, indem sie sich auf der Schleimhaut niederlassen und schädlichen Bakterien einfach den Platz wegnehmen. Außerdem produzieren sie B-Vitamine und bestimmte Enzyme, die dem Darm bei seiner Verdauungsfunktion helfen. Reichlich milchsauer sind auch Kefir, Molke, Sauerkraut, Brottrunk und das Teegetränk Kombucha. Mussten Sie Antibiotika nehmen, die natürlich auch den Bakterien Ihrer Darmflora extrem zusetzen, sollten Sie reichlich Joghurt essen, das hilft ihr, sich wieder zu regenerieren.

Perfekt eingespieltes Team: der Bewegungsapparat

Auch Bewegung unterstützt die Verdauung. Damit wir uns überhaupt von A nach B bewegen können, macht sich unser Körper ein ausgeklügeltes System zunutze, bestehend aus Muskeln und Knochen, Gelenken, Bändern und Sehnen. Mit welcher Präzision und Brillanz es uns durchs Leben laufen lässt, merken wir meist erst dann, wenn etwas nicht mehr richtig funktioniert.

Die folgende Konstruktion kann man gar nicht hoch genug einschätzen: Knochen geben dem Körper Halt und Statur. Sie halten enorme Belastungen aus, schützen als Schädel das Gehirn und als Brustkorb Herz und Lunge. Sie speichern aber auch Mineralstoffe, bilden rote Blutkörperchen und Zellen des Abwehrsystems. Beweglich wird unser knöchernes Skelett erst durch die Gelenke, die gemeinsam mit Sehnen und Bändern die einzelnen Knochen verbinden.

So richtig in Bewegung gerät das Ganze mit Hilfe der Muskeln. Das menschliche Bewegungssystem ist enorm anpassungsfähig und ausgesprochen flexibel, die einzelnen Mitspieler passen sich den Umständen hervorragend an. Durch regelmäßiges Training etwa legen Knochendichte und Muskelmasse zu. Mangelnde

Belastung dagegen – wie im Extremfall bei Astronauten in der Schwerelosigkeit – lässt sie schrumpfen.

Das Skelett, eine hoch belastbare Leichtbaukonstruktion

Im Schnitt 206 Knochen besitzt der Mensch. Die sind im Verhältnis zu ihrem Gewicht so kräftig wie Stahl und halten viermal so viel aus wie Stahlbeton, sind dabei aber keinesfalls schwer. Das menschliche Skelett macht nur etwa 12 Prozent des gesamten Körpergewichts aus, 6 Kilogramm bei einem 50 Kilo schweren Menschen. So viel zum Thema «Ich bin so schwer, weil ich so schwere Knochen habe». Knochen sind ein wichtiger Mineralstoffspeicher, zum Beispiel für Kalzium und Phosphat. Das Knochenmark produziert rote Blutkörperchen und Zellen des Immunsystems.

Extrem belastbar und doch flexibel sind die Knochen dank einer genialen Leichtbaukonstruktion. Wie ein Schwamm sieht es in den Knochen aus: Es gibt viele winzige Balken, die so ausgerichtet sind, dass sie die einwirkenden Zug- und Druckkräfte optimal aufnehmen und weiterleiten können. Wichtig: Voraussetzung für unsere Knochenstabilität ist ein normaler Knochenstoffwechsel und eine ausreichende Knochenmasse. Die erreicht normalerweise bis zum dreißigsten Lebensjahr ihr Maximum und nimmt dann langsam wieder ab, jährlich 1 Prozent. Geschieht dies in verstärktem, krankhaftem Ausmaß, spricht man von Osteoporose, dem Knochenschwund.

Grundsätzlich wird der Knochen ständig hin und her umgewandelt: Einerseits bauen spezielle Fresszellen, die Osteoklasten, den Knochen ab, parallel dazu produzieren Knochenbildungszellen, die Osteoblasten, frische Knochensubstanz, das sogenannte Osteoid. Die aktiven Osteoblasten scheiden das Osteoid um sich herum ab und mauern sich dabei ein, bis sie vollständig von neu gebildeter Knochenmasse umgeben sind. Dann gehen sie auf Tauchstation und ruhen einfach. Osteozyten heißen sie in diesem Stadium. Unter dem Einfluss von Vitamin D (und dem Hormon Kalzitonin) werden in die weiche Knochengrundsubstanz Mineralstoffe eingelagert, in erster Linie Kalzium und Phosphat. Diese gute Form von Verkalkung macht den Knochen hart und widerstandsfähig. Job der Gegenspieler, der Osteoklasten, ist es, die eingelagerten Mineralstoffe wieder aus der Knochenmatrix herauszulösen und an das Blut abzugeben sowie das gebildete Osteoid wieder abzubauen, damit der Knochen nicht bis in alle Ewigkeit wächst. Ein kompliziertes Gleichgewicht entsteht da also in unseren Knochen, zwischen Knochenaufbau und Knochenabbau, zwischen dem Kalziumangebot in der Nahrung und seiner Einlagerung sowie seiner Konzentration im Blut.

Gelenke, Muskeln und Sehnen bringen in Fahrt

Über 100 Gelenke hat der Mensch, in allen denkbaren Ausführungen: Kugelgelenke, die in alle Richtungen beweglich sind, wie in Schulter und Hüfte, Scharniergelenke, wie in Knie und Ellenbogen, oder Sattelgelenke, etwa im Daumen, die nur Bewegungen in eine Richtung erlauben. Es gibt auch unbewegliche Gelenke, die zum Beispiel die Schädelknochen verbinden oder die des Beckens. Meistens sind die Gelenkflächen von glattem Knorpel umhüllt, der sie gleitfähig macht. Dieser funktioniert ein wenig wie ein Stoßdämpfer. Eine Eigenschaft, die der Knorpel seinem Aufbau aus kollagenen Fasern, großen Molekülen und Wasser zu verdanken hat. Den Spalt zwischen den Knochen im Gelenk füllt die Synovialflüssigkeit, eine Schmiersubstanz, die unablässig erneuert wird. In ihr stecken Nährstoffe für den Knorpel sowie Abwehrzellen, die eingedrungene Bakterien und den ständigen Knochenabrieb beseitigen. Umgeben ist alles von einer Membran und einer Gelenkkapsel aus fasrigem Gewebe, das durch kräftige Bänder verstärkt wird.

Wie gut, dass wir auch kontraktile Organe haben, also Organe, die sich zusammenziehen können und dabei Kraft entfalten. Und das im Akkord. Augenmuskeln etwa spannen sich bis zu 100 000-mal am Tage an. 650 Mobilmacher haben wir insgesamt. Sie werden in glatte und quergestreifte Muskulatur unterteilt. Quergestreift (unter dem Mikroskop der Histologen) sind alle Skelettmuskeln, auch die Herzmuskulatur. Glatte Muskulatur dagegen findet sich in den Wänden von Hohlorganen, also Blutgefäßen, in der Gallenblase oder der Gebärmutter. Sie ist nicht der bewussten Kontrolle unterworfen, sondern wird vom vegetativen Nervensystem gesteuert.

Im Ruhezustand nutzen Muskeln Kohlenhydrate (Zucker) und Fette etwa zu gleichen Teilen, um Energie zu gewinnen. Bei intensiver Belastung dagegen steigt der Anteil der Kohlenhydrate an; bei niedriger und mittlerer Intensität ist der Anteil der Fettverbrennung erhöht. Muskeln arbeiten nur dann reibungslos, wenn jeder Mineralstoff in ausreichender Menge zur Verfügung steht. Für das Zusammenziehen zum Beispiel brauchen sie Kalzium; um dabei nicht zu verkrampfen, Magnesium.

Sehnen sind die weißglänzenden Endstücke der Muskeln. Ballen Sie Ihre Faust, dann sehen Sie Ihre Sehnen am inneren Handgelenk: Faserbündel, die aus Kollagen und Elastin bestehen. Sehnen enthalten keine Blutgefäße und können daher nur durch den langsamen Austausch von Nährstoffen aus der Gewebsflüssigkeit ernährt werden.

Am größten sind die äußeren großen Gesäßmuskeln. Am meisten dick machen kann sich die Gebärmutter, in der ein kleiner Mensch heranwächst. Während der Schwangerschaft vergrößert sie sich von 30 Gramm auf über ein Kilogramm, also um mehr als das Dreißigfache ihres ursprünglichen Gewichts. Am stärksten im Verhältnis zu ihrer Größe sind die Kaumuskeln auf beiden Seiten des Mundes. Zusammen können sie eine Beißkraft von etwa 70 Kilogramm erzeugen. Die längsten Zellen unseres Körpers sind Muskelzellen und finden sich im Bizeps. Bis zu 10 Zentimeter können sie lang werden. Die Körpermasse des Mannes besteht zu rund 40 Prozent aus Muskeln, während der Muskelanteil bei Frauen bei etwa 30 Prozent liegt.

DIESE LEBENSMITTEL UND STOFFE HELFEN DEM BEWEGUNGSAPPARAT

- **Milchprodukte.** Mit einem Viertelliter Milch, einem Becher Joghurt und 50 Gramm Emmentaler Käse decken Sie Ihren Tagesbedarf an Kalzium ab. Sie können auch fettarme Milch nehmen, die enthält genauso viel von dem Mineralstoff wie Vollmilch, aber weniger Kalorien. Als komplexes Nahrungsmittel liefert Milch darüber hinaus auch andere Inhaltsstoffe wie Phosphor, Magnesium, Zink und Protein, die die Knochengesundheit fördern. Hartkäsesorten haben einen besonders hohen Anteil an Kalzium.
- **Ananas.** Sie liefert Vitamin C, das die Reifung des Kollagens begünstigt, die knochenaufbauenden Zellen stimuliert und die Kalziumaufnahme fördert.
- **Fisch.** Besonders Makrele, Lachs oder Hering geben uns Vitamin D, das die Kalziumeinlagerung in Knochen und Zähnen unterstützt. Zweimal pro Woche eine Fischmahlzeit tut gut und liefert ausreichend Vitamin D. Auch Functional Food wie Margarine mit Vitamin-D-Zusatz oder Fruchtsäfte mit Kalzium unterstützen eine knochenbewusste Ernährung.
- **Reis.** Er bringt jede Menge Kohlenhydrate. Die im Reis enthaltene Stärke wird während der Verdauung in kleinere Zuckereinheiten zerlegt. Der Zucker, der nicht von den Zellen verbraucht wird, wird als Glykogen in den Muskeln gespeichert. Bei Bedarf können sich die Muskeln direkt aus dieser Energiequelle bedienen, wenn im Blut nicht ausreichend davon zirkuliert. Es ist sinnvoll, die Glykogenreserven mit Hilfe von komplexen Zuckern wie Stärke aus Reis, aber auch aus Kartoffelgerichten, Teigwaren und Getreidemahlzeiten aufzufüllen. Das bringt kontinuierlich Energie. Einfachzucker wie Traubenzucker bringen nur einen kurzfristigen Energieschub.

- **Kartoffeln.** Eiweiß, von dem der Erdapfel reichlich mitbringt, ist ein wichtiger Nahrungsbestandteil für den Muskelaufbau. Unsere Ernährung liefert uns ausreichend Eiweiß, nicht nur denjenigen Menschen, die Fleisch und Wurst – besonders eiweißlastig – auf dem Speiseplan haben, sondern auch Vegetariern. Eiweiß im Übermaß dagegen belastet den Stoffwechsel. Weitere gute Eiweißquellen: Milch und Milchprodukte, mageres Fleisch, Fisch, Hülsenfrüchte und Vollkorngetreide.
- **Wasser und Fruchtsäfte.** Wer Sport treibt, schwitzt viel. Der Flüssigkeits- und Mineralstoffverlust muss ausgeglichen werden. Billiger als isotonische Sportgetränke, die sich diesen Job auf die Fahnen geschrieben haben, sind Fruchtschorlen, ein Viertel ungesüßter Fruchtsaft plus drei Viertel Mineralwasser.

UND DAS SOLLTEN SIE VERMEIDEN

Zu viel Phosphat: Für gesunde Knochen müssen Phosphat und Kalzium unbedingt im Blut im Gleichgewicht stehen. Teile unserer Nahrung, insbesondere Fleisch- und Wurstwaren oder Softdrinks, enthalten allerdings weit mehr Phosphat, als wir benötigen. Das sorgt in den Knochen für Aufruhr: Um einen hohen Phosphatgehalt im Blut auszugleichen, löst der Organismus Kalzium und Magnesium aus den Knochen. Es geht also an die (Knochen-)Substanz. Achten Sie auch auf eine mögliche Übersäuerung. Wird der Körper von Säuren überschwemmt – von ihm selbst gebildet oder zugeführt –, mobilisiert er basische Salze aus den Knochen, um das Ganze zu neutralisieren. Gegen diesen Effekt hilft es, viel basisch wirkendes Gemüse und Obst zu essen (vgl. Seite 46).

Das Herz-Kreislauf-System, der «Durchlauferhitzer» unseres Körpers

Wer klopft denn da? 290 Liter Blut pro Stunde, 7000 Liter am Tag. Ein Pumpwerk von unvergleichlicher Ausdauer und Präzision ist unser Herz. Unermüdlich schlägt es von der Geburt bis zum Tod, im Schnitt 70- bis 80-mal in der Stunde, 100 000-mal am Tag, zwei Milliarden und 500 Millionen Mal in einem 70 Jahre dauernden Leben. Von so einem langlebigen Motor können Ingenieure nur träumen. Umgerechnet mit einer Leistung von 0,0015 Pferdestärken oder der einer 60-Watt-Glühbirne versorgt es den gesamten Körper mit seinen rund 100 000 Kilometern Blutgefäßen mit rotem Lebenssaft. Dabei wiegt das faustgroße Muskelpaket im linken Brustkorb gerade mal rund 300 Gramm.

Präzise, ausdauernd und effizient: das Herz

Wie eine kleine Doppelpumpe, so muss man sich das Herz vorstellen. Sie bedient zeitgleich zwei unterschiedliche Kreisläufe: Die rechte Seite treibt sauerstoffarmes, also verbrauchtes Blut in den Lungenkreislauf, wo es wieder mit Sauerstoff angereichert wird und dann zurück zum linken Herzen fließt. Die linke Seite wiederum pumpt sauerstoffreiches Blut durch den Körper, um es in jede einzelne Körperzelle zu transportieren. Das verbrauchte, sauerstoffarme Blut wird jetzt zur rechten Herzkammer gebracht. Und wieder geht es von vorne los. Worin liegt der geheime Rhythmus dieses Zentralorgans begründet? Spezielle Muskelzelltypen in einem bestimmten Herzareal, dem Sinusknoten, liefern einem inneren elektrischen Taktgeber gleich in regelmäßigen Abständen Impulse, die den Herzmuskel sich zusammenziehen lassen.

Blut als Multitasker

Angetrieben durch unser Herz, strömen 5 bis 6 Liter Blut durch ein spektakulär weit verzweigtes Gefäßsystem. In dieser Pipeline des Lebens muss es dabei nicht nur gewaltige Strecken zurücklegen – bei 100 000 Kilometern etwa zweieinhalbmal um die Welt –, es muss extreme Sprünge in den Gefäßschwestern Venen und Arterien überwinden. Denn immer kleiner werden dabei die Gefäßdurchmesser: von etwa 2 Zentimetern in der Aorta, der Hauptschlagader, bis hin zu 0,007 Millimetern Durchmesser in den Lungenkapillaren. Das sind winzige Haargefäße.

Blut ist das Transportmittel des Körpers schlechthin. Ausgesprochen effektiv und verlässlich bringt es die im Darm aufgenommenen Nährstoffe, den aus dem Luftaustausch in der Lunge gewonnenen Sauerstoff und Hormone an die jeweiligen Bestimmungsorte. Und entsorgt dort auch gleich alles Überflüssige, um es zu den entsprechenden Ausscheidungs- oder Recyclingstellen zu bringen. Durch seine Fähigkeit zu gerinnen dichtet es Wunden ab. Auch im Abwehrkampf gegen eingedrungene Krankheitserreger und Fremdstoffe spielt es eine entscheidende Rolle, weil spezielle Zellen des Immunsystems in ihm zirkulieren, die Wache halten und Eindringlinge eliminieren.

DIESE LEBENSMITTEL UND STOFFE HELFEN DEM HERZ-KREISLAUF-SYSTEM

- **Apfel.** Er enthält besonders viel von dem löslichen Ballaststoff Pektin. Es wirkt cholesterinsenkend und damit positiv auf das Herz-Kreislauf-System.
- **Olivenöl.** Es gibt Hinweise, dass Vitamin-E-reiche Nahrungsmittel wie Olivenöl – aber auch Vollkornprodukte, Nüsse oder Weizenkeimöl – Schäden des Herz-Kreislauf-Systems vorbeugen können. Eindeutig bewiesen ist das aber nicht.
- **Tomaten.** Sie sind reich an Salicylsäure, die übrigens auch in Aspirin steckt. Der Stoff wirkt antientzündlich und verhindert die Verklebung von Blutplättchen. Dieser blutverdünnende Effekt dürfte möglicherweise mitverant-

wortlich dafür sein, dass Vegetarier seltener an Herz-Kreislauf-Erkrankungen leiden. Das bringt außerdem reichlich Salicylsäure ins System: Orangen, Pflaumen, Gurken, Oliven, Paprika, Ananas, Weintrauben, Mandeln, Dillkraut, Curry und schwarzer Tee.

- **Nüsse.** Das Eisen, das in ihnen steckt, braucht der Körper unter anderem, um den Sauerstoff im Blut zu transportieren. Eine ausreichende Konzentration ist also enorm wichtig für ein problemlos arbeitendes Herz-Kreislauf-System. Auch Lauch, Linsen, rote und schwarze Bohnen, Löwenzahn, Feldsalat, Hirse, Trockenfrüchte und Fleisch haben einen hohen Eisengehalt.

- **Spinat.** Er enthält reichlich Folat, ein Vitamin, das gemeinsam mit anderen B-Vitaminen nachweislich die Konzentration an Homocystein im Blut senkt. Der Stoff entsteht als Zwischenprodukt im Eiweißstoffwechsel, kann Gefäße und Herz schädigen. Dieses Risiko soll genauso hoch sein wie beim viel bekannteren «Herzfaktor» Cholesterin. Außerdem ist es an der Neubildung von Blutzellen beteiligt. Reich an Folat sind außerdem: Brokkoli, Fenchel, Spargel, Tomaten, Apfelsinen, Gurken, Kohlarten, Salat und Eigelb.

- **Sojabohnen.** Sie sind reich an Magnesium. Dieser Mineralstoff ist für die gesunde Tätigkeit des Herzmuskels ganz entscheidend, weil er eine wichtige Rolle bei der Erregungsübertragung von Nerven auf Muskeln sowie bei der Muskelkontraktion spielt. Auch damit bekommen wir mehr Magnesium über unsere Ernährung: Naturreis, Vollkornprodukte, Mandeln, Kürbiskerne, Walnüsse, Sonnenblumenkerne und Sesam.

- **Lachs.** Er enthält besonders viele Omega-3-Fettsäuren, die das Risiko, an Arteriosklerose zu erkranken oder einen Herzinfarkt zu erleiden, reduzieren. Indem sie das Wachstum arteriosklerotischer Plaque verhindern oder einschränken, verbessern sie Ihre Gesundheit und beugen vielen Folgekrankheiten vor. Sie wirken einer Thrombose entgegen, indem sie die Verklumpung der Blutblättchen hemmen und sowohl die Blutfette als auch den Blutdruck senken. Reich an Omega-3-Fettsäuren sind auch andere fette Meeresfische wie Makrele oder Thunfisch. Achtung: Bei Kindern und Schwangeren muss man mit Fisch vorsichtig sein. Sie können viele Schwermetalle enthalten. Bei über Vierzigjährigen aber überwiegt in jedem Fall die herzschützende Wirkung der Fischöle.

- **Knoblauch.** Regelmäßig Knoblauch essen lautet die Devise. Dadurch lässt sich nachweislich das schädliche LDL-Cholesterin senken. Ein guter Schutz also gegen frühzeitige Arteriosklerose und deren Folgen wie Herzinfarkt und Schlaganfall. Wer Knoblauch über Jahre in seinen Speiseplan einbaut, hat im Alter möglicherweise jüngere und elastischere Blutgefäße. Und auch diese indische Studie lässt aufhorchen: Knoblauch kann demnach nach einem Herzinfarkt oder nach einer Herzoperation die Schäden schnell eindämmen und die Regeneration spürbar beschleunigen. Also worauf warten Sie noch: Spaghetti aglio e olio gefällig?

Lebensnotwendig: Sauerstoff

Ohne Nahrung kommen wir vielleicht ein paar Tage aus. Manche wollen etwa beim Fasten ganz bewusst darauf verzichten. Das geht, vorausgesetzt, man trinkt ausreichend, ohne Probleme. Aber ohne Sauerstoff schaffen wir es gerade mal ein paar Minuten, ohne dass unser Körper nachhaltigen Schaden nimmt. Wie gut, dass wir uns darüber keine Gedanken zu machen brauchen: Vollautomatisch und unermüdlich, wie ein Blasebalg, saugt der Brustkorb Luft in unsere Lunge, mehr als 10 000 Liter am Tag, immer fein angepasst an die Notwendigkeiten. Im Ruhezustand, wie jetzt beim Lesen, schwillt der Brustraum etwa 12- bis 15-mal in der Minute an und ab. Dabei atmen wir etwa einen Liter Luft ein und aus. Bei Aufregung oder körperlicher Belastung kann es ganz schön eng werden. Beim schnellen Laufen brauchen wir satte 60 Liter, beim Schlafen dagegen im Schnitt lediglich 4,7 Liter pro Minute. Alles, um entsprechend unserem Bedarf genug Sauerstoff in die Lunge zu bekommen, aber auch, um das Kohlendioxid wieder loszuwerden.

Viel Platz für wichtige Arbeit – die Lunge

Das sollte man wissen: Die Lunge selbst hat keine Muskeln. Das Ein- und Ausatmen müssen daher der Brustkorb und die Bauchmuskeln übernehmen. Der Weg der Luft ist weit verzweigt. Über die Luftröhre wird sie in einen rechten und einen linken Lungenflügel hineingezogen, weiter in die Hauptbronchien, kleinere Bronchien, stark verästelte Bronchiolen hinab bis zu den etwa 300 Millionen Lungenbläschen – winzige Aussackungen am Ende des Bronchialsystems, die traubenförmig angeordnet sind. Diese sind von einem Netz feinster Blutgefäße umsponnen. Und genau hier passiert das Wunderbare: Dort findet der überlebenswichtige Übergang von Sauerstoff aus der Luft in das zirkulierende Blut bzw. die Rücknahme von Kohlendioxid statt. Viel Platz nimmt sich die Lunge für diese Umschlagsaktivitäten: Eine Gesamtoberfläche immerhin von 70 bis 80 Quadratmeter, mehr als die Fläche eines Squashfelds! An das Trägermolekül «Hämoglobin» angedockt, wird der Sauerstoff zu den Körperzellen transportiert, deren Kraftwerke, die Mitochondrien, nehmen ihn auf und verbrauchen ihn bei den Verbrennungsprozessen, um chemische Energie zu erzeugen.

Die Bronchien, ein ausgeklügeltes Filtersystem

Die Bronchien dienen nicht nur als Luftverteiler, dank ihrer Ausstattung fangen sie auch Fremdkörper und Krankheitserreger ab. Dafür besitzen sie eine spezielle Schleimhaut, die einen zähflüssigen Schleim produziert, an dem eingeatmete Partikel und Staub kleben bleiben. Milliarden kleinster Flimmerhärchen sitzen auf dieser Schleimhaut. Wie Getreideähren im Wind bewegen sie sich hin und her und befördern Schleim und Keime wieder raus aus der Lunge. Die werden dann reflexartig ausgehustet oder automatisch verschluckt.

Ernährung und Lungenkrebs: Was ist wahr und was nicht?

Die Studienlage ist alles andere als eindeutig, was den Zusammenhang zwischen Lungenkrebs und Ernährung angeht – und die Fakten müssen daher differenziert bewertet werden. Als überzeugend risikosenkend gelten Gemüse und Obst, bei Karotinoiden in Lebensmitteln ist der Effekt wahrscheinlich, und bei Vitamin C in Nahrungsmitteln sowie dem Spurenelement Selen lassen sich möglicherweise Wirkungen nachweisen. Lassen Sie sich also Pilze, Fisch, Naturreis, Knoblauch und Vollkornprodukte schmecken.

Tatsächlich risikoerhöhend sind Rauchen sowie Alkohol. Auch bei gesättigten Fettsäuren, tierischen Fetten und Cholesterin ist ein Effekt möglich. Europäische Wissenschaftler – unter Federführung des französischen IACR (International Agency for Research on Cancer) in Lyon – fanden in einer Studie heraus, dass vor allem Tomaten, Salat, Karotten und Käse das Lungenkrebsrisiko bei Nichtrauchern verringern. Die Wissenschaftler schätzen konkret, dass von den rund 37 100 Lungenkrebsfällen 1997 in Deutschland 7420 vermieden worden wären, hätten sich die Betroffenen an die von den Fachleuten empfohlene Ernährungsweise gehalten. Neuere Zahlen liegen bislang noch nicht vor.

DIESE LEBENSMITTEL UND STOFFE HELFEN IHRER LUNGE UND DER ATMUNG

- **Grapefruit.** Sie ist ein prima Zinklieferant. Und wer anfällig für Lungenentzündungen ist, der kann sein Risiko mit einer ausreichend hohen Zinkkonzentration halbieren, so das Ergebnis einer Studie von Forschern der Tufts University. Zudem: Wer trotz optimaler Versorgung mit dem Spurenelement erkrankt, bei dem verläuft die Krankheit nachgewiesenermaßen immerhin weniger schwer. Er benötigt weniger Antibiotika, und die Entzündung klingt schneller wieder ab. Neben Grapefruit können auch Ananas, Birnen, Brokkoli, Gurken, Kartoffeln, Knoblauch, Milchprodukte oder Möhren zur Zinkversorgung beitragen. Gute Zinklieferanten sind außerdem Fleisch, Fisch, Vollkornerzeugnisse und Haferflocken.

Achtung: Grapefruitsaft verträgt sich mit vielen Medikamenten nicht – werden sie gemeinsam eingenommen, kann der Wirkstoffpegel im Blut gefährlich ansteigen.

- **Fisch.** Fette Meeresfische wie Lachs oder Makrele enthalten besonders viel Omega-3-Fettsäuren. Diese helfen, das Wachstum von Krebszellen einzudämmen. Außerdem verringern sie die Produktion von Entzündungszellen, die bei asthmatischen und allergischen Reaktionen auftreten, und haben so eine entzündungshemmende Wirkung. Auch einige Pflanzenöle wie Raps-, Soja- und Walnussöl eignen sich als Lieferant der gesunden Fettsäuren.
- **Mandeln.** Sie versorgen uns mit Magnesium. Das Mineral kann zur Entspannung der Atemmuskulatur beitragen sowie bei der Infektabwehr helfen. Naturreis, Vollkornprodukte, Bananen, Kürbiskerne und Walnüsse helfen ebenfalls, den Bedarf zu decken.
- **Wasser.** Viel trinken ist angesagt, um die Schleimhäute feucht zu halten, und für eine gute Luftfeuchtigkeit in den Schlafräumen sollten Sie sorgen.
- **Olivenöl und Co.** Die mediterrane Ernährung soll das Risiko für eine chronisch obstruktive Lungenerkrankung (COPD) deutlich senken. Bei einer auf Obst, Gemüse,

Vollkorn und Fisch basierenden Kost sinkt die Wahrscheinlichkeit um etwa die Hälfte, diese lebensbedrohliche Krankheit zu bekommen. Das zeigt eine Studie der amerikanischen Harvard-Universität.

- **Salz.** Vorsicht im Umgang mit Salz. Bei Asthmatikern kann zu viel Kochsalz, also mehr als die empfohlenen 5 bis 6 Gramm täglich, dazu führen, dass sich die Brustmuskulatur zusammenzieht, die Blutzufuhr verringert und die Prozesse der Lunge beeinträchtigt werden. Durch die hohe Salzaufnahme gebundene Flüssigkeit kann zudem zu Atemproblemen führen.

Urogenitalsystem: Wichtiges auf engstem Raum

Was haben die beiden Bereiche denn nun wieder miteinander am Hut? Harn- und Geschlechtsorgane haben zwar unterschiedliche Aufgaben, werden aber wegen ihrer gemeinsamen Entwicklung beim Heranreifen des Embryos und wegen ihrer funktionellen und auch räumlich engen Beziehung gern in eine Schublade gelegt. Auch aus diesem guten Grund: Erkrankungen des einen Systems können rasch auf das andere übergreifen.

Kläranlage Niere

Die bohnenförmige Niere besteht aus vielen kleineren Untereinheiten, den Nephronen. Dort wird der Harn gebildet. Bis zu 1,2 Millionen solcher Nephrone stecken in jeder unserer Nieren. Deren wichtigste Aufgabe ist die Regulierung des Flüssigkeitshaushalts, des Gehalts an Salzen (der Elektrolyte Kalium, Natrium und Phosphor) und des Säure-Basen-Gleichgewichts. Nicht nur im Nebenjob arbeiten die Nieren auch noch als hocheffiziente Kläranlage unseres Körpers. Und es gibt viel zu tun: Giftstoffe, Medikamentenreste sowie sogenannte harnpflichtige Substanzen wie Kreatinin, Harnstoff und Harnsäure (Endprodukte des Stoffwechsels) müssen sie aus dem Blut fischen und nach außen befördern. Sonst vergiftet sich unser Körper selbst. Dafür rauschen täglich insgesamt etwa 1500 Liter Flüssigkeit durch die Nieren. Oder anders gesagt: Alle fünf Minuten fließt unser gesamtes Blutvolumen (5 bis 7 Liter) durch diesen wunderbaren Waschsalon, insgesamt 300-mal am Tag.

Doch wirkt die Niere nicht etwa nur da hinten in unserem Lendenbereich, unterhalb von Leber und Milz. Ihr Tun ist noch viel weitreichender. Die Niere sitzt auch an den Stellschrauben für die hoch komplexe Regulation des Blutdrucks. Der muss stimmen, sonst wird es problematisch: Ist er zu niedrig, werden Organe eventuell nicht ausreichend mit Sauerstoff und Nährstoffen versorgt. Ist er zu hoch, werden auf Dauer Blutgefäße und Organe geschädigt. Der Blutdruck ist abhängig vom Gefäßwiderstand und vom Blutvolumen. An deren Regulierung ist die Natriumkonzentration des Bluts, aber auch das Hormon Renin beteiligt. Es wird von der Niere gebildet und stößt einen Mechanismus an, der zur Erhöhung des Blutdrucks führt. Darüber hinaus beeinflusst Renin die Funktion der Nebennierenrinde. Auch im Knochenstoffwechsel mischt die Niere mit: Das in der Niere gebildete aktive Vitamin D_3 ermöglicht es dem Körper, Kalzium über den Darm aufzunehmen und in die Knochen einzulagern. Ein von der Niere produziertes Hormon regt die Bildung der roten Blutkörperchen an. Und das alles im Duett und auf verhältnismäßig kleinem Raum: Die Nieren sind jeweils nur etwa 11 Zentimeter lang, 6 Zentimeter breit und 3 Zentimeter dick und im Schnitt 150 Gramm schwer.

Harnblase: Sammelbecken für Unbrauchbares und Giftiges

Im Nierenbecken jeder Niere sammelt sich der abgefilterte Harn. Über die Harnleiter findet also in der Blase zusammen, was in beiden Nieren abgeschöpft und abgesondert wurde. Rund einen halben Liter kann die Gute speichern, dann ist sie etwa drei viertel voll. Daraufhin meldet sie unmittelbar «Harndrang» und schickt uns auf die Toilette. Übrigens: Die Länge der Harnröhre ist bei Mann und Frau unterschiedlich. Deshalb haben Frauen es auch öfter mit Blaseninfektionen zu tun: Die Bakterien haben schlichtweg einen zu kurzen Weg zum Ziel.

Mehr ist doch mehr – fleißig, die inneren Geschlechtsorgane

Auf die äußeren Geschlechtsorgane von Mann und Frau einzugehen ist an dieser Stelle vermutlich überflüssig, weil Ihnen das meiste bekannt sein wird. Aber was da im Verborgenen, an den inneren Geschlechtsorganen, für uns arbeitet, ist vielleicht doch kurz zusammengefasst eine gute Grundlage, um die Zusammenhänge zu verstehen.

Zu den inneren weiblichen Geschlechtsorganen zählen die beiden Eierstöcke, die entsprechenden Eileiter, Gebärmutter und Scheide. Das Programm, das Leben schafft, ist bekannt: Die Eierstöcke produzieren Eizellen, die mit Mamas Erbgut im Gepäck per Eisprung in die Eileiter katapultiert und dort von Spermien gesucht und gefunden werden. Mit einem Durchmesser von 0,2 Millimetern gelten Eizellen als die größten Zellen des Menschen überhaupt. Um für die Aufnahme eines möglicherweise befruchteten Eis gewappnet zu sein, baut sich die innere Schleimhautschicht der Gebärmutter jeden Monat teilweise wieder neu auf: Sie wird dick und dicker wie ein kuschelig weiches Daunenbett. Kommt die erwartete kostbare Frucht nicht, löst sich der größte Teil des aufgebauten Gewebes wieder ab und wird während der Menstruation ausgeschieden. Für diesen Prozess produzieren die Eierstöcke jede Menge Hormone, die sie an die Blutbahn abgeben.

Die Einteilung der männlichen Geschlechtsorgane ist auf den ersten Blick verwirrend. Die Hoden liegen zwar sichtbar außen, werden aber zu den inneren Geschlechtsorganen gezählt. Sie entwickeln sich nämlich zunächst im Bauchraum und wandern erst zur Geburt oder danach in den Hodensack. Der Grund für diese Auslagerung: Im Bauchraum ist es zu warm für das kostbare Gut

Spermium. Der Hodensack dagegen ist ein prima Thermoschrank. Über das Zusammenziehen der Haut dort lässt sich die Temperatur je nach Außentemperatur gut regeln und auf konstante Werte zwischen 34 und 35 Grad bringen – ideal für die zu produzierenden Spermien. Klotzen, nicht kleckern ist hier angesagt: 2500 in der Sekunde, 130 Millionen am Tag. Hinter den Hoden liegen die Nebenhoden, ein zum Knäuel zusammengewickeltes Röhrensystem, in dem die fertigen Spermien auf ihren Einsatz warten. Von dort müssen sie einen im Verhältnis zu ihrer Winzigkeit gewaltigen Weg zurücklegen: 50 bis 60 Zentimeter ist der Samenleiter lang, der von den Nebenhoden aus durch den Hodensack über den Leistenkanal in den Bauchraum läuft und dort in der Harnröhre mündet, und zwar auf Höhe der Prostatadrüse. Damit das Ganze auch wie geschmiert läuft, produzieren allerhand Geschlechtsdrüsen ständig Sekret und Samenflüssigkeit. Zusammen mit dem Sekret der Prostata sorgt es dafür, dass die Spermien nach der Ejakulation auch munter und beweglich sind. Die kastaniengroße Prostata liegt unterhalb der Harnblase und umkleidet dort den Anfangsteil der Harnröhre.

Ein interessantes Detail am Rande: Anders als bei den Männern, die ihre Samen ständig neu produzieren, sind zum Zeitpunkt ihrer Geburt bei Mädchen bereits sämtliche ihrer Eizellen angelegt. Sage und schreibe 400 000 Stück. Natürlich reift nur ein Bruchteil davon im Laufe ihres Lebens heran. Die Evolution wollte anscheinend sichergehen, dass sich das Individuum auch wirklich fortpflanzt. Nach dem Motto: Doppelt, nein, hundertfach hält besser.

DIESE LEBENSMITTEL UND STOFFE HELFEN DEM UROGENITALSYSTEM

- **Kohl, Senf, Kresse und Radieschen.** Alle diese Gemüsesorten gehören zur Familie der Kreuzblütler. Deren aktive Substanzen sind Polyphenole und Glukosinolate, die verschiedene krebshemmende Substanzen freisetzen. Eine lang zurückliegende Studie, die in den USA mit 47 909 Patienten über zehn Jahre (von 1986 bis 1996) durchgeführt wurde, kommt zu dem Ergebnis, dass der Verzehr von Kohl das Risiko für Krebsarten wie Magen-Darm-, Lungen-, aber eben auch Blasen- und Prostatakrebs verringert. Fünf Portionen Kreuzblütlergemüse pro Woche sollen demnach das Blasen- und Brustkrebsrisiko um die Hälfte reduzieren. Um auch wirklich in den Genuss dieser aktiven Substanzen zu kommen, sollten alle Kohlarten so schonend wie möglich zubereitet und mit möglichst wenig Wasser gedämpft – oder im Wok angedünstet – werden.

- **Kürbiskerne.** Die kleinen flachen Kerne gelten als hoch wirksame Naturarznei für Frauen und Männer. Ihre Inhaltsstoffe stärken die Blase, schützen die Prostata und werden gern zur Therapie bei Reizblase und Prostatavergrößerung eingesetzt. Dafür bringen sie wichtige Vitalstoffe mit: Vitamin E, Betakarotin und die Spurenelemente Zink, Mangan, Selen und Kupfer. Ausschlaggebend aber sind pflanzliche Hormonstoffe, im Speziellen Lignane. Die wohltuenden Eigenschaften dieser Phytohormone – pflanzliche Hormone – haben Blase und Prostata im Visier.

Finnische und österreichische Wissenschaftler haben herausgefunden: Die lignan- und phenolhaltigen Glykoside in den Kürbiskernen gehören zu den sekundären Pflanzenstoffen. Werden die Kerne verzehrt oder der Extrakt aus den Kernen eingenommen, wandeln die Darmbakterien ihn zu Enterolakton um. Und von dieser Substanz weiß man sicher, dass sie Blase und Prostata schützt und stärkt. Man hat sie schon vor zwanzig Jahren als körpereigene Substanz in Harn, Speichel, im Brustgewebe von Frauen und in der Prostata von Männern identifiziert, wo sie Reparaturaufgaben übernimmt. Wer zu wenig von diesem Stoff besitzt, kann sich über Kürbiskerne gut damit versorgen.

Die Lignane aus den Kernen hemmen die gutartige Vergrößerung der männlichen Prostata, wirken sich positiv auf eine bereits vorhandene Vergrößerung aus und beheben Beschwerden beim Wasserlassen. Sie wappnen die Blase aber auch gegen Blasenentzündungen und andere Blasenerkrankungen wie etwa die Reizblase. Außerdem sollen sie einer bestimmten Form der gefürchteten Harnschwäche vorbeugen, der Stressinkontinenz.

Und das sollten Sie mit Vorsicht geniessen

- **Proteine.** Zu viel tierisches Eiweiß in der Nahrung belastet Ihre Nieren. Beim Proteinabbau bilden sich Stoffwechselprodukte der Aminogruppen, die die Nieren dann entsorgen müssen. Diese Mehrarbeit kann die Nieren auf Dauer überfordern. Zu viel tierisches Eiweiß schafft aber auch noch andere Probleme. Cholesterin und überwiegend gesättigte Fettsäuren sind die unerwünschten Beigaben in Fleisch und Wurst. Auch das Purin, das in ihnen steckt, setzt als Harnsäure den Filteranlagen zu und kann die Stoffwechselkrankheit Gicht hervorrufen. Deshalb lieber vermehrt pflanzliche Eiweißlieferanten einplanen. Hier eine Faustformel für die Dosierung: 20 Prozent der täglichen Kost soll aus Eiweiß stammen, so die Empfehlung der Ernährungswissenschaftler. Das klingt in Ihren Ohren vielleicht etwas abstrakt. Wie soll das gehen? Ein Beispiel: Wenn Sie täglich Energie in Form von etwa 1800 Kilokalorien zu sich nehmen, dann entsprechen 20 Prozent der Energie etwa 360 Kilokalorien, was 90 Gramm Eiweiß pro Tag entspricht (ein Gramm Eiweiß liefert rund vier Kilokalorien). Auf Lebensmittel umgerechnet heißt das: Drei Scheiben Brot dünn belegt mit Wurst, Käse oder Quark, einen Joghurt, ein Glas Milch sowie eine kleine Portion Fleisch (120 Gramm), dazu Kartoffeln und Gemüse. Das macht zusammen rund 75 Gramm Eiweiß und gibt

Ihnen noch etwas Raum für eine weitere Köstlichkeit: zum Beispiel ein gelegentliches Frühstücksei. Größere Mengen Fleisch und Wurstwaren sollten Sie lieber vom Speisezettel streichen. Ein mittelgroßes Steak (200 Gramm) bringt schon über 40 Gramm Eiweiß in die Bilanz.

Mit einer Ernährung aus Mischkost tun Sie Ihren Nieren etwas Gutes: Gemäßigt im Eiweißgehalt – insbesondere tierische Eiweiße sollten nicht im Übermaß vorhanden sein. Der Richtwert: 0,8 Gramm Eiweiß pro Kilogramm Körpergewicht für den Erwachsenen. Mit Preiselbeersaft, Preiselbeeren, Moosbeeren sowie Erdbeer- und Himbeersaft lassen sich Nierenleiden mitbehandeln und das Risiko eines Rückfalls bei Harnwegsinfektionen deutlich senken.

- **Salz.** Der Salzgehalt im Essen sollte nicht mehr als 5 Gramm pro Tag betragen. Eine ausgewogene, vollwertige Mahlzeit muss demnach nicht mehr nachgewürzt werden. Auch scharfe Gewürze wie Chili, Pfeffer und Essig können der Niere schaden, daher lieber gegen Kräuter und milde Gewürze tauschen. Lassen Sie Alkohol, alkoholfreies Bier und zu viel Süßes öfter mal links liegen. Die wichtigste Regel, die man sich merken sollte, lautet: «Nicht zu einseitig und nichts übertreiben.» Dann können Sie sich kaum falsch ernähren und schützen Ihre Nieren.

Was, wie, wann – Schaltzentrale Gehirn

Damit das große Ganze unseres Körpers auch wirklich einwandfrei funktioniert, ist ein übergeordnetes Regulationszentrum notwendig, das alles im Blick behält, was dort passiert, und koordiniert sowie entsprechende Befehle aussendet. Eine phänomenale Leistung, die unser Gehirn für uns vollbringt. Es hält in Gang, was unsere Existenz ausmacht, sichert unbewusst so komplexe Vorgänge wie Atmung, Herzaktivität und Stoffwechsel sowie die

Versorgung unserer Zellen. Im Zusammenspiel mit den Topplayern vor Ort sorgt es etwa für exakt aufeinander abgestimmte Bewegungsabläufe, steuert unseren Körper durch eine sich ständig verändernde Umwelt und lässt ihn spontan richtig reagieren. Und zwar ohne dass der Mensch groß nachdenken muss. Nicht nur dank seines großen Fundus unbewusster Reflexe, sondern auch aufgrund von Verhalten, das über Jahre eingeübt wurde. Unsere grauen Zellen sind ungeheuer flexibel, bewerten und speichern Daten in unvorstellbarer Größenordnung und lassen uns auch immer wieder neue Denkstrategien entwickeln.

Drahtzieher all dieser und unzähliger anderer Aktivitäten ist unser Nervensystem, ein den Körper durchziehendes Informationsnetzwerk, das vielfältig miteinander kommuniziert. Es empfängt die Signale unserer Sinne und aus dem Inneren unseres Körpers und leitet diese über lange Fortsätze weiter an die entsprechenden Nachbarnervenzellen. So erreichen sie blitzschnell zentrale Knotenpunkte in den Verrechnungsstellen Rückenmark und Gehirn. Dort werden die Signale registriert, bewertet und eine entsprechende Reaktion auf den Weg gebracht, ebenfalls über die dafür zuständigen Nervenbahnen. So wird zum Beispiel alles, was Sie tun wollen, blitzschnell im Gehirn geplant und die entsprechend notwendigen Aufgaben dafür an die verschiedenen Teile des Gehirns verteilt. Deshalb kann die Bewegung korrekt und zielgerichtet ausgeführt werden, sodass wir beim Kochen in der Küche nicht gegen den Eisschrank laufen und die falschen Utensilien aus dem Küchenschrank holen, sondern eine köstliche Mahlzeit zubereiten können.

Natürlich sind all die geschilderten Vorgänge sehr viel komplizierter und komplexer, als es sich in der Kürze hier zusammenfassen lässt. Trotzdem sollten Sie sich eine Vorstellung von den wichtigsten Größen machen.

Kostbar und gut geschützt: Gehirn und Rückenmark (ZNS)

Von oben sieht es aus wie eine riesige Walnuss, rosa-grau und stark gerunzelt. Seine Konsistenz aber ist weich wie Pudding. 1,3 Kilogramm wiegt unser Hirn im Schnitt und ist wohl das komplizierteste lebende Gebilde, das es gibt. Knapp drei Pfund Genialität, dessen Dimensionen kaum fassbar sind. Schätzungen zufolge besteht die Hirnsubstanz aus 100 Milliarden Nervenzellen (10^{11}), das sind etwa so viele, wie die Milchstraße Sterne besitzt. Sie sind durch 100 Billionen (10^{14}) Synapsen, Kontaktpunkte zwischen den Zellen, verbunden. Jedes Neuron (Nervenzelle) ist also im Schnitt mit 1000 anderen verknüpft. Das können aber in Einzelfällen auch schon mal 10000 sein. 10^{13} bis 10^{16} analoge Rechenoperationen pro Sekunde schafft das Gehirn und verbraucht dabei etwa 100 Watt an Leistung. Das müssen moderne Computer erst mal nachmachen.

Ordentlich Energie verbraucht das Gehirn also für seine Arbeit, 20 bis 30 Prozent der gesamten Energiemenge des Körpers. Deshalb reagiert es besonders empfindlich auf eine gestörte Blutversorgung, die Sauerstoff und Nährstoffe dorthin bringt, wo sie gebraucht werden. Die wichtigste Energiequelle für unser Gehirn sind Kohlenhydrate. Während andere Organe auch Fette oder Eiweiß verbrennen können, verbraucht unser zentrales Nervensystem fast ausschließlich den Zucker – und zwar mehr als 100 Gramm pro Tag.

Geschützt wird dieses kostbare Organ von den Schädelknochen und drei Hirnhäuten. In diesen kräftigen Hüllen, den Hirnhäuten, ist alles Wesentliche sicher aufgehoben. Dabei schwimmt das Ganze gewissermaßen im Hirnwasser, dem Liquor, und ist dadurch gut gegen Verletzungen oder Erschütterungen geschützt. Die Gehirnmasse enthält außer den Nervenzellen auch Gliazellen, die für die Ernährung der Nervenzellen zuständig sind, sowie Blutgefäße. Darüber hinaus ist das Gehirn das fetthaltigste Organ des Körpers, es besteht zu 60 Prozent aus Lipiden.

Die Oberfläche des Gehirns ist so stark gefaltet, damit das Gehirn auch in unseren Schädel passt. Entfaltet hätte es die Fläche einer Zeitungsseite. In der Außenschicht des Gehirns, Hirnrinde genannt und nur etwa 3 Millimeter dick, spielt sich der größte Teil des Denkens ab. Anatomisch lässt sich das Gehirn in die Abschnitte Großhirn mit Hirnrinde, Kleinhirn, Zwischenhirn und Hirnstamm mit Mittelhirn und Nachhirn einteilen. Dies geht dann in das Rückenmark über, das sich gut geschützt durch die knöcherne Wirbelsäule ganz nach unten zieht. Auch das Rückenmark ist von Liquor umgeben.

Datenschnittstelle peripheres Nervensystem

Das Zentralnervensystem (ZNS), mit Hirn und Rückenmark, steht mit den Außenbezirken des Körpers über das periphere Nervensystem in Kontakt. Die Nerven dort übermitteln einerseits Daten aus der Peripherie des Körpers an das ZNS, leiten andererseits dessen Steuerbefehle an Muskeln und Organe weiter. Zum peripheren Nervensystem gehören zum einen die aus der Hirnunterseite jeweils einmal für die linke und für die rechte Seite austretenden zwölf Hirnnerven, die unter anderem Auge, Ohren und Nase versorgen. Zum anderen zählen die sogenannten Spinalnerven dazu, die jeweils rechts und links auf Höhe der einzelnen Wirbel aus dem Rückenmark durch die Zwischenwirbellöcher austreten, insgesamt 31 Paare. Jeder Spinalnerv ist für einen festumrissenen Körperbereich zuständig.

Somatisches und vegetatives Nervensystem

So, und nun noch eins obendrauf, damit Sie einen leichten Geschmack davon bekommen, wie hoch differenziert und genial unser Nervensystem funktioniert. Das periphere Nervensystem wird entsprechend seiner Funktionsweise noch einmal unterteilt in das somatische und das vegetative Nervensystem (auch autonomes Nervensystem genannt). Der Grund: Nicht alle Aktionen – also Bewegungen und Reaktionen – sind uns so bewusst wie Denken, Fühlen oder die Steuerung von Bewegungen. All dies wird durch das somatische Nervensystem koordiniert: Wenn Sie losgehen wollen, gehen Sie los. Wenn Sie Kaffee trinken wollen, heben Sie den Becher. Wir entscheiden über Zuschauen oder Wegsehen, Fortgehen oder Stehenbleiben, Sprechen oder Zuhören.

Aber Sie können Ihrem Darm nicht sagen: «Los, verdaue jetzt!» Versuchen können Sie es natürlich, aber er wird nicht reagieren. Und seien Sie froh darüber. Oder wollen Sie sich ständig darauf konzentrieren müssen, dass Ihr Herz schlägt, die Lunge sich auch wieder brav mit Luft füllt und dass alles sich den entsprechenden Situationen anpasst? Bloß nicht.

Bestimmte Anteile unseres Nervensystems, genauer gesagt das vegetative Nervensystem, arbeiten, ohne dass wir etwas davon merken, also ohne bewusste Steuerung durch uns. Das vegetative Nervensystem kontrolliert die Muskulatur aller Organe, regelt lebenswichtige Körperfunktionen wie Herztätigkeit, Atmung, Kreislauf, Stoffwechsel, Verdauung, Ausscheidung, Schweißbildung, Körpertemperatur und Fortpflanzung. Zu allem Überfluss wird das vegetative oder autonome Nervensystem noch einmal unterteilt in das sympathische Nervensystem und seinen Gegenspieler, das parasympathische Nervensystem, sowie das enterische Nervensystem (auch Bauchgehirn genannt). Letzteres steht im Vergleich zu den beiden anderen weniger unter der Kontrolle durch das Gehirn. Wollen Sie es noch genauer wissen? Über den Sympathikus werden anregende, leistungsfördernde Anreize vermittelt, während über den Parasympathikus gegenläufige, beispielsweise erholungsfördernde, entspannende Impulse laufen. Beide arbeiten also in der Regel entgegengesetzt.

Man kann sich das vorstellen wie ein Auto mit zwei Steuermännern: Der Sympathikus fährt immer mit Vollgas, der Parasympathikus wirkt als Bremse. Der Sympathikus sorgt für eine Erhöhung des Herzschlags und der Atemtätigkeit, verbessert die Durchblutung in der Muskulatur und fördert das Schwitzen. Durch den Parasympathikus hingegen schlägt das Herz langsamer, die Atmung wird ruhiger, und die Verdauung wird gefördert. Während der Sympathikus in Stresssituationen dominiert, gewinnt der Parasympathikus in Entspannungsphasen die Oberhand.

Nervenzellen haben einen klassischen Aufbau: Spezielle Fortsätze der Zelle sind rein auf Empfang gepolt und nehmen die Impulse ihrer Nachbarzelle auf. Andere, Axone, sind für das Weiterleiten solcher Impulse ausgebildet. Wobei jede einzelne Nervenzelle stets mit einer Vielzahl anderer in Verbindung steht, also Signale aufnimmt und weiterleitet. Woher sie weiß, welches Signal sie an welchen Datenhighway weitergeben soll, ist ein großes Rätsel und Teil unseres Körperwunders. Die Impulse werden als elektrochemische Signale von einer Zelle zur nächsten weitergegeben. Das bedeutet, ein über das Axon ankommendes elektrochemisches Signal setzt am Kontaktpunkt mit der nächsten Zelle, durch die Synapse, spezielle Botenstoffe in den feinen Spalt dazwischen frei. Diese Moleküle wiederum lösen ein neues elektrisches Signal am Dendriten (Zytoplasmafortsatz der Nervenzelle zur Aufnahme synaptisch übertragener Informationen) der folgende Nervenzelle aus. Ja, es gibt weniger komplizierte Vorgänge.

Zur besseren und schnelleren Weiterleitung sind die Nerven wie ein Kabel mit isolierendem Material ummantelt, den Gliazellen. Mit bis zu 360 Kilometern in der Stunde kann ein Signal die Nervenbahn entlangrasen, 100 Metern in der Sekunde. Muss es Synapsen überspringen, die Kontaktpunkte zwischen den Zellen, wird es natürlich langsamer. Unvorstellbar groß ist das Nervensystem in unserem Körper, zentrales und peripheres zusammengenommen sind rund 780 000 Kilometer lang! Also einmal zum Mond und zurück.

Spektakulär auch dies: Die Verschaltung unserer Nerven und das so entstandene Netzwerk ist keinesfalls unumstößlich. Ständig werden synaptische Kontakte verändert, ab- oder umgebaut. Je nach Anforderungen und Lernprozessen, die der Mensch durchmacht. Spezielle Gehirnzellen bilden ununterbrochen neue Dendriten, lassen neue Synapsen oder Kommunikationsschaltzentren wachsen. Worin im Übrigen auch die Hoffnung von Schlaganfall-patienten liegt: Umliegende Nerven übernehmen langsam die Aufgaben von abgestorbenen Gehirnarealen. Deshalb heißt es für sie: üben, üben, üben.

DIESE NAHRUNGSMITTEL UND STOFFE HELFEN IHREM NERVENSYSTEM

- **Obst und Trockenfrüchte.** Damit das Gehirn reibungslos funktioniert, braucht es ausreichend Glukose, also Trau-benzucker. Es ist sogar ein Vielfraß, was Süßes angeht. Rund 100 Gramm Zucker vertilgt es täglich. Den Trau-benzucker gewinnt der Körper aus Obst, Trockenfrüchten oder dem Abbau stärkehaltiger Lebensmittel. Eine Unter-zuckerung kann sich negativ aufs Hirn auswirken, auf das Gedächtnis, die Aufmerksamkeitsspanne, auf Konzen-tration, Erregbarkeit und die Stimmung. Es gibt außerdem erste Hinweise, dass ein Glukosemangel im Gehirn für Demenz und Alzheimerkrankheit mitverantwortlich sein könnte. Stimmt die Glukoseversorgung dagegen, können wir Informationen besser verarbeiten, uns besser erinnern und machen weniger Fehler bei entsprechenden Tests. Studien zeigen zum Beispiel, dass Menschen, die auf Diätprogramme mit wenig Kohlenhydraten setzen, bei Intelligenztests schlechter abschneiden.
- **Bananen.** Sie weisen einen hohen Anteil an Kohlenhydra-ten auf – und eine kohlenhydratreiche Ernährung ist nicht nur gesund, sondern tut auch der Stimmung gut. Immer mehr Wissenschaftler kommen zu dem Schluss, dass eine insgesamt eher eiweißarme und zugleich kohlenhydrat-reiche Kost mit reichlich Fisch Menschen langfristig fröhlicher und ausgeglichener macht. Menschen, die sich immer wieder niedergeschlagen fühlen und an Stim-mungsschwankungen leiden, geht es mit einer solchen

Diät nachweislich besser. Also greifen Sie zu Brot, Nudeln, Reis, Pilzen – und immer wieder zu Bananen.

- **Nüsse und fetter Seefisch.** Nüsse enthalten reichlich einfach und mehrfach ungesättigte Fettsäuren. Diese bewirken unter anderem, dass der Cholesterinspiegel im Lot und die Blutgefäße gesund bleiben, also nicht oder weniger verkalken – eine wichtige Voraussetzung für die gute Durchblutung des Gehirns. Die Fettsäuren braucht das Gehirn als Baumaterial für spezielle Gehirnfette. Sie haben eine Gerüst- und Schmiermittelfunktion und ermöglichen eine gewisse Bindungsfähigkeit für die Überträgersubstanzen (Neurotransmitter) bei der Weiterleitung der Nervenimpulse. Ein hoher Gehalt an mehrfach ungesättigten Fettsäuren macht außerdem die Zellwand flexibler. Dies ist zum Beispiel für die Informationsweitergabe und -speicherung wichtig. Eine Verhärtung der Zellwände durch Fehlernährung, etwa durch zu viele gesättigte Fettsäuren und den Mangel an mehrfach ungesättigten Fettsäuren, wirkt sich entsprechend aus. Neben Nüssen sind auch Oliven bzw. Olivenöl, Leinsamen, Sonnenblumenkerne, Sojabohnen, Sesam, Amarant und Vollkornerzeugnisse ideale Lieferanten für ungesättigte Fettsäuren.

Da die Fettmasse des Gehirns zu einem Fünftel aus DHA (Docosahexaensäure) besteht und diese Fettsäure zu der Omega-3-Klasse gehört, bezeichnet man die Omega-3-Fettsäure auch als Gehirnfettsäure. Die reichhaltigste Quelle von Omega-3 Fettsäuren ist fetter Seefisch (zum Beispiel Lachs, Hering, Makrele). Eine Studie in den USA an 80 000 Menschen zwischen 34 und 59 Jahren ergab zudem: Fischmahlzeiten mindern die Hirninfarktrate. Bei Frauen, die häufiger als einmal im Monat Fisch essen, sinkt die Wahrscheinlichkeit, einen Schlaganfall zu erleiden, um 7 Prozent gegenüber Frauen, die seltener Fisch essen, und zwar unabhängig von Alter und Herz-

und Gefäßrisikofaktoren. Den stärksten Einfluss hat der Fischkonsum auf die Rate von Hirninfarkten, die durch eine Thrombose ausgelöst werden. Sie ist bei den Frauen, die mindestens zweimal pro Woche Fisch essen, um etwa 50 Prozent geringer als bei denen, die weniger oder gar keinen Fisch essen.

- **Alkohol.** Eine britische Studie hat sich mit den Auswirkungen von Alkohol auf das Denkvermögen des Menschen auseinandergesetzt. 10 000 britische Beamte wurden darin einbezogen. Die Autoren kommen zu dem Schluss, dass regelmäßiger Alkoholgenuss womöglich gesünder ist, als diesen nur zu besonderen Anlässen zu trinken. Im Rahmen der Studie wurden verschiedene Tests durchgeführt, unter anderem mit mathematischen Aufgaben. Diejenigen Testpersonen, die täglich einen Liter Bier oder eine halbe Flasche Wein tranken, erzielten die besten Ergebnisse. Was Sie nun aber bitte nicht zur Flasche greifen lassen sollte. Die Vorteile von geringem Alkoholkonsum fallen auf anderen Ebenen so stark ins Gewicht, dass Sie ein möglicherweise reduziertes Denkvermögen ruhig in Kauf nehmen sollten.

- **Obst und Gemüse.** In einer Studie, an der 3800 ältere Menschen beteiligt waren, untersuchten amerikanische Wissenschaftler den Zusammenhang zwischen dem Verzehr von Obst und Gemüse und der Gedächtnisleistung. Die Probanden mussten Tagebuch über ihre Ernährung führen und verschiedene Gedächtnistests absolvieren, und zwar sechs Jahre lang. Das Ergebnis verblüffte die Experten. Wer knapp drei Gemüsemahlzeiten pro Tag aß, drosselte damit den geistigen Abbau um 40 Prozent – im Vergleich zu denjenigen, die kein Gemüse konsumiert hatten. Ein Effekt, der sich mit einer Verjüngung der Gedächtnisleistung um fünf Jahre vergleichen lässt. Besonders grünes Blattgemüse wie Spinat, Salat, Kohl oder

Mangold zeigten diese positive Wirkung. Ein weiteres überraschendes Studienergebnis: Je älter der Mensch war, desto stärker profitierte das Gedächtnis von der Gemüsediät. Der zweite Paukenschlag: Der Obstkonsum hatte der Studie zufolge keinen Einfluss auf die Gehirnleistung. Eine schlüssige Erklärung für diese Ergebnisse gibt es noch nicht. Möglicherweise bremst der hohe Vitamin-E-Gehalt von Gemüse den altersbedingten Gedächtnisabbau. Aber warum bleibt Obst wirkungslos? Das soll nun in Studien geklärt werden.

- **Naturreis.** Er enthält essenzielle Aminosäuren. Viele Botenstoffe des Nervensystems bestehen aus Aminosäuren, den Bausteinen der Proteine. Aminosäuren spielen dementsprechend nicht nur als Baustoffe der Nervenzellen, sondern auch für die Informationsübertragung im Nervensystem eine maßgebliche Rolle. Wenn wir mit unserer Nahrung nicht ausreichend essenzielle Aminosäuren aufnehmen, werden nicht genügend Botenstoffe gebildet und ausgeschüttet, und eine sichere Kommunikation der Neuronen ist nicht mehr gewährleistet. Essenziell bedeutet in diesem Fall: unverzichtbare Aminosäuren, die der Körper nicht selbst herstellen kann und die wir ihm deshalb mit der Nahrung geben müssen. Ein Zuwenig an Aminosäuren lässt uns außerdem schneller müde werden. Es gibt diverse Nahrungsmittel, die die verschiedenen essenziellen Aminosäuren verstärkt enthalten – zum Beispiel Karpfen, Fleisch, Quark, Kartoffeln, Roggen oder Sojabohnen. Das unter anderem in Mandeln enthaltene Arginin ist für eine einwandfreie Gehirnentwicklung wichtig. Glutamin, das besonders häufig in Eiern und magerem Fleisch vorhanden ist, steigert das Konzentrationsvermögen und die Gedächtnisleistung.
- **Paprika.** Sie ist eine richtige Vitamin-C-Bombe und damit gut für unser Gehirn, denn Vitamin C ist – neben Vitamin

E – am wichtigsten für die große Schaltzentrale im Kopf. An unseren Gehirnfunktionen ist aber die komplette Familie der Vitamine beteiligt. Einige arbeiten als Antioxidanzien und können so das Gehirn vor dem schädigenden Prozess der Oxidation schützen – also vor einer chemischen Reaktion, die den angegriffenen Stoff schwächt und instabil macht. Andere Vitamine spielen eine entscheidende Rolle in der Zuckerverstoffwechslung oder im Umbau von Aminosäuren in Neurotransmitter (Botenstoffe). Vitamin A etwa ist bei der Umwandlung von Licht in elektrische Nervenimpulse und damit für den Sehprozess unerlässlich. Außerdem ist Vitamin A entscheidend für die Zellteilung und das Wachstum. Vitamin E schützt vor Oxidation der Fette und im Gehirn insbesondere die Neuronen und deren fetthaltige Isolierschicht vor oxidativer Zerstörung. Der Vitamin-B-Komplex, bestehend aus acht B-Vitaminen, spielt für die Gehirnleistung eine bedeutende Rolle. Besonders die Vitamine B_1, B_6, Folat und B_{12} sind entscheidend für Gehirn, Rückenmark und Nervensystem. Weil Nervenzellen sehr reich an ungesättigten Fettsäuren sind, sind diese besonders anfällig gegen Oxidation. Die Fette können also quasi ranzig werden. Antioxidanzien schützen davor. Die wichtigsten sind wie erwähnt die Vitamine C und E.

Nun wissen Sie, welche Lebensmittel besonders gut für Gehirn und zentrales Nervensystem sind. Aber wie versorgen Sie sich richtig mit diesem Brainfood? Dazu hier einige Tipps:

• **Regelmäßig essen.** Weil das Gehirn Zucker nicht speichern kann, muss es regelmäßig mit Energie – in Form von Glukose – versorgt werden. Dieser Einfachzucker wird direkt und schnell aus dem Darm ins Blut aufgenommen. Komplexe Kohlenhydrate wie Stärke werden zuerst im Darm zerkleinert, dann gelangen sie – ebenfalls als Traubenzucker – ins Blut. Sie sorgen für einen langsamen, aber konstanten Blutzuckerspiegel. Die richtige Strategie, um der Leistungsfähigkeit zum Optimum zu verhelfen, sind fünf Mahlzeiten am Tag. Frühstück, eine Zwischenmahlzeit, ein leichtes Mittagessen, eine zweite Zwischenmahlzeit und ein Abendessen. Das unterstützt die (Tages-)Leistungskurve. Das Frühstück und die erste Zwischenmahlzeit treiben die Kurve zur Spitze. Ein Mittagessen und die zweite Zwischenmahlzeit verringern den Leistungsabfall am Nachmittag und überbrücken so die Zeit bis zum Abendessen.

- **Mit dem richtigen Frühstück beginnen.** Wenn das Gehirn am Morgen Höchstleistungen bringen soll, sollten komplexe Kohlenhydrate – zum Beispiel Müsli oder Vollkornbrot – auf dem Speiseplan stehen. Vermeiden Sie stark gezuckerte Getränke, nach etwa 20 Minuten lösen diese Müdigkeit und Unkonzentriertheit aus.

- **Kleine Portionen essen.** Wenn man öfter am Tag kleine Portionen zu sich nimmt, verbraucht der Körper nicht so viel Energie für die Verdauung, und man wird nicht so schnell müde.

- **Auf nährstoffschonende Zubereitung achten.** So schonend und fettarm zubereiten wie möglich, lautet die Devise. Panieren und Frittieren daher lieber vermeiden. Ebenso sollte man Obst und Gemüse der Saison auswählen, da sie nährstoffreicher sind und keine längeren Lagerzeiten hinter sich haben.

- **Auf das richtige Fett setzen.** Unser Gehirn benötigt für eine optimale Leistung mehrfach ungesättigte Omega-3-Fettsäuren, insbesondere DHA. Diese Gehirnfettsäure spielt eine wichtige Rolle bei der Ausreifung des Gehirns. Für eine optimale Konzentrationsfähigkeit sollte man daher regelmäßig fetten Seefisch essen.

- **Bewusst zugreifen bei Grünzeug.** Obst und Gemüse schützen nicht nur vor vielen Krankheiten wie Herz-Kreislauf-Leiden. Sie versorgen den Körper mit wichtigen Nährstoffen und erhalten somit auch das Denkvermögen. Obst und Gemüse eignen sich daher besonders gut für Zwischenmahlzeiten.

- **Raus an die frische Luft.** Viel Sauerstoff tanken. Unser Gehirn benötigt zirka 75 Liter reinen Sauerstoff am Tag und ist wie kein anderes Organ von diesem Stoff abhängig. Dafür strömen täglich 1200 Liter Blut durch unser Gehirn, das sind sechs volle Badewannen. Schlecht durchlüftete Räume reduzieren die Leistungsfähigkeit und verursachen Kopfschmerzen. Deshalb: regelmäßig lüften und Zeit an der frischen Luft verbringen.
- **Ausreichend trinken.** Über den Tag verteilt ausreichend Flüssigkeit zu sich nehmen – ohne das geht es nicht. Dann nützt das beste Brainfood nichts. Wasser transportiert die aufgenommenen Nährstoffe dorthin, wo sie verwertet werden. Ohne Wasser würden die Zellen nicht versorgt werden. Wer zu wenig trinkt – gerade Ältere haben oft Probleme damit, weil das Durstgefühl nachlässt –, sorgt dafür, dass sein Blut eindickt, folglich schlechter fließt und damit weniger Sauerstoff an das Gehirn abgibt. Täglich also mindestens 2 Liter Mineralwasser, Früchte- oder Kräutertee bereitstellen und über den Tag verteilt trinken.

Gesundheitspolizei Immunsystem

Unser wunderbarer Körper ist nicht allein auf dieser Welt. Glücklicherweise. Es geht doch nichts über interessante Gesprächspartner, gute Beziehungen und eine angenehme Atmosphäre um uns herum. Allerdings sind wir auch von weniger erfreulichen Zeitgenossen umzingelt – von Bakterien, Viren, Pilzen und Parasiten. Die können uns arg naherücken, teilweise sogar unser Leben bedrohen. Um solche lebensbedrohlichen Infektionen zu verhindern oder zu bekämpfen, besitzt der Körper eine Immunabwehr. Wie eine Art Gesundheitspolizei jagt unser Immunsystem ununterbrochen Krankheitserreger und schädliche Stoffe, um ihnen mit höchst ausgeklügelten Mechanismen und Milliarden spezialisierter Immunzellen den Garaus zu machen. Dies alles passiert mit Hilfe der lymphatischen Organe.

Klare Aufgabenverteilung bei lymphatischen Organen

Primär lymphatische Organe dienen der Bildung, Entwicklung und Reifung von Immunzellen, denjenigen also, die Streife gehen, Festnahmen arrangieren oder Bösewichte ausschalten. Zu diesen Organen gehört das Knochenmark, in dem alle Immunzellen entstehen und die Entwicklung und Reifung der B-Zellen stattfindet. Im Thymus reifen und entwickeln sich die T-Zellen. Vom Knochenmark und vom Thymus gelangen diese Immunzellen in die Blut- und die Lymphbahnen und so in alle Organe und Gewebe des Körpers.

UND DAS SOLLTEN SIE IM HINTERKOPF BEHALTEN!

B-Zellen sind dafür verantwortlich, dass bei einer Infektion rasch die entsprechenden Antikörper vermehrt gebildet werden. Weiße Blutkörperchen, die im Knochenmark entstehen, entwickeln innerhalb von fünf Tagen Plasmazellen, die dann die Jungs en masse herstellen. T-Zellen dagegen – T wie «thymusabhängig», denn dort reifen sie aus – können im Gegensatz zu den Antikörpern keine frei umherschwimmenden Bösewichte erkennen, sondern nur die auf den Fremdzellen gebundenen Merkmale.

Als sekundär lymphatische Organe bezeichnet man diejenigen Gewebe, in denen die Immunzellen dann aktiv werden. Dazu gehören Lymphknoten, Mandeln, Milz und lymphatisches Gewebe auf Schleimhäuten wie etwa im Darm (vgl. Seite 105). Man könnte diese sekundären lymphatischen Organe auch mit einem großen Marktplatz vergleichen, auf dem die Antigene, also die Fremdkörper, dem Immunsystem präsentiert werden. Werden solche Eindringlinge von zirkulierenden Lymphozyten (weißen Blutkörperchen) erkannt, wird in mehreren Schritten die spezifische Immunantwort ausgelöst, also eine systematische Großoffensive unseres Immunsystems gestartet.

Sonderkommando Immunabwehr

Unabhängig von der Art eines Fremdkörpers übernehmen erst einmal die Agenten der angeborenen, unspezifischen Immunabwehr den Job. Das sind Fresszellen, das sogenannte Komplementsystem und Killerzellen. Fresszellen (die Makrophagen) machen ihrem Namen alle Ehre und verschlingen feindliche Erreger. Dabei senden sie Botenstoffe aus, die andere Teile des Immunsystems in Alarm versetzen. Auch beseitigen sie als eine Art Müllschlucker tote und abgestorbene Körperzellen wie auch Zelltrümmer.

Das Komplementsystem besteht aus zwanzig miteinander reagierenden Proteinen, die bei Bedarf aktiviert werden können. Sie verändern dann ihre chemischen Eigenschaften und können die Zellwände eingedrungener Parasiten aufbrechen. Die Killerzellen kommen schließlich zum Zuge, wenn Eindringlinge schon Fuß gefasst haben. Sie vernichten diejenigen Zellen unseres Körpers, die bereits von Viren befallen sind und dadurch möglicherweise zu einer Produktionsstätte weiterer Viren werden könnten. Sie treten in Aktion, wenn sich die befallenen Zellen durch Aussenden von Interferon bemerkbar machen.

Im Gegensatz dazu können die Mitarbeiter der spezifischen Immunabwehr einen Fremdkörper schon viel früher, nämlich aufgrund von dessen spezieller Oberflächenstruktur, genau identifizieren. Lymphozyten treten dann in Aktion, wenn der Feind durch stets auskundschaftende Antikörper ausgemacht wurde und wenn das spezielle Lymphozytenprofil genau auf die spezifische Oberfläche der Eindringlinge passt. Dieser Vorgang verläuft also nach einer Art Schlüssel-Schloss-Prinzip. Ist das passiert, können Lymphozyten innerhalb von Sekunden Tausende identischer Antikörper ins Blut abgeben. Einmal von Antikörpern belagerte Fremdkörper sind dem Tod geweiht. Und wehe, es kommen ähnliche Erreger noch einmal zu Besuch: Ein Teil der Lymphozyten verfügt über eine Art Gedächtnis. Bei erneuter Infektion mit demselben Krankheitserreger geht die Großproduktion des erinnerten Antikörpers sofort los.

Genauer hingeschaut: das Lymphsystem im Detail

Lassen Sie uns die Schlachtfelder unserer Immunabwehr ruhig noch etwas genauer unter die Lupe nehmen. Das Lymphsystem beinhaltet einerseits die flüssige Lymphe und das Lymphgefäßsystem, andererseits die lymphatischen Organe. Dazu gehören die Lymphknoten, der Thymus, die Milz, die Mandeln und andere lymphatische Gewebe, die in verschiedenen Organen angesiedelt sind.

- **Lymphe.** Ähnlich der Blutgefäße durchzieht auch ein System von Lymphbahnen unseren Körper: Feinste Kapillaren vereinigen sich zu immer größer werdenden Bahnen. Eine wichtige Aufgabe dieses Gefäßgeflechts ist es, das Gewebe von überschüssiger Flüssigkeit, von der Lymphe, zu befreien. Diese wird in den Lymphknoten gefiltert, auf Krankheitserreger hin untersucht und gegebenenfalls von diesen befreit. Bis zu 2 Liter der hellgelben Flüssigkeit werden bei diesem Entsorgungsprozess pro Tag produziert. Staut sich die Flüssigkeit aus irgendeinem Grund, entsteht ein Lymphödem – und das kann sehr unangenehm sein.

- **Lymphknoten.** So bezeichnet man die Filterstationen des Lymphsystems, die die Lymphe reinigen. Ein Großteil unserer Abwehrzellen, die Lymphozyten, ist hier gespeichert. Auch im Rachen, dem Einfallstor vieler Erreger in unseren Körper, hat sich lymphatisches Gewebe geballt angesammelt, um ebendies zu verhindern. Die Gaumenmandeln gehören zum sogenannten lymphatischen Rachenring, der noch weitere Mandeln im Rachen umfasst.

- **Thymus.** Dieses Organ, auch Bries genannt, liegt hinter dem Brustbein über dem Herzbeutel. Es gilt als das übergeordnete lymphatische Organ und spielt bei der Entwicklung des Immunsystems eine ganz entscheidende Rolle. Bei der Geburt und im Kindesalter ist der Thymus voll ausgebildet. Aber schon bei Jugendlichen bildet er sich zurück, bis er schließlich im Erwachsenenalter nur noch ein Schatten seines ursprünglichen Selbst ist. Der Thymus ist die Ausbildungsstätte der T-Zellen, aus denen das Immunsystem seine Abwehrbataillone rekrutiert. Dort werden die T-Zellen für ihre bevorstehenden unterschiedlichen Aufgaben ausgebildet. Der Thymus führt darüber hinaus ein Doppelleben, ist gleichzeitig nämlich auch noch eine Drüse. Er produziert Botenstoffe, die die Entwicklung bestimmter Abwehrzellen des Immunsystems steuern.

- **Milz.** Sie ist ein kleines Organ, im linken Oberbauch gelegen, direkt unter dem Zwerchfell. Die Milz speichert Thrombozyten – sie sind für die Gerinnung zuständig – und Lymphozyten – die sind für die Immunabwehr da. Ähnlich wie die Lymphknoten filtert die Milz Blut, baut überalterte Blutzellen und Gerinnungsprodukte ab und bildet neue Blutkörperchen. Im ersten Lebensstadium ist die Milz wesentlich an dieser Neubildung beteiligt. Beim Erwachsenen gibt sie den Job an das Knochenmark ab.

- **Knochenmark.** Im Knocheninneren gelegen, produziert es rote und weiße Blutkörperchen. Zur Bildung der roten Blutkörperchen wird Eisen benötigt. Eisenmangel ist daher die Hauptursache für Blutarmut.

DIESE NAHRUNGSMITTEL UND STOFFE HELFEN IHREM IMMUNSYSTEM

Auch wenn gewisse Mengen an freien Radikalen zur Immunstimulation notwendig sind, zählen sie doch gleichzeitig zu den schlimmsten Feinden. Diese aggressiven Substanzen entstehen vor allem im Zusammenhang mit Schadstoffbelastungen, Strahlungen und Stress, bilden sich allerdings auch beim lebensnotwendigen Prozess des Atmens, sind also letzten Endes nicht vermeidbar. Dies macht es umso wichtiger, das Immunsystem durch eine entsprechende Ernährung vor dem Angriff der freien Radikale zu schützen.

- **Lachs.** Er enthält viel Zystein, eine Aminosäure, die schleimlösend wirkt und T-Lymphozyten mobilisiert.

Außerdem meistert er seine Aufgabe als Radikalenfänger. Auch hier finden Sie reichlich Zystein: Garnelen, Puten- und Hühnerbrustfleisch, Sojabohnen und Cashewnüsse.

- **Kartoffeln.** Sie kommen mit jeder Menge Tryptophan auf den Teller. Das ist an der Synthese der meisten Proteine beteiligt, darüber hinaus wirkt es regulierend auf das Immunsystem. Besonders reich an dieser Aminosäure ist das Laktalbumin, der wasserlösliche Teil des Molkeproteins, das ebenfalls viel Tryptophan enthält. Tryptophan ist entsprechend reichlich in Milch und Milchprodukten enthalten. Aber auch in Eiern, Nüssen, Erbsen, Dinkel, Weizenkeimen und Zwiebeln.

- **Getreide.** Es ist ein guter Argininlieferant. Diese Aminosäure versorgt unseren Körper mit Stickmonoxid. Das Gas wird im Blut von Fresszellen ausgeschüttet, um Bakterien zu töten. Gleichzeitig wirkt seine Herstellung wie ein Signal zum Aufbruch: ein Botenstoff, der die Lymphozyten in den Kampf gegen Eindringlinge schickt. Es ist reichlich in Nüssen und Samen, außerdem in Fleisch und Fisch vorhanden.

- **Pfirsiche und Nektarinen.** Sie weisen viel Vitamin A auf. Ein Mangel dieses Vitamins schwächt die lymphatischen Organe, in denen die Lymphozyten gebildet und gelagert werden. Er beeinträchtigt also die spezifische Immunabwehr.

- **Kakao.** Kakaobohnen bringen Pyridoxin mit, ein Vitamin der B-Gruppe, das die Verarbeitung der aufgenommenen Aminosäuren unterstützt – und damit den Aufbau von Proteinen. Pyridoxinmangel trifft so vor allem das auf 20 Aminosäuren aufbauende Komplementsystem des Immunapparats hart. Auch Fleisch, Mais, Reis, Kartoffeln, Sesam, Weizen und Milchprodukte liefern Ihnen Pyridoxin.

- **Petersilie.** Das Kraut enthält besonders viel Folat, das zur Vitamin-B-Gruppe gehört und für das Wachstum sowie die Teilung der roten und weißen Blutzellen sorgt.

Ferner mobilisiert es in den Lymphozyten die Bildung von Antikörpern. Leber, Vollkornprodukte, grünes Blattgemüse, Spinat, Brokkoli, Karotten, Spargel, Rosenkohl, Tomaten, Eigelb, Erdbeeren, Kirschen, Apfelsinen und Nüsse sind ebenfalls mit reichlich Folat ausgestattet.

- **Zitrone.** Sie liefert bekanntlich viel Vitamin C – und das macht den Fresszellen Appetit auf ungebetene Eindringlinge wie Viren und Bakterien. Außerdem schützt es die Organe des Immunsystems vor dem Angriff freier Radikale. Erdbeeren, Kiwis und Orangen, Rosenkohl, Brokkoli, Kohlrabi und Gemüsepaprika warten ebenfalls mit jeder Menge Vitamin C auf.

- **Brokkoli.** Er ist ein prima Vitamin-E-Lieferant. Im Immunsystem fördert dieses Vitamin die Bildung von Antikörpern. Außerdem schützt es empfindliche Substanzen des Immunapparats vor dem Angriff freier Radikale. Wählen Sie auch Weizenkeimöl, Mandeln, Sonnenblumenkerne, Margarine, Sellerie, Rotkohl, Sojabohnen oder Schwarzwurzeln.

- **Mandeln.** Sie enthalten Magnesium, das im Immunsystem an der Bildung der Lymphozyten beteiligt ist. Weitere Hauptlieferanten sind Kakao, Weizenkeime, Sojamehl, unpolierter Reis, Erd- und Haselnüsse sowie frische Bohnen.

- **Kalb- und Rindfleisch.** Beide Fleischsorten weisen viel Selen auf. Das Spurenelement ist ein Bestandteil von Glutathionperoxidase, einem Enzym, das die Zellen des Immunsystems vor dem Angriff von freien Radikalen schützt. Selenreiche Lebensmittel sind außerdem: Rotbarsch, Eigelb, Kabeljau, Hühnerfleisch und Haferflocken.

- **Schalentiere.** Garnelen und Co. bringen viel Kupfer auf den Tisch. Ohne Kupfer würde unser Körper kein Vitamin C verwerten können. Innereien, Fische, Nüssen und Kakao und manches grüne Gemüse liefern ebenfalls Kupfer sowie einige Gewürze, beispielsweise Basilikum, Majoran, Muskat und Pfeffer.

- **Austern.** Sie halten mit jeder Menge Zink die spezifische Immunabwehr auf Trab. Aber auch Haferflocken, Kakao, Eigelb, Nüsse, Hafer und Fleisch enthalten viel von diesem Spurenelement.
- **Aprikose.** Die Steinfrucht enthält reichlich Karotinoide. Diese bilden nicht nur die Vorstufe zum Vitamin A, sondern erhöhen auch die Anzahl der im Blut zirkulierenden Killerzellen. Alternativ können Sie auch Möhren und Spinat essen.
- **Lakritze.** Sie liefern viele Saponine, die immunstimulierend wirken. Die stark bitter schmeckenden Substanzen erhöhen die Antikörperkonzentration im Blut. Saponine kommen vor allem in Hülsenfrüchten wie etwa Sojabohnen und Erbsen, aber auch in Spinat, Spargel, Hafer, Zwiebeln und Knoblauch vor. Achtung! Kochprozesse – etwa Einweichen und Erhitzen – können in Hülsenfrüchten den Gehalt an Saponinen deutlich verringern. Eine Ausnahme bilden die Sojabohnen, deren Saponine hitzestabil sind.
- **Weintrauben.** Sie weisen viele Flavonoide auf, die zu einer verstärkten Aktivierung der Killerzellen führen. Außerdem schützen sie die Radikalfänger Vitamin C und E vor dem Zerfall. Flavonoide sind eine Gruppe von wasserlöslichen Pflanzenfarbstoffen, die eine wichtige Rolle im pflanzlichen Stoffwechsel spielen. Der Deutschen Gesellschaft für Ernährung zufolge gibt es zirka 6500 unterschiedliche Flavonoide. Sie finden sich etwa in Zitronen, Tee und kakaohaltiger Schokolade. Die gesundheitlichen Vorteile der Flavonoide werden jedoch laut Studien durch Milch zunichte gemacht. Deshalb helfen sie beispielsweise nicht in Kombination mit Milch und Schokolade wie in Milchschokolade oder schwarzem Tee mit Milch.
- **Lauch.** Ebenso wie Zwiebeln und Knoblauch enthält Lauch viele Sulfide. Sie stimulieren die Aktivität der Killerzellen.

- **Milchprodukte.** Fermentierte Milchprodukte wie Joghurt, Buttermilch, Käse, Butter, Kefir und Kumiss – vergorene Eselsmilch – enthalten besonders viele Milchsäurebakterien. Sie sind das beste Beispiel dafür, dass Mikroorganismen nicht immer schlecht für uns sein müssen. Denn die Stoffwechselprodukte dieser Bakterien erhöhen die Konzentration der Immunglobuline. Damit gehören Milchsäurebakterien zu einer großen Gruppe nützlicher Bakterien. Alle produzieren das Stoffwechselendprodukt «Milchsäure». Seit mindestens 4000 Jahren werden Milchsäurebakterien eingesetzt, um Lebensmittel herzustellen oder haltbar zu machen.

SAURE UND BASISCH-SAURE ERNÄHRUNG BEI ERKRANKUNGEN

Bestimmte Nahrungsmittel, die unseren Speiseplan meist anführen, produzieren in unserem Körper – im Extremfall – ein derartiges Übermaß an Säuren, dass unsere Ausscheidungsorgane – Nieren, Lungen, Schweißdrüsen, Leber – sie nicht mehr komplett entfernen können. So bleiben sie im Körper, entziehen ihm seine Mineralien und lagern sich in den Geweben ab, insbesondere im Bindegewebe der Organe. Eine ernährungsbedingte chronische Übersäuerung ist die Folge, die mit zahlreichen chronischen Beschwerden und Krankheiten einhergehen kann, so nimmt jedenfalls die Naturmedizin an (vgl. Seite 46–47). Dazu gehören Osteoporose, chronische Erschöpfung, Arthrose, Gelenkbeschwerden und Gicht. Stark säuernd wirken demnach alle Fleischsorten inklusive Geflügel und Fisch, aber auch Milchprodukte wie Käse, Quark, Mehl bzw. Getreide, sprich Roggen, Graupen, Weizengrieß. Auch Brot wie Weißbrot, Schwarzbrot, Graubrot und Erdnüsse zählen dazu.

Eine gezielte basische Ernährung soll Beschwerden und Krankheiten beseitigen oder ihnen vorbeugen. Stark basisch wirken Gemüse wie Kartoffeln, Brechbohnen, weiße Bohnen,

Spargel, Brokkoli, Blumenkohl, Wirsing, frische Erbsen, Linsen, Spinat, Fenchel, Sellerie, Sauerampfer, Zwiebeln, Feldsalat, Kopfsalat, Endivie und Löwenzahn. Auch Wurzelgemüse wie Rote Bete und Rettich. Ebenso Obst wie reife Bananen, Mandarinen, Rosinen, Hagebutten, getrocknete Feigen, aber auch Sojaprodukte.

Im Zusammenhang mit einer optimalen Ernährung für das Immunsystem kann man im Fall einer Erkrankung auch auf dem sauer-basischen Weg einen Beitrag leisten und Bakterien sowie Viren das Leben schwermachen.

Leichtgewicht mit großen Aufgaben – die Schilddrüse

Auch ohne sie geht nichts in unserem Körper: Die Schilddrüse macht zwar nur einen winzigen Teil des gesamten Körpergewichts aus, gerade mal bis zu 25 Gramm wiegt das kleine Organ. Funktioniert sie aber nur eingeschränkt oder gar nicht, kann sie den ganzen Körper lahmlegen oder ihn zumindest kräftig aus dem Takt bringen: Dauermüdigkeit, Herzrhythmusstörungen oder Durchfall sind mögliche Folgen. Ihre Hauptaufgabe besteht darin, die Schilddrüsenhormone zu bilden, die zahlreiche lebenswichtige Prozesse in unserem Körper steuern. Dazu gehören Wachstum, Verdauung, Blutdruck und die Körpertemperatur. Entsprechend dramatisch können sich Störungen der Schilddrüse, Über- oder Unterfunktionen etwa, auswirken.

Eine gesunde Schilddrüse hat die Form eines Schmetterlings. Sie sitzt so vor der Luftröhre in den Weichteilen des Halses, dass man sie normalerweise von außen nicht sieht. Die Drüse besteht aus zwei Drüsenlappen, die rechts und links vom Adamsapfel symmetrisch angelegt sind. Quasi an diese Lappen angehängt sind insgesamt vier Nebenschilddrüsen, die Epithelkörperchen, die eine entscheidende Rolle im Kalziumhaushalt spielen. Sie sind wichtig für Knochenwachstum und -stabilisierung.

Treibstoff Jod

Dass Jod ein unverzichtbarer Bestandteil der Schilddrüsenhormone ist, geht schon aus deren Namen hervor: Tri- und Tetrajodthyronin! Deshalb filtert die Schilddrüse entsprechend ihrem Bedarf Jodid aus dem Blut heraus. Auch aus diesem Grund gilt die Schilddrüse wohl als das am besten durchblutete Organ des menschlichen Körpers. In etwa 90 Minuten durchströmt die gesamte Blutmenge des Körpers die Schilddrüse.

Fehlt Jod, können keine oder nur zu wenig Hormone gebildet werden. Dies hat zur Folge, dass die Schilddrüse alles tut, um an mehr Jod zu gelangen. Sie wächst und wächst, um ihr Filtervermögen zu erhöhen. Ausreichend Jodid einzusammeln, das bekommt sie dann vielleicht auch hin. Aber inzwischen ist ein Kropf entstanden, medizinisch Struma genannt. Sie ist die häufigste aller Schilddrüsenerkrankungen, und in 95 Prozent der Fälle ist Jodmangel die Ursache. Nicht immer kann damit aber das Joddefizit ausgeglichen werden. Dann kommt es zur Unterfunktion, zum Hormonmangel, obwohl die Drüse deutlich sichtbar vergrößert ist.

Entwicklungshelfer Schilddrüsenhormone

Schilddrüsenhormone sind extrem wichtig für den Körper – vor allem in Zeiten der Entwicklung. Vergleiche der Intelligenzausbildung in jodarmen und jodreichen Ländern haben messbare Unterschiede ergeben. Mangelt es schon im Säuglings- oder Kleinkindalter an Jod, so verläuft die geistige und körperliche Entwicklung verzögert. Sie erreicht häufig nicht das Niveau gesunder Kinder. Denn die Schilddrüse fördert während der kindlichen Entwicklung Gehirnreifung und Knochenwachstum. Erfahrungen aus dem Tierreich unterstützen diese Erkenntnisse. In normaler Umgebung, das heißt in jodhaltigem Wasser, entwickeln sich Kaulquappen innerhalb eines Sommers zum Frosch. Kaulquappen, die in jodfreiem Wasser aufwachsen, bleiben Kaulquappen und gehen irgendwann zugrunde.

Schilddrüse aus dem Lot?

Eines der auffälligsten Merkmale einer Schilddrüsenunterfunktion ist ständige Müdigkeit. Die stimulierende, stoffwechsel- und kreislaufanregende Wirkung der Hormone fehlt. Mögliche Folgen: niedriger Blutdruck, langsamer Puls, verminderte Leistungs- und Konzentrationsfähigkeit. Außerdem frieren Betroffene leichter. Denn immer wenn der Körper Nahrung in Energie umwandelt, entsteht auch Wärme. Je weniger Schilddrüsenhormone im Blut sind, umso niedriger ist der Energieumsatz – und damit die Wärmeentwicklung. Deshalb ist es besonders bei einer Unterfunktion auch ganz typisch, dass man an Gewicht zunimmt. Der Grund: Wegen des reduzierten Energieumsatzes braucht der Körper weniger Nahrung, als ihm zugeführt wird. Was zu viel ist, wird in Fett umgewandelt und landet als Fettpolster auf den Hüften.

Doch damit nicht genug: Bevor das Fett an Bauch, Beinen und Po abgelagert werden kann, wird es quer durchs Blut transportiert. Deshalb steigt bei einer Unterfunktion vor allem der Cholesterinspiegel an. Statistiken besagen, dass ein Mangel an Schilddrüsenhormonen die zweithäufigste Ursache für einen zu hohen Cholesterinspiegel im Blut ist. Mit bekannten gefährlichen Folgen: Cholesterinablagerungen bilden sich in den Blutgefäßen, diese verkalken, und der Querschnitt der Arterien wird reduziert. Die Ablagerungen sind daher Wegbereiter von Herzinfarkt und Schlaganfall. Weitere Symptome der Unterfunktion sind Darmprobleme wie chronische Verstopfung oder Blähungen. Bei Frauen können Unregelmäßigkeiten im Zyklus auftreten. Auch das Ausbleiben einer Schwangerschaft kann ihre Ursache in einem Mangel an Schilddrüsenhormonen haben. Ebenso: fahle, trockene, sich stets schuppende Haut. Auch psychische Veränderungen von Antriebsschwäche bis hin zur Depression können auftreten.

Bei der Überfunktion herrscht das genaue Gegenteil: Nervosität und körperliche Unruhe, Herzrasen und Blutdruckanstieg dominieren. «Voll unter Dampf» lautet die Devise in diesem Fall. Zwar fühlt man sich anfangs noch richtig leistungsstark, kann sich aber nur schwer konzentrieren. Durch den hohen Energieumsatz und die entstehende Wärme ist den Betroffenen häufig warm, und zwar bei Umgebungstemperaturen, bei denen andere schon längst frösteln. Trotz reichlich Nahrung sinkt das Gewicht. Der Darm wird aktiviert – bis hin zu chronischem Durchfall. Weitere Symptome sind dünne Haare und Haarausfall. Auch die Psyche leidet, Betroffene werden reizbar und anfällig für Stress.

DIESE LEBENSMITTEL HELFEN IHRER SCHILDDRÜSE

- **Meeresfrüchte und Seefische.** Sie liefern ausreichend Jod. Denn Deutschland gilt als Jodmangelgebiet. Das heißt, unsere Böden enthalten zu wenig bzw. gar kein Jod. Folglich fehlt das Spurenelement in der Nahrung von Mensch und Tier. Große Teile der Bevölkerung leiden deshalb unter den Folgen eines Jodmangels. Hinzu kommt, dass die Mehrheit auch zu wenig jodhaltige Nahrungsmittel zu sich nimmt, mit denen der Mangel deutlich gemildert werden könnte.

Essen Sie also regelmäßig jodhaltige Lebensmittel. Besonders gute Jodlieferanten sind Meeresfrüchte und Seefische wie Kabeljau, Schellfisch, Seelachs. Die sollten mindestens einmal, besser jedoch zweimal pro Woche auf dem Speiseplan stehen. Verwenden Sie grundsätzlich jodiertes Speisesalz und bevorzugen Sie Lebensmittel, die damit hergestellt wurden. Auch wenn Sie außer Haus essen, achten Sie am besten auf mit Jodsalz zubereitete Speisen. Der regelmäßige Verzehr von Milchprodukten und Eiern eignet sich ebenfalls für die tägliche Jodzufuhr. Auch in Gemüse und Obst ist etwas davon enthalten.

Bei Jodmangel oder in Zeiten mit einem erhöhten Jodbedarf – beispielsweise in der Schwangerschaft, der Stillzeit oder in den Wechseljahren – kann die Basisversorgung nach Rücksprache mit Ihrem Arzt auch über Jodidtabletten laufen. Bitte beachten: Bei einer Schilddrüsenüberfunktion oder auch bei einer Schilddrüsenentzündung ist Jod natürlich kontraproduktiv und sollte keinesfalls vermehrt aufgenommen werden.

Jod ist ein umstrittener Stoff: Fast ein Drittel aller Bundesbürger hat einen Kropf, hauptsächlich wegen der mangelnden Jodversorgung. Weil die alleinige Verwendung von jodiertem Speisesalz im Haushalt als nicht ausreichend angesehen wurde, hat man in den letzten Jahren immer mehr Lebensmittel mit jodiertem Salz hergestellt. Das hat die durchschnittliche Jodzufuhr auf 111 bis 126 Mikrogramm pro Tag (empfohlen für Erwachsene sind 180 bis 200 Mikrogramm) angehoben. In Ländern wie den USA und Skandinavien, wo diese allgemeine Jodierung schon länger durchgeführt wird, soll die Anzahl der Kropferkrankungen dadurch erheblich gesenkt worden sein. In Deutschland wird diese Art von Jodmangelvorbeugung auch kritisch gesehen, weil es Hinweise darauf gibt, dass nicht der Jodmangel, sondern eher eine Jodverwertungsstörung Grund für die Kropfbildung sein könnte.

Bislang müssen Jodzusätze bei unverpackten Lebensmitteln nicht ausgewiesen werden. Gerade ältere Personen, die schon lange mit einem Kropf leben, könnten bei erhöhter Jodaufnahme mit einer Überfunktion reagieren. Da der Jodbedarf primär über die Nahrungsaufnahme gedeckt werden sollte, so die Empfehlungen, sollten Lebensmittel mit Jodzusätzen besonders gekennzeichnet werden, um eine Kontrolle über die Aufnahme des Stoffes zu haben. Außerdem fordern Kritiker, dass auch jodfreie Nahrungsmittel oder solche mit nur sehr geringem Jodgehalt ohne größeren Aufwand erhältlich sein müssen.

Schön und nützlich: Haut, Haare, Nägel

Unser Körper ist im ständigen Auf- und Abbau begriffen. Aus etwa 100 Billionen Körperzellen besteht der Mensch, rund 50 Millionen gehen jede Sekunde zugrunde, 200 Gramm Zellen entstehen täglich neu. Mit unterschiedlicher Lebensdauer: Eine Zelle in der Dünndarmschleimhaut schafft es ganze vier Tage, 19 Tage überlebt eine Darmzelle, Knochenzellen bis zu 30 Jahre, und Nervenzellen halten ein Leben lang. Und das alles schön und ansehnlich verpackt, mehr oder weniger. Haut, Haare und Nägel gelten vielen als rein äußerliche Attribute, die schöne Hülle, die mit zunehmendem Alter energisch gepflegt werden muss. Dabei macht das Trio noch sehr viel mehr für uns, als nur den äußeren Schein zu wahren. Es ist ein fabelhaftes Drumherum, ein Multitalent, das seinesgleichen sucht.

Die Haut, Schutzwall und Stammzellenspeicher

Die Haut ist flächenmäßig unser größtes Organ, je nach Körpergröße misst sie zwischen 1,5 und 2 Quadratmeter. Sie ist damit auch das schwerste Organ und kann bis zu 10 Kilogramm wiegen. Funktionell ist sie das vielseitigste. Darüber gleich mehr, doch zuvor ein paar Worte zum Aufbau.

Die Haut wird grob in drei unterschiedliche Schichten eingeteilt. Außen liegt die Oberhaut (Epidermis), darunter die Lederhaut (Corium), gefolgt von der Unterhaut (Subcutis). Die oberen drei Zellschichten der Oberhaut bestehen aus abgestorbenen Zellen, von denen ständig welche abgestoßen werden, denn sie haben ihre Aufgabe erledigt. Auf diese Weise «häutet» sich der Mensch etwa alle 27 Tage komplett. So fleißig ist keine Schlange. Zwischen 0,03 und 0,05 Millimeter dünn ist die Oberhaut im Durchschnitt, an den Handinnenflächen und den Fußsohlen können es aber auch mal einige Millimeter sein. Die Lederhaut ist eine recht elastische Hautschicht, die einen hohen Anteil locker verwobenes Bindegewebe enthält. Hier finden sich Kollagenfasern, die die Haut fest und elastisch machen, feine Blutgefäße, Lymphgefäße und Sinnes-zellen. Auch Haarbläschen, Schweiß-, Duft- und Talgdrüsen leben hier. Die Unterhaut besteht ebenfalls aus lockerem Bindegewebe, in das Fettpolster wie kleine Kissen eingelagert sind. Das alles be-fähigt sie dazu, ein wahres Feuerwerk an Aufgaben zuverlässig für uns zu erfüllen.

Die Haut umgibt den Körper wie ein schwer überwindbarer Schutzwall gegen die unterschiedlichsten Einwirkungen von au-ßen: Druck, Stoß, Zug, Reibung oder Verletzungen. Sie schützt den Organismus vor dem Eindringen von Erregern und Fremdstoffen, vor mechanischen Verletzungen, Strahlenschäden sowie gegen UVA- und UVB-Licht, aber auch vor Flüssigkeits-, Elektrolyt- und Proteinverlusten, die bei schweren Verbrennungen der Haut lebens-gefährlich werden können. Um all diese Wachmanntätigkeiten aus-üben zu können, ist sie mit einer enormen Regenerationsfähigkeit ausgestattet. Der Talg, den die Talgdrüsen in der Haut produzieren, bedeckt Haut und Haare und hält sie geschmeidig. Außerdem ent-hält er Stoffe, die Krankheitserreger abtöten. Auch vor chemischen Einflüssen, zum Beispiel aggressiven Substanzen aus der Umwelt, Säuren oder Laugen, gibt die Haut Schutz, ebenso wie vor dem Ein-dringen von Keimen und körperfremden Substanzen. Die werden mit Hilfe des Immunsystems umgehend bekämpft.

In der Haut haben Wissenschaftler wertvolle adulte, also er-wachsene, Stammzellen entdecken können, aus denen sich nach den neuesten Erkenntnissen alle anderen Organgewebe weiterent-wickeln können. Große Hoffnungen verbinden sich mit diesem Wissen, denn möglicherweise wären embryonale Stammzellen – deren Gewinnung und Nutzung ethisch hoch umstritten und ge-setzlich strikt geregelt ist – für die medizinische Forschung gar nicht mehr notwendig.

Zwei weitere Aspekte müssen noch genannt werden:
- **Die Haut als dehnbares Reservoir.** Das kennen viele von uns aus eigener leidvoller Erfahrung. Im subkutanen Fettgewebe können beträchtliche Mengen Fette gespeichert werden, die im

Bedarfsfall dem Körper wieder zur Verfügung stehen. Daneben ist die Haut auch ein Reservoir für Wasser und Blut sowie für die fettlöslichen Vitamine E und A und das Provitamin A, auch Betakarotin genannt.

- **Klimaanlage.** Über die Haut kann der Körper seinen Wärmehaushalt regulieren. Droht die Überhitzung, setzt die Haut die Schweißdrüsen in Gang: Der Schweiß verdunstet, das erzeugt Kälte. Auch kann sie die kleinsten Härchen, die auf ihr wachsen, mobilisieren und die sogenannte Gänsehaut erzeugen: Bei Kälte richten sich dann die Körperhaare auf, um eine warme Luftschicht an der Haut festzuhalten. Winzige Muskeln sind das, die dafür an den Härchen ziehen. Durch die Muskelkontraktionen entstehen kleine Hauterhebungen, eben die Gänsehaut.

Die Haut nimmt die unterschiedlichen Reize auf und leitet diese Infos weiter. Die Lederhaut ist mit unzähligen Rezeptoren durchzogen, die auf verschiedene Reize – wie Schmerzen, Druck oder Dehnung – spezialisiert sind, aber auch Thermorezeptoren, mit denen Wärme und Kälte erspürt werden. Besonders dicht beieinander liegen diese an Kinn, Nase, Ohrmuschel und Ohrläppchen. Und wenn Sie sich fragen sollten, warum Ihnen Kälte eher unangenehm auffällt als Wärme: Insgesamt besitzt unsere Haut rund 250 000 Kälterezeptoren. Die Anzahl der Wärmerezeptoren beträgt nur etwa ein Zehntel davon, außerdem arbeiten sie deutlich langsamer. Tastrezeptoren kommen in der unbehaarten Haut vor. Besonders viele liegen – im Abstand von 1 bis 5 Millimetern – in den Fingerspitzen, den Lippen, der Zunge, den Brustwarzen und im Intimbereich. Die Haut ist auch ein Teil unseres Gefühlsempfindens und unserer Fähigkeiten zu kommunizieren. Über Duftstoffe, die Pheromone, sendet die Haut zum Beispiel Geruchsbotschaften an das Gegenüber. Und klar: Eine schöne, gesunde Haut ist auch immer eine gute Visitenkarte, was Attraktivität und gesundes Aussehen betrifft.

Wundervolles Haar

Dazu gehört fraglos auch der Haarschopf, aber Haare wachsen nahezu überall am Körper. Sie schützen den Körper vor äußeren Belastungen und vor Kälte. Kopfhaare wehren zu starke Sonnenbestrahlung ab. Die Haare an den Augen, die Brauen und Wimpern, bieten Schutz vor dem Eindringen von Fremdkörpern. Das Gleiche gilt für die Haare in der Nase. Haare sind nichts anderes als verhornte Zellschichten der Haut – Hauptbestandteil ist Keratin –, die wie an einem Faden aufgereiht sind. Hautanhangsgebilde nennt man sie auch, ebenso wie die Fuß- und Fingernägel. Die Haarwurzel reicht bis in die Lederhaut hinab, manchmal sogar bis in die Unterhaut. Dort verankert liegt dann die Haarwurzel, sie endet mit einer knollenartigen Verdickung, der Haarzwiebel. Die Haarwurzel befindet sich in der Wurzelscheide, die auch Haarfollikel genannt wird. Daran angeschlossen ist eine Talgdrüse, die das Haar einfettet. Zusätzlich ist an jedem einzelnen Haar ein Muskel angedockt, und es wird von Nervenfasern umsponnen. So fein eingestellt sind diese Nerven, dass sie schon die kleinsten Berührungen wie etwa einen leichten Luftzug wahrnehmen.

Überhaupt sind Haare eine bemerkenswerte Angelegenheit. Sie sind enorm reißfest. Ein Seil aus 1000 Haaren könnte das Gewicht eines erwachsenen Menschen tragen, obwohl ein einzelnes nur zwischen 0,04 und 0,12 Millimeter dick ist. Fünf bis sechs Millionen Körperhaare nennen wir insgesamt unser Eigen, auf dem Kopf wachsen davon aber nur 100 000 bis 150 000 Stück, etwa 200 pro Quadratzentimeter – je nach Haarfarbe: bei Blonden mehr, bei Rothaarigen weniger. 0,33 Millimeter pro Tag wächst die Pracht auf dem Schädel, etwa 1 Zentimeter pro Monat. Und die Haarproduktion ist gigantisch: Zirka 30 Meter Hornfäden sprießen täglich aus unserem Körper. Wie man seine Haare trägt, wird von außen sehr genau registriert, werden sie doch als sichtbares Zeichen einer gepflegten Erscheinung verstanden, als Statussymbol, aber auch als Ausdruck der Persönlichkeit. Sind unsere Haare krank, leidet deshalb auch die Psyche oft ganz schön mit.

Nägel – Spiegel des Körpers

Auch Finger- und Zehennägel sind Verlängerungen der Haut. Sie bestehen aus harten Hornzellen der Oberhaut, die in etwa 100 bis 150 unregelmäßig geschichteten Lagen übereinanderliegen. Normalerweise sind sie zwischen 0,05 Millimeter und 0,75 Millimeter stark. Der sichtbare Teil des Nagels heißt Nagelplatte. Er ist durchsichtig und hat seine zarte rosa Farbe von den Blutkapillaren des Nagelbetts, die unter dem Nagel liegen und durch ihn hindurchscheinen. Die weiße oder perlweiße, halbrunde Stelle – auch Halbmond genannt – wird in der Medizin als Lunula bezeichnet. Die drei Schichten der Nagelplatte sind an dieser Stelle noch nicht fest miteinander verwachsen und reflektieren das Licht anders als der bereits verwachsene Teil des Nagels. Dadurch erhält die Lunula ihre Färbung. Zusammen mit der Nagelwurzel bildet sie als einzig noch lebender Teil des Naturnagels die Nagelmatrix. Von hier aus wächst der Nagel, weil sich die oberen Zellen der Nagelmatrix in verhornte Nagelzellen umwandeln. Dabei schiebt sich der Nagel vom Halbmond aus vorwärts bis zum freien Rand, der die Fingerkuppe überragt, dabei bringt es der Nagel auf 0,5 bis 1 Millimeter pro Woche.

Ein verlorener Fingernagel braucht also etwa drei Monate, um wieder nachzuwachsen. Im Alter oder bei Durchblutungsstörungen verlangsamt sich das Nagelwachstum oder wird komplett eingestellt. Insgesamt wachsen die verschiedenen Nägel unterschiedlich schnell. Zehennägel nur etwa 1 Millimeter pro Monat, Fingernägel benötigen für die gleiche Strecke dagegen nur eine Woche, wobei kurioserweise der Nagel am Mittelfinger am schnellsten und der am Daumen am langsamsten wächst. Und auch das ist interessant: Die Nagelplatte führt Protokoll. Weil Nägel sehr langsam wachsen, zeigen sich in ihnen noch Wochen später Hauterkrankungen, die schon längst abgeheilt sind. Form, Aussehen und Beschaffenheit der Nägel sind für einen Dermatologen daher eine wichtige diagnostische Hilfe.

DIESE NAHRUNGSMITTEL UND STOFFE HELFEN HAUT, HAAREN UND NÄGELN

Faustregel!
Getreideprodukte, Obst und Gemüse, täglich Milch- und Milchprodukte, ein- bis zweimal in der Woche Fisch, mäßig Fleisch und Wurstwaren.

Ein schönes Hautbild und das Aussehen der sogenannten Hautanhangsgebilde Haare und Nägel hängen stark mit der kosmetischen Pflege und den Erbanlagen zusammen. Auch Hormone, Lebens- und Schlafgewohnheiten und psychische Befindlichkeiten bestimmen das Hautbild. Mit unserer Ernährung versorgen wir die Haut von innen mit dem Notwendigen und unterstützen damit eine gesunde und schöne Haut. Sie braucht wie alle anderen Organe auch Proteine, Fett, Vitamine, Mineralien und Spurenelemente, um ihre Aufgaben optimal zu erfüllen. Eine ausgewogene Ernährung ist die Grundvoraussetzung dafür. Und die setzt sich wie folgt zusammen:

- **Sojaprodukte.** Sie liefern reichlich Proteine oder Eiweiß. Das Protein Kollagen ist ein maßgeblicher Bestandteil der Lederhaut und dort für die Elastizität und Zugfestigkeit verantwortlich. Es ist aber auch in anderen Geweben wichtig, zum Beispiel in Knochen, Zähnen und Knorpel. Daher wird die Aufnahme hochwertiger schwefelhaltiger Proteine empfohlen. Ideal sind neben Sojaprodukten auch Leber, Geflügel und Fisch.
- **Nüsse.** Sie enthalten jede Menge einfach und mehrfach ungesättigte Fettsäuren. Und die Haut kann nicht ohne Fett, sonst könnte sie die fettlösliche Vitamine E/D/K/A nicht nutzen. Sie braucht den Stoff aber auch zum Aufbau von neuen Zellen, da deren Zellwände neben Proteinen auch Fettstoffe enthalten. Besonders wertvoll sind Fette

mit ungesättigten Fettsäuren, vor allem in pflanzlichen Ölen wie Distel-, Walnuss- und Sonnenblumenöl enthalten. Insbesondere die Linolsäure ist entscheidend für die Haut. Ein Mangel kann sich in geröteter, rauer und schuppiger Haut äußern.

Einseitige Ernährung kann einen Vitamin- und Mineralstoffmangel auslösen, auf den Ihre Haut Sie bald aufmerksam machen wird: Trocken oder sensibel wird sie, Ausschlag und Juckreiz stellen sich ein. Besonders die Vitamine der B-Gruppe sind unerlässlich für ein ausgeglichenes, ebenes Hautbild.

- **Pfirsich und Nektarine.** Das Steinobst ist ein prima Biotinlieferant. Dieses B-Vitamin bringt der Haut wichtige Aufbaustoffe und kurbelt den Stoffwechsel dort an. Es versorgt nicht nur die Nägel mit Schwefel, sondern ist zudem dafür verantwortlich, dass das Mineral auch wirklich zum Nagelbett gelangt. Zu wenig Biotin macht die Haut trocken und schuppig, weil dann die Talg- und Schweißdrüsen nicht mehr richtig funktionieren. Außerdem werden die Fingernägel brüchig, die Haut erscheint blass oder grau-fahl. Biotin ist auch reichlich in Leber und Rinder- bzw. Schweinenieren enthalten, ebenso in Ei, Milch, Tomaten, Erdbeeren und Haferflocken.
- **Fisch.** Alle Sorten enthalten Niacin. Als Bestandteil von Enzymen sorgt dieses B-Vitamin für den notwendigen Schwung zur Erneuerung der Hautzellen. Zu wenig Niacin kann zu roten Flecken auf der Haut, Hautrissen, rauer Haut und starken Verhornungen führen. Folgende Nahrungsmittel enthalten ebenfalls viel Niacin: Geflügel, Leber, Eier und Bierhefe, aber auch in Getreide.
- **Vollkorngetreide.** Es bringt reichlich Pantothensäure mit. Sie hilft der Haut, kleinere Wunden zu heilen, und reguliert den Feuchtigkeitshaushalt. Pantothensäuremangel hat ähnliche Symptome wie Niacinmangel, also fle-

ckige Rötungen, Hautrisse und eine raue Haut. Außerdem kann sich die Haut stellenweise entzünden. Auch diese Nahrungsmittel enthalten viel Pantothensäure: Eigelb, Leber, Bierhefe und Pilze.

- **Sonnenblumenöl.** Das Öl enthält reichlich Vitamin E, das zellschädigende freie Radikale neutralisiert und so der Hautalterung vorbeugt. Verschiedene Hauterkrankungen werden mit einem Mangel an Vitamin E in Zusammenhang gebracht. Eine Unterversorgung kann zu Veränderungen im Bindegewebe führen. Vitamin E bekommen Sie auch mit diesen Nahrungsmitteln auf den Teller: Nüsse, Butter, Vollkorngetreide und Sojaöl.

- **Zuckermelonen.** Sie sorgen mit viel Vitamin A dafür, dass neue Zellen in der Oberhaut produziert werden. Der Stoff kann schuppiger Haut und leicht fettendem Haar vorbeugen, weil er Gewebeuntergänge an den Haarwurzeln verhindert und die Bildung von überflüssigen Talgdrüsen blockiert. Aber Vorsicht: Eine Überdosierung von Vitamin A kann schädliche Folgen haben. Sie muss insbesondere in der Schwangerschaft strikt vermieden werden. Als fettlösliches Vitamin wird es im Fettgewebe gespeichert und kann bei übermäßiger Aufnahme eine Überdosierung auslösen. Eine ausgewogene Mischkost schließt eine derartig überhöhte Vitamin-A-Zufuhr über Lebensmittel aus. Viel Vitamin A gibt es außerdem in grünem, gelbem und rotem Gemüse, aber auch in Butter, Milchprodukten, Mango und Aprikosen.

- **Möhren.** Das beliebte Knabberzeug wartet mit reichlich Betakarotin, der Vorstufe des Vitamin A, auf. Das ist wichtig für die Lichtverträglichkeit der Haut. Diese Nahrungsmittel enthalten auch Betakarotin: grünes, gelbes und orangefarbenes Gemüse.

- **Sanddorn.** Er ist ein sehr guter Vitamin-C-Spender. Dieses Vitamin ist am Aufbau kollagener Fasern im Bindegewebe beteiligt und darüber hinaus ebenfalls ein effektiver Jäger freier Radikaler. Außerdem stärkt es die Immunabwehr. Vitamin C sorgt dafür, dass die Blutgefäße ausreichend Nährstoffe zu den Haarwurzeln durchlassen können. Eine Unterversorgung lässt Hautwunden schlechter heilen. Außerdem treten verstärkt Schleimhautentzündungen auf. Vitamin C ist in pflanzlichen und tierischen Produkten weit verbreitet. Besonders hoch ist der Gehalt in frischem Obst und Gemüse. Reichlich Vitamin C enthalten zum Beispiel auch schwarze Johannisbeeren, Feldsalat, Paprika, Grünkohl, Brokkoli, Kiwi, Blumenkohl, Kohlrabi, Zitrone, Spinat und Apfelsine.

- **Avocado.** Die birnenförmige Frucht enthält besonders viel Vitamin D. Es verbessert die Aufnahme von Kalzium und ist so indirekt wichtig für gesunde Nägel. Auch Fischleber-öl, Heringe, Lachs, Sardinen und Thunfisch sind reich an Vitamin D. Fische gehören zu den besten Lieferanten, sie werden jedoch nicht so häufig verzehrt. Weil der Stoff aber für den Körper wichtig ist, sind einzelne Grundnahrungs-mittel – wie Margarine – mit Vitamin D angereichert. Der Gehalt in Milch und Milchprodukten hängt von der Jahres-zeit ab, im Sommer ist er höher als im Winter.

- **Austern.** Die Muscheln sind ein ausgezeichneter Zink-lieferant. Das Spurenelement ist wichtig für unsere Haut, daher wird es auch in der Therapie von Hauterkrankungen wie zum Beispiel bei Herpes eingesetzt. Es lässt die Blutgefäße ausreichend Nährstoffe zu den Haarwurzeln transportieren und hält die Nägel schön. Ein Zinkmangel spiegelt sich in Form weißer Pünktchen und Ränder auf den Nägeln wider. Reich an Zink sind auch: Haferflocken, Kakao, Eigelb, Nüsse, Hafer und Fleisch.

- **Kartoffeln.** Mit Kalium und Natrium regulieren sie den Flüssigkeitshaushalt im Blut, beeinflussen also, wie prall unsere Haut ist. Auch Chicorée, Fenchel, Brokkoli sowie

Heidel- oder Brombeeren warten mit dieser nützlichen Mineralstoffkombination auf.

- **Lauch.** Das langstielige Kraut enthält reichlich Eisen, ohne dass die Haut trocken wird. Mangelhafte Versorgung mit dem Mineralstoff führt zu typischen Wachstumsstörungen wie extremen Abflachungen und Wölbungen an den Nägeln. Auch Vollkornprodukte aus Hirse, Soja, Quinoa (Reismelde), Amarant sowie Samen und Keimlinge, aber auch Linsen, Bohnen, Erbsen, Trockenfrüchte und Nüsse sind gute Eisenlieferanten.
- **Kürbiskerne.** Sie halten mit einem hohen Magnesiumgehalt die Zellwände stabil und zugleich durchlässig. Kakaopulver, Sonnenblumenkerne und Nussmischungen bringen ebenfalls reichlich von dem Mineralstoff mit.
- **Basilikum und Co.** Gewürze wie Majoran, Muskat oder Pfeffer liefern viel Kupfer. Der Stoff fördert die Bildung der elastischen Fasern Kollagen und Elastin und damit die Festigkeit und Elastizität unserer Haut. Viel Kupfer enthalten zudem Innereien, Fische, Schalentiere sowie Nüsse und Kakao.
- **Rind- und Kalbfleisch.** Beide Fleischsorten enthalten das Spurenelement Selen, das ein zentraler Bestandteil des Enzyms Glutathionperoxidase ist. Es ist dadurch entscheidend beim Einfangen freier Radikale beteiligt. Die bilden sich zum Beispiel in der Haut, wenn sie starker Sonneneinstrahlung ausgesetzt ist. Deshalb sollten Sie sich im Sommer unbedingt selenreich ernähren, beispielsweise auch mit Wurst, Rotbarsch, Eigelb, Kabeljau und Huhn.
- **Ingwer.** Er bringt durch seinen Schwefelgehalt Glanz in die Haare, da diese den Molekülen des Haarkeratins als Klettergerüst dienen. Auch Knoblauch, Maracujas, Nüsse, Rote Bete, Weizen oder Dill sind gute Lieferanten des Mineralstoffes.

- **Hafer.** Das Multitalent liefert mit Kalzium und Silizium zwei der wichtigsten Mineralstoffe für unsere Nägel. Kalzium- und Siliziummangel zeigt sich durch leicht brechende und splitternde Fuß- und Fingernägel. Getreide versorgen Sie mit diesen Stoffen. Kalzium ist zudem in Milch und Milchprodukten enthalten.

KAPITEL 5:

Gesundheitskiller oder was Sie krank macht

Die Zahl der ernährungsbedingten Erkrankungen und Todesfälle ist hoch. Und sie wird wohl auch noch steigen, wenn sich nicht mehr Menschen darauf besinnen oder erfahren, dass sie einen wesentlichen Schlüssel für Gesundheit längst in den eigenen Händen halten. Eigentlich ein uraltes Wissen, über das bereits die Ärzte im alten Griechenland vor 2000 Jahren verfügten. Neben pflanzlichen Arzneimitteln und chirurgischen Eingriffen galt schon damals die Ernährungslehre, die Diätetik, als wichtigste Möglichkeit, die Gesundheit des Menschen zu verbessern. Hippokrates, der berühmteste Arzt des Altertums (gestorben 370 vor Christus), forderte: «Eure Nahrungsmittel sollen eure Heilmittel und eure Heilmittel eure Nahrungsmittel sein.» Und dass dies mehr als nötig ist, sieht man an bestimmten Zivilisationskrankheiten, die sich ohne Frage auf unangemessene Ernährung zurückführen lassen. Hier die wichtigsten im Überblick.

Übergewicht – eine Volkskrankheit mit Zukunft

Das ist der Anfang allen Übels: wenn Kalorienaufnahme (Essen) und Kalorienverbrauch (Bewegung) nicht in einem ausgewogenen Verhältnis stehen, wir also mehr aufnehmen, als unser Körper benötigt. Wir werden dick und dicker! So einfach ist das. Und so verbreitet: Mehr als die Hälfte aller Bundesbürger ist übergewichtig. Jeder Fünfte gilt sogar als stark übergewichtig, als adipös. Besonders beängstigend ist die rapide Gewichtszunahme bei Kindern und Jugendlichen. Etwa 15 Prozent gelten bereits als übergewichtig – ein Anstieg von 50 Prozent seit Anfang der neunziger Jahre. Nicht nur ein gestörtes Selbstbild, mangelndes Selbstvertrauen und soziale Diskriminierung setzen ihnen zu. Auch die gefährlichen Folge- und Begleiterkrankungen können schon früh entstehen und Wirkung zeigen: Ein Drittel der fettleibigen Kinder hat bereits eine Fettlebererkrankung, bei einem Viertel zeigen sich orthopädische Folgekrankheiten, weil das Gewicht auf Knochen und Gelenke geht. Ein weiteres Drittel der Kinder leidet an einem metabolischen Syndrom, das mit einer Vorstufe des sogenannten Altersdiabetes einhergeht. Dieser, daher der Name, tritt eigentlich erst bei älteren, übergewichtigen Menschen auf. Heute haben aber bereits knapp zwei Prozent aller dicken Kinder und Heranwachsenden damit zu tun. Bei den Erwachsenen sind schon 10 Millionen davon betroffen. Eine echte Volkskrankheit also.

Altersdiabetes – wenn Zucker zu Gift wird

Mediziner sprechen bei der zweiten Form von Diabetes lieber von Diabetes mellitus Typ 2, der Volksmund von der Zuckerkrankheit. Gemeint ist ein gestörter Kohlenhydratstoffwechsel. Das Hormon Insulin, das dafür sorgt, den aufgenommenen Zucker aus dem Blut in die Körperzellen zu bringen, wo er als Brennstoff wirkt, kann seine Aufgabe nicht mehr richtig erfüllen. Entweder weil zu wenig davon in der Bauchspeicheldrüse hergestellt wird oder weil das Insulin nicht mehr richtig wirksam ist. Letzteres ist bei übergewichtigen Menschen häufig der Fall: Deren Insulin ist also immer weniger effektiv. Der Körper produziert als Reaktion erst einmal mehr Insulin, was ihm einige Zeit auch gut gelingt. Erst wenn das nicht mehr funktioniert, wenn der Zuckerspiegel im Blut dauerhaft zu hoch bleibt, wird aus dem Prädiabetiker ein echter Diabetiker. Mit gravierenden Folgen, wenn der Zustand unentdeckt und unbehandelt bleibt. Übermäßig viel Zucker im Blut schadet Nerven und Blutgefäßen, ebenso wie Augen und Nieren. Irgendwann werden die Betroffenen dialysepflichtig und drohen zu erblinden. Es können Amputationen oder auch ein Herzinfarkt folgen, wenn die Diagnose nicht rechtzeitig gestellt und gegengesteuert wird.

Metabolisches Syndrom – ein schweres, aber lösbares Wohlstandsproblem

Ein Problem kommt selten allein. Das gilt auch hier. Ein gestörter Zuckerstoffwechsel geht nicht nur häufig mit starkem Übergewicht, sprich Adipositas, einher, sondern oft auch mit Bluthochdruck und Störungen des Fettstoffwechsels, also erhöhten Blutfetten. Treten drei der vier Faktoren gemeinsam auf, sprechen Mediziner vom metabolischen Syndrom. Schätzungsweise bis zu 30 Prozent der Bundesbürger sind davon betroffen. Wohlstandssyndrom wird dieser Symptomkomplex auch genannt, weil er viel mit unserer Viel-essen-wenig-bewegen-Lebensweise zu tun hat. Als besonders gefährdet gelten Übergewichtige, deren überflüssige Pfunde sich in der Bauchregion angesammelt haben (Fettverteilung vom Apfeltyp), im Vergleich zu jenen, die «Pölsterchen» an Hüfte und Gesäß tragen (Birnentyp). Eine Faustregel lautet: Beträgt der Taillenumfang mehr als 102 Zentimeter bei Männern und mehr als 88 Zentimeter bei Frauen, sollte etwas unternommen werden. Denn jeder kann auf Dauer durch die gefährliche Kombination Gefäßverkalkungen (Arteriosklerose) entwickeln, die möglicherweise einen Herzinfarkt oder einen Schlaganfall auslösen. Tatsache ist auch, dass Herz-Kreislauf-Erkrankungen – die durch solche Verkalkungen ausgelöst werden – immer noch Todesursache Nummer eins in den Industrieländern sind.

Die gute Nachricht ist: Würden die Betroffenen in dieser Situation ihr Gewicht reduzieren und mit Hilfe vernünftiger Ernährung auch halten, könnten sie ihre Situation maßgeblich verbessern – selbst bei einem behandlungsbedürftigen Diabetes mellitus Typ 2, bei dem sich eine Verbesserung der Gesamtsituation in einer Reduzierung der notwendigen Medikamentenmengen widerspiegeln könnte.

Doch genau das passiert noch viel zu selten. Und so kämpft unser finanziell angespanntes Gesundheitssystem zunehmend mit den schwerwiegenden Folgen von unklugem Essen. Die Adipositas und ihre Folgen verursachen Kosten in Höhe von sage und schreibe 15 bis 20 Milliarden Euro pro Jahr. Das sind 6 Prozent aller Krankheitskosten. Unfassbar vor dem Hintergrund, dass sich ein Großteil der Auswirkungen verhindern ließe – durch eine rechtzeitige Änderung von Ernährung und Lebensweise. Doch wie lange kann sich unsere Gesellschaft diese Entwicklung noch leisten, von der Experten meinen, sie würde sich künftig weiter verschärfen? Wir werden nicht umhinkommen, die praktischen und theoretischen Grundlagen gesunder Ernährung mit noch größeren Anstrengungen als bisher zu vermitteln, und zwar schon so früh wie möglich: in Kindergärten und Schulen. Gesunde Ernährung sollte selbstverständlich sein und nicht etwas, was man sich nach leidvollen Erfahrungen erst mühsam aneignen muss.

Richtig ernähren, gesund bleiben

Manchmal, gar nicht so selten, können die Zipperlein eines älter werdenden Körpers, Befindlichkeitsstörungen oder gar handfeste Erkrankungen das entscheidende Motiv sein, seine Ernährungsgewohnheiten unter die Lupe zu nehmen und sie zum Besseren zu verändern. Wenn der Körper nicht mehr wie gewohnt funktioniert, wächst die Bereitschaft, sich dieser Baustelle anzunehmen. Die eigene Krankheit wird dann nicht selten als Chance für eine Ernährungsumstellung begriffen. Krankheit kann also ein sehr kraftvoller Motor für eine Umstellung des Essverhaltens sein. Insbesondere, wenn bestimmte Nahrungsmittel konkret als schlecht oder ungesund erlebt werden bzw. gute als wohltuend. Besser ist es natürlich, es kommt gar nicht erst so weit, dass Sie krank werden. Sollte es dennoch der Fall sein – bei den folgenden Erkrankungen haben Ernährungsumstellungen innerhalb des Therapiekonzeptes einen positiven Effekt bewiesen:

- **Rheuma.** Eine Ernährungsumstellung kann helfen, das Fortschreiten der Krankheit zu verlangsamen sowie die Schmerzen und den Einsatz von Medikamenten zu reduzieren. Denn Arachidonsäure sollte gesenkt werden, weil sie entzündungsfördernd wirkt und damit das rheumatische Geschehen anheizt. Für Rheumatiker bedeutet das weniger fettreiche tierische Lebensmittel wie Schweineschmalz, Fleisch und Wurstwaren, Eigelb, Butter, Sahne und Käse auf dem Speiseplan. Aber Fisch ist erlaubt: Denn fettreiche Fischarten (etwa Lachs, Hering, Makrele) enthalten die mehrfach ungesättigten Omega-3-Fettsäuren, denen eine entzündungshemmende Wirkung nachgesagt wird (vgl. Seite 121). Omega-3-Fettsäuren sind auch in einigen Pflanzenölen – zum Beispiel Raps-, Soja-, Walnussöl – enthalten. Diese Öle sollten täglich auf dem Tisch stehen, die genannten Fischarten mindestens zweimal pro Woche. Wer Fisch nicht mag, für den gibt es auch spezielle mit Omega-3-Fettsäuren angereicherte Lebensmittel wie etwa Margarine oder Fischölkapseln, die aber nur nach Absprache mit dem Arzt eingenommen werden sollten.

  Hervorragend für Rheumatiker sind Gemüse, Hülsenfrüchte und Obst, weil sie keinerlei Arachidonsäure enthalten. Zum Vergleich: Eine gemischte normale Kost enthält 200 bis 400 Milligramm Arachidonsäure pro Tag, eine pflanzliche Kost nur zirka 50 Milligramm. Viel Obst und Gemüse haben außerdem den Vorteil, dass sie gleichzeitig Antioxidanzien wie Vitamin C und Betakarotin liefern. Denn Rheumatiker haben einen erhöhten Bedarf an Antioxidanzien, die die bei den entzündlichen Prozessen vermehrt entstehenden Sauerstoffradikale abfangen können.

- **Bluthochdruck.** Eine richtige Ernährung bedeutet in diesem Fall – besonders wenn die Betroffenen abnehmen wollen –: kochsalzarm, abwechslungsreich und vor allem fettarm. Zwar reagiert nur ein Teil der Hypertoniker mit einem sinkenden Blutdruck auf weniger Salz, insgesamt essen wir aber im Schnitt zu viel Salz. Eine Reduzierung ist bei fast allen Menschen – auch bei Nichthypertonikern – sinnvoll. Genießen dürfen Sie natürlich trotzdem weiter. Wichtig ist es, dass nach einem fettreichen oder süßen Essen ein Ausgleich erfolgt. Fragen Sie Ihren Arzt nach einem Diätplan, der auch solche Ausrutscher berücksichtigt.

- **Gicht.** Eine Stoffwechselkrankheit, die überwiegend Männer trifft und bei der sich Harnsäure im Körper anstaut, weil er sie nicht mehr entsorgen kann. Die Ablagerung von Harnsäurekristallen in den Gelenken ist scheußlich schmerzhaft. Weniger Purine zu essen ist die wirkungsvollste Vorbeugung, denn deren Abbau endet in dem Reizstoff Harnsäure.

Purinarme Kost bedeutet: Die Nahrungsaufnahme sollte nur zu einer Bildung von 300 Milligramm Harnsäure pro Tag führen. Entsprechende Angaben können die Betroffenen Tabellen entnehmen. Problematisch sind insbesondere Fleisch, Fleischprodukte und Innereien, aber auch Ölsardinen, Sprotten, Fertigsuppen und -soßen sowie Hülsenfrüchte. Außerdem sollten sie viel Flüssigkeit zu sich nehmen, täglich etwa 2 Liter, das erhöht die Urinausscheidung und senkt so den Harnsäurespiegel. Alkohol sollten Betroffene dagegen links liegen lassen: Er hemmt die Harnsäureausscheidung. Außerdem liefert besonders Bier erhebliche Mengen an Purinen. Wenn Alkohol, dann darf es höchstens mal ein Gläschen Wein sein.

- **Andere Krankheiten.** Ernährungsumstellungen sind ebenfalls wichtig bei Eisenmangelanämie – Fleisch, Vollkorn, Hirse, rote und schwarze Bohnen, Lauch, Feldsalat und Löwenzahn sollten vermehrt auf dem Speiseplan stehen. Bei Divertikulose (Ausstülpungen der Darmschleimhaut im Dickdarm, die sich lebensgefährlich entzünden können) wird eine faserreiche Kost empfohlen, die täglich rund 30 Gramm Ballaststoffe aus Getreide, Getreideprodukten, Gemüse und Obst enthält. Das reguliert die Verdauung und reduziert den Druck im Dickdarm, der oft für Schmerzen verantwortlich ist. Reichlich Flüssigkeit dazu versteht sich von selbst. Mindestens 1,5 Liter, damit die Ballaststoffe aufquellen können. Und natürlich gehen auch alle Formen der Lebensmittelintoleranzen mit einer Ernährungsumstellung einher (vgl. Seite 44).

Krebsvorsorge durch gesunde Ernährung

Gesund bleiben und ebenso – in bestimmten Grenzen – wieder gesünder werden, das klappt also in vielen Fällen auch ohne Rezeptblock, allein mit den Zutaten mehr Wissen, Bewusstsein und Motivation. Da mag es vielleicht besonders anspornen, dass sich offenbar auch der absolute Gesundheitsgau, also der größte anzunehmende Unfall für unsere Gesundheit, den wir uns vorstellen können, in gewissem Maße durch kluge Ernährung beeinflussen lässt.

So stellt sich zum Beispiel die Frage, inwieweit Ernährung eine besonders gravierende Entwicklung, nämlich eine Krebserkrankung, verhindern oder zumindest das Risiko senken kann. Die Ergebnisse stimmen hoffnungsfroh. Nach Erkenntnissen der Deutschen Krebsgesellschaft DKG – die älteste und größte onkologische Fachgesellschaft in Deutschland – lässt sich ein Drittel aller Krebsfälle auf falsche Ernährung zurückführen. Demnach könnten in Deutschland jedes Jahr etwa 110 000 Menschen weniger an Krebs erkranken, würden Sie die von Experten empfohlenen Ernährungsweisen berücksichtigen. Dabei spielen bei der Entstehung und Ausbreitung von Krebs nicht nur Inhaltsstoffe eine Rolle, sondern auch Lagerung, Zubereitung und Konservierung unserer Speisen. Weitere Faktoren: Körpergewicht, Höhe von Fettzufuhr und Salzaufnahme sowie Befall der Speisen mit Schimmelpilzen.

Eine der Hauptempfehlungen der DKG im Bestreben, Krebserkrankungen vorzubeugen, lautet: runter mit den Pfunden und weniger Fett essen. Denn Studien zufolge erhöht starkes Übergewicht das Risiko, an Krebs zu erkranken. Adipositas gilt als Risikofaktor insbesondere für Tumore der weiblichen Geschlechtsorgane

(Gebärmutterschleimhaut und Brustdrüsen), aber auch bei Gallenblase und Dickdarm. Ist die Ursache für das Übergewicht zu viel Fett in der Ernährung, scheint das Risiko noch einmal erhöht zu sein: Hoher Fettverzehr wird mit der Entstehung von Dickdarm- und Prostatakrebs in Zusammenhang gebracht. Das heißt im Umkehrschluss: runter mit den Fetten in der Nahrung, Vorsicht bei versteckten Fetten in Fleisch- und Wurstwaren. Nicht nur wegen drohendem Übergewicht, sondern auch wegen der wiederholten Beobachtung, dass Menschen mit einem niedrigen Fettkonsum seltener an bestimmten Krebsarten erkranken als Fettliebhaber.

Aber bleiben Sie ruhig kritisch bei dieser postulierten Fett-Krebs-Verbindung. Ob es sich dabei tatsächlich um einen ursächlichen Zusammenhang handelt, welche Krebsarten betroffen sind und auf welche Weise Fett Krebs mit auslösen könnte, ist derzeit Gegenstand intensiver Forschung. Fettleibig können Sie natürlich auch durch Alkohol, Bewegungsmangel, zu viele Kalorien oder durch ererbte Veranlagung werden. Meist geht das alles aber Hand in Hand mit zu viel Fett in unserer Nahrung. Ein gesundes Maß ist also gefragt: Experten empfehlen einen Fettkonsum, der sich auf maximal 30 Prozent der gesamten Energiezufuhr beschränkt (vgl. Seite 79).

Essstörungen – ein Hilferuf

Die gefühls- oder beziehungsregulierenden Funktionen von Essen machen unser Essverhalten anfällig für Störungen (vgl. Seite 18–24). Denn Essen kann aufgrund bestimmter Mechanismen auch dazu eingesetzt werden, Gefühle zu unterdrücken oder Konflikte zu lösen. Gestörtes Essverhalten kann die Antwort auf Überforderung, Leere, Angst vor Nähe oder sogar Ärger sein. Bei Essstörungen dreht sich vordergründig alles zwanghaft um Essen oder Nichtessen. Zu den Klassikern gehören Magersucht (Anorexie), Ess-Brech-Sucht (Bulimie) und Fettsucht (Adipositas). Eine Essstörung liegt immer dann vor, wenn jemand das Essen als

Ersatzmittel für etwas anderes einsetzt, um zum Beispiel innere Konflikte zu bewältigen, hoffnungslos erscheinende Situationen oder Stress zu meistern.

Essstörungen – als Lösungsversuche für tieferliegende Probleme – können Ausweg, Flucht oder Ersatz für verdrängte Gefühle und Bedürfnisse sein, stummer Protest oder Ablehnung. Auch Selbstzweifel, geringes Selbstwertgefühl oder Trennungserlebnisse mögen dahinterstecken. Das funktioniert zunächst ganz gut: Das Stillen des Bedürfnisses, sich durch Hungern oder Zu-viel-Essen Befriedigung zu verschaffen, bringt schnell Erleichterung. Da die aber nur von kurzer Dauer ist, sind ständige Wiederholungen des Programms notwendig. So bekommt die Essstörung eine Eigendynamik und gerät außer Kontrolle. Für die Betroffenen bedeutet diese Praxis eine Art Krankheitsgewinn. Sie müssen sich nicht mit den tatsächlichen Problemen und Gefühlen, die als belastend oder als unlösbar erlebt werden, auseinandersetzen. Stattdessen steht das Essen im Vordergrund – oder auch das Nichtessen –, und alle Schwierigkeiten werden darauf übertragen. Eine Scheinlösung also. Vor allem die Magersucht verleiht den Betroffenen lange Zeit das Gefühl, etwas Besonderes zu sein. Besonders stark, weil man über das Hungergefühl erhaben ist und nicht zur Masse der Schwachen gehört. Dinge zu können, die ein anderer nicht kann, das verleiht Macht. Ohne professionelle Unterstützung können Betroffene aus diesem Teufelskreis nicht herauskommen. Hier ein Überblick darüber, inwieweit das Essverhalten gestört sein kann.

Magersucht – Perfektionismus und Kontrollsucht

Das stark gebremste Essverhalten – oft verbunden mit der Einnahme von Appetitzüglern und Abführmitteln – verursacht großen Gewichtsverlust und in der Folge Unterernährung. Die Betroffenen verlieren die Beziehung zu ihrem Körper und dessen Bedürfnissen. Typische Symptome: ständiges Wiegen und Sich-zu-dick-Fühlen, exzessives Sporttreiben und quälender Perfektionismus. Magersüchtige finden nur schwer Zugang zu ihrer eigenen Gefühlswelt.

Auch für nahestehende Personen ist es schwer, sie emotional zu erreichen. Die große Angst vor Gewichtszunahme herrscht vor, Krankheitsgefühl und -einsicht fehlen.

Anorexie schädigt den Körper extrem. Ein kleiner Einblick in das Schreckensszenario: Stoffwechsel, Körpertemperatur, Puls und Blutdruck sinken ab. Das ruft starke Müdigkeit, Frieren und Verstopfung auf den Plan. Trockene Haut, brüchige Haare und das Ausbleiben der Regelblutung zeigen die hormonellen Veränderungen an. Langfristig kann das – verbunden mit Mangelernährung und Überaktivität – zu Knochenschwund (Osteoporose) mit der Gefahr von Knochenbrüchen führen. Magersucht kann chronisch werden. Schlimmer noch: 10 bis 15 Prozent der Betroffenen sterben daran.

Ess-Brech-Sucht – die geheime Krankheit

Diese Essstörung findet im Verborgenen statt. Außenstehende sehen das Problem den an Bulimie Erkrankten nicht unbedingt an. Rein äußerlich wirken sie normal, sind meist schlank, sehr gepflegt und ehrgeizig. Sie sind bemüht, eine glatte Fassade aufrechtzuerhalten. Oft erkennt der Zahnarzt als Erster die Ess-Brech-Sucht, denn die Magensäure greift durch das häufige Erbrechen auf Dauer die Zähne an, verätzt Rachen und Speiseröhre.

Der Alltag wird von der Gier nach Essen und Heißhungerattacken bestimmt. Unglaubliche Mengen an Kalorien werden verschlungen und danach wieder durch Erbrechen abgegeben. Die Schuldgefühle nach einer solchen Fressattacke und die panische Angst vor Gewichtszunahme treiben die Betroffenen zum anschließenden Sich-Übergeben. Ein Teufelskreis, der ebenfalls starke körperliche Schäden wie Herzrhythmusstörungen, Kreislaufprobleme, einen gestörten Mineralstoffhaushalt oder Nierenschäden zur Folge haben kann. Auch hier kann die Menstruation ausbleiben, zudem können Schlaf- und Konzentrationsstörungen auftreten und die Haare stark ausfallen. Am häufigsten erkranken Menschen zwischen dem 20. und 35. Lebensjahr an Bulimie.

Fettsucht – die Flucht in noch mehr

Bei einem Fettindex (BMI) von 30 spricht man von Fettsucht oder Adipositas (BMI = Körpergewicht [kg] : Körpergröße [m]^2, zum Beispiel 80 kg : 1,80 m^2 = 24,7 BMI). Zum Vergleich: Das Normalgewicht liegt für Männer und Frauen bei einem BMI zwischen 19 und 25. Darüber beginnt das Übergewicht. Ein großer Teil der Fettsüchtigen legt ein krankhaftes Essverhalten an den Tag. Gerade in Überforderungssituationen langen sie kräftig zu: Bei Stress oder Anspannung, um Gefühle zu kompensieren oder emotionale Löcher zu stopfen, hilft ihnen eine Mahlzeit. Die Ausdrücke Stressesser, Frustesser und Kummeresser sagen viel. Nicht selten ist das Essen auch eine sogenannte Vermeidungsreaktion, die zu beobachten ist, wenn eine lästige Aufgabe erledigt werden soll. Ständig mit diesen unangenehmen Gedanken beschäftigt, vermeidet der Betroffene die unmittelbare Auseinandersetzung mit dem Thema und füllt die Zeit nur noch mit Essen.

Übergewichtige führen ihrem Körper mehr Energie zu, als er eigentlich braucht. Dafür gibt es aber viele Ursachen: neben falschem Essverhalten, besonderen Lebensumständen und mangelnder Bewegung auch genetische Gründe. Es ist seit langem bekannt, dass Übergewicht innerhalb einer Familie oft vorkommt. Wer seinen Körper mit vielen überflüssigen Kilos belädt, belastet den gesamten Organismus. Alles leidet. Die fatalen Folgen: Gelenkschäden, Herz-Kreislauf-Erkrankungen und Diabetes mellitus Typ 2 (vgl. Seite 166).

Orthorexie – Leben im Gesundheitswahn

Die ständige Sorge um die eigene Gesundheit kann zu einer krankhaften Fixierung auf gesundes Essen führen. Wie auch bei der Anorexie und der Bulimie wird der Nahrung eine übertrieben hohe Stellung im Alltag zugeordnet. Oft beginnt das gestörte Verhalten mit dem Wunsch, den allgemeinen Gesundheitszustand zu verbessern und chronische Krankheiten zu bekämpfen. Aber auch die aktuelle Berichterstattung über Lebensmittelskandale, Tierhaltung oder rigide Diätvorschriften begünstigen Gesundheitsfanatismus. Nicht nur der eigene Speiseplan wird mit unerbittlicher Strenge eingehalten. Auch strapazieren die Foodamentalisten ihre sozialen Kontakte mit Versuchen, das Essverhalten ihrer Mitmenschen ebenfalls zu kontrollieren. Das kann so weit gehen, dass bei anderen Personen, die eben ganz normal essen, ekelhafte Ausdünstungen nach dem Genuss von nicht gesunden Speisen wahrgenommen werden.

Die unterschiedlichen Formen von Essstörungen machen deutlich, wie eng die Verflechtungen zwischen Gesundheit und Essen sind. Genau diese Tatsache sollten auch Sie als gesunder Mensch, der sein Essverhalten optimieren möchte, nutzen. Gesundheit kann man mit der Ernährung den Weg ebnen. Motiviert sind Sie jetzt sicher reichlich, die Zusammenhänge sind deutlicher geworden. Lesen Sie nun im folgenden Kapitel, was die einzelnen Lebensmittel Ihnen im Hinblick auf die Gesundheit zu bieten haben. Sie werden danach mit einem anderen Bewusstsein durch den Supermarkt gehen.

KAPITEL 6:
Der Lebensmittelkompass – Meine Gesundheitshelden von A bis Z

Wollen Sie dieses Buch auch als Klug-essen-Enzyklopädie benutzen? Das ist möglich. Die «Gesundmacher» zeigen Ihnen, wie Sie genau das finden, was Sie suchen. Natürlich kann die hier vorgenommene Auswahl nur eine subjektive sein. Bedenken Sie bitte immer: Das Wichtigste ist eine abwechslungsreiche, ausgewogene Ernährung, die zudem die Bilanz zwischen Kalorienaufnahme und -verbrauch im Auge behält. Die herausgestellten «Gesundmacher» und die ihnen nachgesagten Wirkungen sind bestenfalls Anregungen für Ihren Speiseplan. Unterm Strich ist das Zusammenspiel aller Inhaltsstoffe wichtig – kurz: Der Mix macht's! Genießen Sie besonders das Obst und Gemüse, das in Ihrer Region gerade Saison hat, und vergessen Sie nie: Ihr Körper weiß am besten, was ihm bekommt und was nicht. Lernen Sie auf ihn zu hören, dann sind Sie einmal mehr auf Ihrem richtigen Ernährungspfad.

Uralt, aber noch immer richtig gesund:
Amarant

WAS DRIN IST:
Ballaststoffe, Eiweiß, Lezithin, Phosphor, Eisen, Kalium, Kalzium, Magnesium, ungesättigte Fettsäuren, Vitamin B_1/B_2/C

WIRKUNG AUF DEN KÖRPER:
Die sehr alte Kulturpflanze – bei uns lange Zeit aus der Mode – wird wegen ihrer außergewöhnlich positiven Eigenschaften geschätzt. Für die alten Griechen zum Beispiel war sie ein Zeichen

der Jugend und des ewigen Lebens. Sie tauften sie passenderweise auf den Namen «amaranthus», was wörtlich übersetzt so viel wie «unsterblich» heißt.

Bei den Indianern Mittelamerikas stand die Nutzpflanze ganz oben auf dem Speiseplan. Die Inka haben diesen reichhaltigen Nährstoffspender im wahrsten Sinne des Wortes vergöttert. Amarant ist so nahrhaft, dass sich das Volk aus den Anden weitestgehend vegetarisch ernähren konnte. Ernährungsexperten sind sich heute einig, dass Amarant den Fleischverzehr zu einem Großteil ersetzen kann. Grund hierfür ist vor allem der hohe Eiweißgehalt: Dank ihm kann man getrost mal auf tierisches Eiweiß verzichten. Eiweiß dient auch dem Aufbau von Muskeln, deshalb ist Amarant eine gute Nahrungsergänzung für aktive Sportler. Aber: Allgemein gilt, dass zu viel Einweiß – ob tierischen oder pflanzlichen Ursprungs – ungesund ist. Kalzium und Phosphor fördern zusätzlich den Knochenbau. Erfreulich ist auch der hohe Anteil an ungesättigten Fettsäuren, weil diese das Herz schonen.

Das Wunderkorn bringt außerdem viel wertvolles Lysin mit, und zwar doppelt so viel wie Weizen. Lysin hilft gegen allerlei Beschwerden. Der Eiweißbaustein kann mithelfen, Keime abzutöten, und ist wirksam gegen Virusinfektionen wie Herpes, aber auch Tuberkulose. Bei Geschwüren sowie Hals-, Rachen- und Magenschleimhautentzündungen verspricht der Stoff ebenfalls Linderung. Lysin kann außerdem Blutungen stoppen und sorgt für gesunde Zähne. Wer regelmäßig Amarant isst, tut etwas für seinen Stoffwechsel und ist weniger anfällig gegen Infektionen. Die spanischen Eroberer, die Amarant nicht kannten, staunten so nicht schlecht über die enorme körperliche Ausdauer und Widerstandsfähigkeit der Inka.

WIRKUNG AUF DEN GEIST:
Amarant ist nicht nur schmackhaft in Brot und Gebäck, sondern macht auch schlau. Lezithin und spezielle Aminosäuren unterstützen die Entwicklung des Gehirns und stärken das Gedächt-

nis. Das macht die Pflanze zu einem idealen Futter für Schüler, Studenten und alle, die fit im Kopf bleiben wollen. Darüber hinaus ist Amarant eine gute Nervennahrung bei Stress und seelischen Leiden.

ÜBRIGENS!
Amarant ist so nahrhaft, dass er seit den achtziger Jahren als Astronautennahrung verwendet wird. Streng genommen ist Amarant gar kein Getreide, sondern gehört zur Familie der sogenannten Fuchsschwanzpflanzen. Dennoch wird er wie Getreide verwendet, weshalb man ihn zu den Pseudogetreiden zählt. Neben den Körnern eignen sich auch die Blätter hervorragend zum Verzehr. Sie ähneln in ihrer Zubereitung dem uns wohlvertrauten Spinat. Amarant ist glutenfrei und deshalb besonders gut für Zöliakiepatienten geeignet. Da Gluten aber als Bindemittel dient, muss beim Backen mit Amarant Weizenmehl zugegeben werden. Kaufen können Sie es zum Beispiel im Reformhaus, dort gibt es Amarant nicht nur als Korn, sondern ist auch in Müslis, Frühstücksflocken oder Riegeln enthalten.

Erste Hilfe bei Verdauungsproblemen leistet
die Ananas

WAS DRIN IST:
Ananasester, Bromelin, Eisen, Jod, Kalium, Kalzium, Kupfer, Phosphor, Zink, Niacin, Vitamin B/C, Zink, Zitronensäure

WIRKUNG AUF DEN KÖRPER:
Die Ananas ist eine echte Vitaminbombe und wird wohl auch deswegen als «Königin der Südfrüchte» bezeichnet. Sie verfügt über einen sehr hohen Gehalt an Vitamin C und Zink, die das Immunsystem unterstützen und nicht nur vor Erkältungskrankheiten schützen, sondern auch Krebs vorbeugen sollen. Das in der Ananas

enthaltene Bromelin bzw. Bromelain kann zudem im Falle eines Mangels an Magensäure diese teilweise ersetzen, da es Eiweiße spaltet und so die Verdauung fördert. Das Enzym Bromelin wird in der Medizin bei akuten und chronischen Entzündungen eingesetzt und soll blutverdünnend und entzündungshemmend wirken.

Doch die Ananas kann noch mehr: Haben Sie während der Arbeit oft einen kleinen Durchhänger? Der Zuckergehalt der Ananas sorgt für einen Energieschub und macht Sie wieder leistungsfähig. Dank der Ballaststoffe und dem hohen Säuregehalt wirkt sich der Verzehr von Ananas günstig auf die Verdauung aus und hilft bei Verstopfung, Appetitmangel, Durchfall und Flatulenz. Ananas aktiviert durch das Kalium die Nieren und fördert so die Ausscheidung von überflüssigem Wasser, was sich wiederum positiv auf den Blutdruck auswirkt.

TIPP!
Da die Ananas sehr schlecht nachreift, wenn sie erst einmal gepflückt wurde, sollte man beim Einkauf darauf achten, dass sie per Flugzeug importiert wurde. Ist man sich über ihren Reifezustand nicht ganz sicher, gibt es einen ganz einfach Trick, ihn zu überprüfen: Lassen sich die schwertförmigen Blätter mühelos herausziehen und färbt sich die Ananas von grün nach orangegelb, dann können Sie zugreifen und genießen.

Anis –
mehr als eine würzige Backzutat

WAS DRIN IST:
Betakarotinoide, Bioflavonoide, ätherische Öle

WIRKUNG AUF DEN KÖRPER:
Anis ist ein Doldengewächs, eines der wertvollsten Heilgewächse. Auch Fenchel, Kümmel, Koriander, Dill und Petersilie spielen

zum Beispiel in der Homöopathie eine wichtige Rolle. 37 Dolden-gewächse gibt es.

Ihre Betakarotinoide schützen nachweislich vor Krebsent-stehung und zeigen noch Wirkung, wenn die Erbinformation der Zelle schon geschädigt ist. Bioflavonoide unterstützen den wei-teren Schutz von Zellen und Gefäßen sowie vor Strahlen. Auch bei Rheuma, Geschwüren, Bluthochdruck und hohem Cholesterin-gehalt sind diese Vitamine günstig.

Die ätherischen Öle haben außerdem verdauungsfördernde und magenfreundliche Effekte. Der Darm wird beruhigt. Kurzum: Anis hilft Magen, Darm, Leber, Galle und auch bei Husten und Erkältungen, so beschreibt es schon Hildegard von Bingen.

TIPP!
Roh gegessen ist Anis noch wirksamer.

WIRKUNG AUF DEN GEIST:
Anis entspannt Babys und Erwachsene. Sollten Sie also nicht schlafen oder ein schreiendes Kind nicht beruhigen können: Anistee hilft zuverlässig. Sogar bei Schwindel und Migräne kann er Wirkung zeigen.

ANISTEE
Einen Teelöffel Körner mit der Kaffeemühle zerkleinern oder zerstoßen, dann mit einem Viertelliter Wasser aufbrühen. Zehn Minuten ziehen lassen.

Der Apfel,
die älteste kultivierte Frucht der Welt

WAS DRIN IST:
Ballaststoffe, Bor, Chrom, Eisen, Kalium, Magnesium, Karotine, Malic- und Tartarinsäuren, Pektin, Phenolsäure, Quercetin, Vitamin C

WIRKUNG AUF DEN KÖRPER:
«An apple a day keeps the doctor away», sagt der Engländer und hat damit recht. Der Apfel ist ein wahrer Gesundheitsheld. Er besteht zwar zu einem großen Teil aus Wasser, besitzt aber sehr viele gesunde Vitalstoffe. Vitamin C etwa, das die Abwehrkräfte stärkt. Das Quercetin soll außerdem vor Alzheimer und Parkinson schützen und die Phenolsäure das Krebsrisiko senken. Ein Apfel am Tag soll ausreichen, um diese Wirkung zu erzielen.

Hervorzuheben ist auch der reiche Gehalt an Pektin. Der lösliche Ballaststoff lässt den Cholesterin- und Blutfettspiegel sinken und bindet Giftstoffe wie Blei und Quecksilber. Der hohe Anteil an Kalium ist wiederum wichtig für den Wasserhaushalt und die Nierenfunktionen. Auch Nerven und Muskeln werden dadurch gestärkt.

Bei dem Verzehr von Äpfeln nimmt man außerdem Malic- und Tartarinsäuren zu sich. Diese hemmen schädliche Ferment- und Bakterienbildungen im Darm und halten ihn gesund. Der Apfel wirkt sich auf den ganzen Körper aus. So wird unter anderem das Zahnfleisch beim Essen gestärkt. Außerdem kräftigt er die Gefäße und ist gut für die Haut, Geschlechtsorgane und Leber.

TIPP!
Am besten essen Sie immer auch die Schale mit, da sich gerade in und direkt unter ihr die wertvollen ungesättigten Fettsäuren sowie Karotine, Magnesium und Eisen verstecken.

Legen Sie keine Äpfel neben anderes Obst und Gemüse, da

diese sonst schneller nachreifen und verderben. Äpfel verströmen nämlich Ethylen, was dem Nachbarobst zusetzt.

Muntermacher **Aprikose**

WAS DRIN IST:
Betakarotin, Folsäure, Karotine, Kupfer, Niacin, Vitamin B_5/C

WIRKUNG AUF DEN KÖRPER:
Die kleine, unscheinbare Aprikose versorgt den Körper mit wertvollen Stoffen und schmeckt auch dann noch prima, wenn sie vollreif ist. Das Vitamin C und die Karotine stärken das Immunsystem, die Folsäure regt das Zellwachstum und die Blutbildung an, die Pantothensäure sorgt für mehr Vitalität und macht außerdem noch schlank, da sie den Fettabbau ankurbeln kann.

Mit der Aprikose tun Sie etwas für Ihre Schönheit. Sie kräftigt Haut, Haar und Nägel und stoppt den Alterungsprozess, wirkt also verjüngend. Die Folsäure in Kombination mit Kupfer und Kobalt ist ideal für blasse und blutarme Menschen. Sogar die Augen profitieren vom Verzehr. Durch das Betakarotin kann eine mögliche vorhandene Nachtblindheit gelindert werden.

Besonders hilfreich sind Aprikosen bei Erkältungskrankheiten. Sie wirken schützend auf die Lungenschleimhäute und helfen bei Trockenheit in Hals und Rachen. Gerade starke Raucher oder Asthmatiker profitieren.

WIRKUNG AUF DEN GEIST:
Aprikosen sind kleine Stimmungskanonen. Das in ihnen reichlich enthaltene Niacin sorgt für starke Nerven, die Pantothensäure für Vitalität. Durch das in ihnen enthaltene Kupfer und Kobalt machen Aprikosen gute Laune. Außerdem können sie bei Müdigkeit und Konzentrationsschwäche helfen. Ideal für Geistesarbeiter, die im Büro tätig sind.

TIPP!

Getrocknete Aprikosen sind übrigens mindestens genauso gesund wie frische. Sie besitzen zwar weniger Vitamin C, haben dafür aber lebenswichtige Mineralstoffe, Spurenelemente und weniger empfindliche Vitamine in konzentrierter Form. Man sollte jedoch darauf achten, dass sie nur mit wenig oder besser gar keinem Schwefel behandelt wurden. Manchen Menschen kann Geschwefeltes nämlich leicht Kopfweh bereiten.

Von den Spaniern um die Welt getragen: Avocados

WAS DRIN IST:
Kalium, mehrfach ungesättigte Fettsäuren, Vitamin B_6, Folsäure

WIRKUNG AUF DEN KÖRPER:
Diese Frucht ist ein guter Kaliumlieferant und daher hervorragend geeignet, den Blutdruck zu senken und so einem Schlaganfall vorzubeugen. Die mehrfach ungesättigten Fettsäuren schützen speziell das Herz und die Gefäße.

Vitamin B_6 ist für den Stoffwechsel in unserem Körper unerlässlich. Es ist daher für Menschen, die viel Fleisch und wenig Gemüse essen, eine wichtige Nahrungsergänzung. Avocados sind sehr fetthaltig im Vergleich zu anderem Obst.

WIRKUNG AUF DEN GEIST:
Vitamin B_6 ist ein hervorragendes Anti-Stress-Vitamin: Es ist gut für die Stressverarbeitung, hebt die Laune und sorgt für innere Ausgeglichenheit. Kalium hilft darüber hinaus gegen Antriebslosigkeit und macht munter. Es ist zudem in der Lage, die Ausdauer zu steigern.

GUACAMOLE

200 g Avocado, ½ TL Zitronensaft, Salz, Pfeffer, Knoblauch, 1 Tomate

Die reife Avocado mit einem Küchenmesser längs aufschneiden und mit einer Drehbewegung vom Kern lösen. Das Fruchtfleisch in eine Schüssel geben und den Zitronensaft übergießen. Alles mit einer Gabel oder einem Pürierstab zerdrücken bzw. zerkleinern und mit Salz, Pfeffer und Knoblauch würzen. In Würfel geschnittene Tomatenstücke unter die Guacamole mischen.

TIPP!

Erst wenn Avocados überreif sind, lassen sie sich einfach pürieren. Avocados können bis zu einer Woche außerhalb des Kühlschranks gelagert werden. Sollten sie noch nicht reif sein, kann man sie drei bis vier Tage in Papier gewickelt liegen lassen. Geschälte Avocados immer mit Zitronen- oder Limettensaft beträufeln, da sie sich sonst unschön schwarz verfärben.

Bananen
machen Laune

WAS DRIN IST:
Kalium, Magnesium, Mangan, Vitamin $A/B_6/C$

WIRKUNG AUF DEN KÖRPER:
«Ärzte mahnen, esst Bananen.» Diesen großmütterlichen Rat, in dem geballte Erfahrung steckt, kann man blind befolgen. Die Banane ist eine perfekte Frucht. Sie hat nicht nur gesunde Inhaltsstoffe, sondern verfügt auch über eine raffinierte Verpackung.

Man braucht kein Werkzeug, und auch die Hände bleiben beim Verzehr sauber. Unter ihrer Schale verbirgt sich schließlich die geballte Gesundheit – eine ideale Zwischenmahlzeit, die zudem noch durch ihren hohen Anteil an komplexen Kohlenhydraten sehr gut sättigt.

Die Banane enthält besonders viel Kalium. Das kann den Blutdruck senken und so Schlaganfällen vorbeugen und versorgt außerdem die Zellen im Körper mit diesem wichtigen Nährstoff. Menschen, die gerne viel Salzhaltiges konsumieren, sollten diese Vorliebe durch das Kalium in den Bananen ausgleichen. Bananen wirken entwässernd.

Besonders zu empfehlen sind Bananen bei entzündeten Magenschleimhäuten. Auch der Cholesterinspiegel wird durch Bananen reduziert, und durch das Vitamin C bekommt das Immunsystem starke Unterstützung und schützt Sie besser vor grippalen Infekten.

Nicht umsonst sind Bananen in tropischen Ländern so wichtig wie bei uns Kartoffeln. Sie sind das ideale Nahrungsmittel für Kleinkinder, ältere Menschen, Sportler und Otto Normalverbraucher.

WIRKUNG AUF DEN GEIST:

Warum ist die Banane krumm? Weil Bananen die Sonne lieben und sich ihr geradezu entgegenstrecken. In den gelben Sonnenanbetern steckt der Stoff, der uns gute Laune verschafft. Verantwortlich dafür ist die Aminosäure Tryptophan, welches unser Körper im Gehirn in Serotonin umwandelt und so die Stimmung anheben lässt. Ein Mangel an diesem Gute-Laune-Stoff kann dagegen Migräne, Angst, Aggressivität und Depressionen verursachen. Bananen helfen bei Schlafstörungen und beruhigen die Nerven.

Basilikum,
der Star der italienischen Küche

WAS DRIN IST:
Ätherische Öle, Vitamin A/C, Oleanol- und Ursolsäure

WIRKUNG AUF DEN KÖRPER:
Basilikum hat mit den italienischen Rezepten einen Siegeszug durch die deutsche Küche hingelegt. Keine Tomate ohne Basilikum – die berühmte Caprese ist ein wohlschmeckendes Gericht, das auch durch seine Gesundheitskraft überzeugt.

Basilikum ist gut gegen Bauchschmerzen. Denn dessen ätherische Öle wirken sofort, dafür sorgen Kampfer, Monoterpen, Anethol, Gerbsäure und Saponine. In den Ländern rund um das Mittelmeer wird in jedem Haushalt bei Bauchpein sofort ein Tee hergestellt. Mit Zitronensaft und Honig versetzt, verschafft man dem Patienten schnell Linderung. Auch gegen Blähungen kann Basilikum eingesetzt werden, ebenso bei Verstopfung.

WIRKUNG AUF DEN GEIST:
Nervosität, Angstzustände, Depressionen und Migräne, so groß ist die Bandbreite der Anwendungsgebiete. Brauchen Sie die geballte Dosis, ist ein hochkonzentriertes Basilikumpesto genau das Richtige.

BASILIKUMPESTO

Basilikum, Knoblauch, Parmesan und Pinienkerne fein gemixt ergeben eine köstliche Paste, die sich als Brotaufstrich, zu Pasta, Fleisch und Fisch genießen lässt. Die Zutaten können von der Menge so verwendet werden, wie es den Vorlieben entspricht.

Nährstoffbombe
Brokkoli

WAS DRIN IST:
Betakarotin, Flavone (Flavonoide), Glucosinate, Indole, Eisen, Kalium, Kalzium, Kupfer, Mangan, Natrium, Phosphor, Selen, Zink, Sulfide (Schwefel), Sulforaphan, Vitamin $B_1/B_2/B_6/C/E$

WIRKUNG AUF DEN KÖRPER:
Schon die Römer waren sich der gesundheitsfördernden Eigenschaften des Brokkoli bewusst und bauten den Kohl mit den grünen Röschen in unseren Breiten an. Nach dem Ersten Weltkrieg geriet er in Vergessenheit, fand aber in den sechziger Jahren durch Gastarbeiter aus mediterranen Ländern seinen Weg zurück auf unsere Teller. Zum Glück! Denn Brokkoli gilt als Anti-Krebs-Gemüse, in dem sich zahlreiche wirksame Substanzen befinden, die antioxidative Eigenschaften haben: Vitamin C etwa und Vitamin E sowie Provitamin A bzw. Betakarotin, Flavone und Indole. Sie stärken unsere Zellen gegen Angriffe krebsauslösender freier Radikale. Auch Sulfide, die nicht nur die Verdauung positiv beeinflussen und Cholesterinablagerungen in den Arterien abbauen helfen, unterstützen das Immunsystem, uns vor Magen- und Dickdarmkrebs zu schützen.

Brokkoli hält jedoch darüber hinaus noch etwas ganz Besonderes bereit: Sulforaphan, ein sekundärer Pflanzenstoff, der eine stark krebsvorbeugende Wirkung besitzt und unter anderem vor Magenkrebs schützt sowie Arteriosklerose vorbeugen soll. Die Glucosinate hingegen verleihen dem Brokkoli nicht nur seinen bitteren Geschmack, sondern verhindern außerdem laut einer Studie – nachdem sie durch Kauen und Verdauen in Isothiocyanate umgewandelt wurden – höchst wirksam Blasenkrebs. Amerikanische Forscher haben mittlerweile auch Pillen mit Brokkoliwirkstoffen entwickelt, die Brustkrebs verhindern sollen.

Der grüne Verwandte des Blumenkohls schmeckt nicht nur etwas würziger, sondern enthält auch fünfmal mehr Kalzium als sein weißer Bruder. Das macht ihn zu einem effektiven Knochenstärker, wie Milch und Milchprodukte es sind. Brokkoli soll jedoch nicht nur Knochenabbau vorbeugen, sondern auch die Nieren stärken. Auch von dem Erkältungskiller Vitamin C ist überdurchschnittlich viel vorhanden. Nur 200 Gramm Brokkoli decken unseren gesamten Tagesbedarf an diesem lebenswichtigen Vitamin.

Brokkoli kommt einer Heilpflanze schon sehr nahe und stellt einen guten Beweis dafür dar, dass Gemüse tatsächlich vor Krankheiten schützen kann. Aber auch als Schlankmacher gibt er eine gute Figur ab. Brokkoli hat nämlich nur 25 Kilokalorien pro 100 Gramm, weist dafür aber umso mehr Ballaststoffe auf, wodurch er besonders verdauungsfördernd ist.

WIRKUNG AUF DEN GEIST:
Brokkoli stabilisiert die Psyche und hilft, Depressionen und Folgen von Stress schneller zu bewältigen.

ZUBEREITUNGSTIPP!
Erhitztes Gemüse ist weniger wirksam als rohes. Dieser Effekt macht sich besonders bei Zubereitung in der Mikrowelle bemerkbar. Hier verliert Brokkoli etwa 85 Prozent seiner antioxidativen bzw. krebsbekämpfenden Substanzen, wohingegen die Garung mit Wasserdampf nur ungefähr 6 Prozent verschlingt. Am besten, Sie garen ihn nur kurz oder essen ihn roh, wobei dann darauf geachtet werden sollte, dass man nur die äußersten Röschen isst, da die harten Teile Blähungen verursachen können.

Brokkoli eignet sich ideal zum Einfrieren. Einfach vorher etwa drei Minuten blanchieren und dann ab mit ihm ins Gefrierfach. So können Sie ihn genießen, wann immer Sie mögen.

ÜBRIGENS!
Eine Kombination aus Tomate und Brokkoli soll eine höhere Wirksamkeit auf Prostatakrebs erzielen als jedes Gemüse alleine. Am besten, Sie verzehren die beiden in einem Brokkoli-Tomaten-Salat.

BROKKOLI-TOMATEN-SALAT

Zutaten (für 4 Portionen):
1 kg Brokkoli, 500 g Tomaten, 2 Knoblauchzehen, 6 EL Öl (Olivenöl empfohlen), 2 EL Weißweinessig, Pfeffer, Salz (Kristallsalz empfohlen), je 2 EL gehackte Zwiebel und Petersilie

Den Brokkoli klein schneiden und anschließend etwa fünf Minuten in Salzwasser kochen. Die Tomaten vierteln und mit dem Brokkoli vermengen. Den Knoblauch zerhacken und mit den übrigen Zutaten zu einem Dressing verrühren. Dieses dann mit den Tomaten und dem Brokkoli vermischen. Guten Appetit!

Die Brombeere,
eine der ältesten Heilpflanzen der Welt

WAS DRIN IST:
Ballaststoffe, Betakarotin, Flavonoide, Gerbstoffe, Eisen, Kalium, Kalzium, Kupfer, Magnesium, Mangan, Natrium, sekundäre Pflanzenstoffe (z. B. Ellagsäure), Vitamin A/C, B-Vitamine

WIRKUNG AUF DEN KÖRPER:
«Brombeerblätter wirken ausgezeichnet bei Kühen und Gräfinnen!» Dies ist ein Zitat aus dem Tagebuch einer Gräfin, die im Appenzeller Land die Sommerfrische verbrachte. Die arme Gräfin

litt seit einer Woche an heftigem «Abweichen» – auf gut Deutsch «Durchfall» –, und kein Mittel wollte helfen. Ihre Zofe bat eine Bäuerin um Hilfe. Diese empfahl Tee von Brombeerblättern, weil dies stets ganz hervorragend bei ihrer Kuh wirke. Die Gräfin konnte nach konsequenter Anwendung des Brombeerblättertees den Erfolg nur bestätigen.

Grund für die positive Wirkung auf die Verdauung sind die in den Brombeerblättern enthaltenen Gerbstoffe. Aber auch die Ballaststoffe in der Brombeerfrucht unterstützen die Verdauung und machen satt. Bei einer Diät also ein perfekter Snack.

Weil die sogenannte Schwarz- oder auch Kratzbeere reich an Vitamin C ist, ist ihr Saft ein bewährtes Hausmittel bei Erkältungen, speziell bei Heiserkeit. Den leicht angewärmten Brombeersaft gurgeln und anschließend schluckweise trinken, lautet die Empfehlung. Bei Entzündungen des Mund- und Rachenraums wird geraten, mit Tee aus Brombeerblättern zu gurgeln.

Die Beeren, die weltweit mit mehr als 400 Arten vertreten sind, sind reich an sekundären Pflanzenstoffen (insbesondere: Ellagsäure), die immunstimulierend und dadurch krebsvorbeugend wirken. Zusammen mit dem hohen Eisen- und Kupfergehalt reduzieren sie die Bildung von Blutgerinnseln, wirken Blutarmut entgegen und stärken das Herz. Besonders Frauen können Brombeeren als Eisenlieferant nutzen. Die Nährstoffe der Brombeeren stehen außerdem im Ruf, das Bindegewebe und die Gefäßwände zu kräftigen und damit Alterungsprozessen, Venenleiden und Hämorrhoiden vorzubeugen.

WIRKUNG AUF DEN GEIST:
Ein Fruchtsaftcocktail aus Beeren macht nicht nur gesund, er kann auch die Stimmung aufhellen, denn leuchtende Farben wirken sich oft positiv auf unsere seelische Gesundheit aus. Außerdem beruhigen und kräftigen B-Vitamine und Magnesium nachweislich die Nerven.

Buchweizen –
vielseitige Nervennahrung

WAS DRIN IST:
Ballaststoffe, Eiweiß, Fett, Eisen, Kalium, Kalzium, Kupfer, Magnesium, Mangan, Zink, Folsäure, Kieselsäure, Kohlenhydrate, Lezithin, Phenolsäuren, Phytinsäure, Rutin, Vitamine $B_1/B_2/B_3/B_6/E$

WIRKUNG AUF DEN KÖRPER:
Buchweizen wurde 1999 zur Arzneipflanze des Jahres gekürt. Den Ehrentitel trägt er völlig zu Recht, schließlich schlägt er mit seinen wertvollen Inhaltsstoffen alle Getreidesorten in puncto biologischer Wertigkeit. Im Knöterichgewächs befinden sich mehr als doppelt so viele hochwertige Eiweiße wie in den Getreiden, auch enthält er wichtige sekundäre Pflanzenstoffe wie Phythin- und Phenolsäure, die vor Krebs schützen können. Vor allem aber ist Buchweizen ein hervorragendes Mittel gegen Gefäßerkrankungen. Verantwortlich hierfür ist das Rutin – früher Vitamin P genannt –, welches im Kraut und in den Blüten der Pflanze enthalten ist. Es hält die Gefäße elastisch und hilft gegen Krampfadern und Besenreiser.

WIRKUNG AUF DEN GEIST:
Buchweizen ist die ideale Nahrung für Schüler, Studenten und alle anderen Wissbegierigen unter uns, denn die Aminosäure Lysin und Lezithin steigern die Lernfähigkeit. Auch bei Stress wirken die Samen als Nervennahrung. Die ebenfalls im Buchweizen enthaltene Aminosäure Tryptophan fördert außerdem einen gesunden Schlaf.

TIPP!
Als glutenfreie Pflanze ist Buchweizen besonders für Sprue- und Zöliakiekranke eine echte Alternative. Da Buchweizen beim Aufkochen stark schleimt, empfiehlt es sich, diesen vorher gründlich zu waschen und nach dem Kochen nochmals durchzuspülen.

Chicorée:
Delikatesse aus Belgien

WAS DRIN IST:
Ballaststoffe, Betakarotin, Folsäure, Intybin, Inulin, Eisen, Kalium, Kalzium, Magnesium, Mangan, Natrium, Phosphor, Selen, Zink, Niacin, Vitamin A, verschiedene B-Vitamine, Vitamin C/E/K

WIRKUNG AUF DEN KÖRPER:
Der erste Chicorée wurde von Monsieur Bresier, dem Chefgartenbauer am Botanischen Garten in Brüssel, gezogen. Das war 1846, und noch heute zählt Belgien zu den Hauptanbaugebieten dieser schmackhaften Sprossen. Mit nur etwa 17 Kilokalorien auf 100 Gramm ist der Chicorée besonders schlankheitsbewussten Menschen und Diabetikern zu empfehlen. Hoch ist dagegen der Anteil an Vitamin C (10 Milligramm auf 100 Gramm), wodurch der Chicorée besonders immunstärkend wirkt.

Ein weiterer Bestandteil ist der Bitterstoff Intybin, dessen aggressive Bestandteile mittlerweile weggezüchtet wurden, der aber in geringen Dosen appetitanregend wirkt und den Magen, die Milz und die Bauchspeicheldrüse stimuliert. Außerdem wirkt er sich positiv auf Blutgefäße und Verdauung aus und aktiviert ebenfalls Leber und Galle. Diese Eigenschaften verbessern die Fettverdauung und können so eine Diät bzw. fettreduzierte Ernährung unterstützen. Bei besonders wenigen Kalorien bringt der Chicorée außerdem sehr viele Ballaststoffe mit, die den Darm und den Stoffwechsel anregen. Der Kaliumgehalt im Chicorée wirkt leicht entwässernd und ist daher gut für Nieren und Herz und wirkt entlastend auf den gesamten Organismus. Sein Reichtum an Folsäure unterstützt darüber hinaus die Blutbildung im Körper.

Der französische Anti-Aging-Forscher Jean Morelle will herausgefunden haben, dass Chicorée den antioxidativen Stress reduziert, der unter anderem Hautzellen schneller altern lässt. Neben seiner Funktion als Radikalenfänger soll er giftige Sauerstoffverbindungen bekämpfen und damit als natürlicher Zellschutz dienen.

TIPP!
Wer den herben Geschmack des Chicorées nicht mag, sollte ihn einfach gebraten oder gedünstet genießen. Denn dann entfaltet er ein mild-süßliches Aroma.

WIRKUNG AUF DEN GEIST:
Die Bitterstoffe des Chicorées wirken beruhigend und können bei Schlaf- und Einschlafstörungen hilfreich sein.

CHICORÉESALAT MIT ROTER BETE UND WALNÜSSEN

500 g Chicorée, 300 g Rote Bete, 200 g Comté (französischer Weichkäse), 100 g Walnüsse

Für die Vinaigrette:
1 TL Salz, etwas Pfeffer, 1 TL Senf, 3 EL Weißweinessig, 3 EL Olivenöl

Chicorée in Streifen, Rote Bete und Comté in Würfel schneiden. Walnüsse grob hacken. Salz, Pfeffer, Senf und Weißweinessig kräftig miteinander verrühren. Erst zum Schluss das Olivenöl untermischen und zum Chicoréesalat servieren.

Klein, rot und feurig:
Chili

WAS DRIN IST:
Betakarotin, Capsaicin, Eisen, Kalium, Kalzium, Magnesium, Kohlenhydrate, Niacin, Vitamin $A/B_1/B_2/C/E$

WIRKUNG AUF DEN KÖRPER:
Schon vor 6000 Jahren haben amerikanische Ureinwohner auf die feurige Schärfe der Chilischote gesetzt. Christoph Kolumbus brachte sie schließlich nach der Entdeckung Amerikas 1492 nach Europa, sodass wir heute in den Genuss ihrer vielschichtigen Eigenschaften kommen. Die kleinen roten Teufel stecken nämlich voller gesunder Nährstoffe und besitzen heilsame Wirkung.

Ihre Besonderheit verdanken sie einem ganz besonderen Stoff: Capsaicin. Dieser ist verantwortlich für die Schärfe der Chili und deren medizinisch zahlreiche Auswirkungen auf Körper und Geist. Capsaicin findet vor allem in ABC-Pflastern Verwendung und hilft bei rheumatischen Schmerzen, Hexenschuss und auch Migräne. Schon die amerikanischen Ureinwohner wussten von seiner schmerzstillenden Eigenschaft und benutzten es gegen Zahnschmerzen oder Arthrose.

In einer Studie wurde 2004 festgestellt, dass eine hohe Dosis Capsaicin Prostatakrebszellen in Mäusen abtötet. Vielleicht ist Chili also ein Krebskiller der Zukunft? Koreanische Wissenschaftler fanden heraus, dass ein erhöhter Konsum von Chili den Körperfettanteil bei Frauen senkt. Ist die Chili also auch noch ein natürlicher Schlankmacher?

Chili steigert die Magensaft- und Speichelsekretion und vermindert das Risiko, an einem Magengeschwür zu erkranken. Denn Capsaicin ist ein natürlich wirksames Antibiotikum und in der Lage, Bakterien im Darm abzutöten. Aber Vorsicht! Eine Überdosierung birgt Gefahren, die mit Brennen im Mund, Gastritis,

Magengeschwüren und vermutlich auch Magenkrebs einhergehen können.

Ganz nebenbei liefert die Chili auch jede Menge Vitamin C, stärkt so die Abwehrkräfte und macht Sie fit für den Winter. Ein echter Allrounder also.

WIRKUNG AUF DEN GEIST:
Capsaicin stimuliert die Ausschüttung von körpereigenen Opiaten, den Endorphinen, unseren sogenannten Glückshormonen. Die bereiten, wie der Name schon sagt, Glücksgefühle und gute Laune. Außerdem stimulieren sie die Sexualhormone, da durch den Verzehr von Chilis der Kreislauf und die Durchblutung angeregt werden. So schmecken Chilis nicht bloß scharf, sondern sind auch echte kleine Heißmacher.

WISSENSWERTES!
Was tun, wenn's brennt? Es gibt unterschiedliche Meinungen darüber, welche Methode am besten gegen die Schärfe im Mund hilft. Viele trinken einfach nur Wasser oder essen etwas Brot, um die Folgen zu mildern. Am besten helfen aber Milch, Joghurt oder auch Käse. Die darin enthaltenen Fette lösen das Capsaicin auf und löschen somit den Brand. Stellen Sie also beim nächsten Chiligericht ein Glas Milch mit auf den Tisch. Trainieren Sie langsam mit kleineren Mengen Chili, um Ihre Zunge an die Schärfe zu gewöhnen oder entfernen sie vorher die Kerne der Chili, denn diese sind die Hauptverantwortlichen der Schärfe.

Datteln,
Pralinen ohne Schokolade

WAS DRIN IST:
Biotin, Eisen, Kalium, Kalzium, Kupfer, Mangan, Phosphor, Zink, Tryptophan, Vitamin $B_5/B_{12}/E$, Fruktose, Glukose

WIRKUNG AUF DEN KÖRPER:

Das «Brot der Wüste» wurde schon früh von den Arabern als Heilmittel angesehen und verehrt. Nicht ohne Grund nennen sie die Dattelpalme auch den Baum des Lebens. Schließlich beinhalten die kleinen Früchtchen bedeutende Nährstoffe und halfen den Beduinen auf ihren langen Reisen durch die Wüste.

Datteln haben einen hohen Zuckergehalt. Sie bestehen nämlich zu fast 70 Prozent aus Fruktose und Glukose. Daher haben sie natürlich viele Kalorien, sind aber keine Dickmacher, sofern man sich nicht ausschließlich von ihnen ernährt. Sie eignen sich vor allem als Energielieferanten für Gehirn und Nerven. Datteln sind also der perfekte Süßigkeitenersatz.

Nicht zu vergessen ist das viele Kalzium, das für starke Knochen und Zähne sorgt. Auch die Haut wird durch Datteln schöner und brauner. Dafür ist Kupfer verantwortlich, welches sich zusammen mit Eisen außerdem positiv auf die Blutbildung auswirkt.

WIRKUNG AUF DEN GEIST:

Unterstützt wird die vitalisierende Wirkung der Datteln durch den hohen Gehalt an Pantothensäure, welche die Energieproduktion ankurbelt und für eine bessere Konzentration sorgt. Datteln sind also besonders für Kopfarbeiter wie zum Beispiel Schüler und Studenten geeignet, indem sie ihnen die nötige Energie geben.

Das in der Dattel vorzufindende Tryptophan kann Menschen helfen, die unter einer Schlafstörung leiden. Diese Aminosäure stimuliert die Produktion des Schlafhormons Melatonin und fördert so einen erholsamen Schlaf. Die Dattel gilt deshalb auch bei den Arabern als natürliches und wirksames Einschlafmittel.

Die Erdbeere –
ein aromatischer Muntermacher

WAS DRIN IST:
Flavone, Folsäure, Eisen, Fluor, Kalium, Kalzium, Kupfer, Magnesium, Mangan, Phosphor, Catechine, Pektin, Phenolsäuren, Vitamin $A/B_2/C/K$

WIRKUNG AUF DEN KÖRPER:
Sommerzeit ist Erdbeerzeit. Die saisonale Einschränkung ist zwar bedauerlich, doch man kann Erdbeeren auch tiefgefroren im Winter bekommen. Achten Sie dann aber immer auf qualitativ hochwertige und einheimische Beeren, da importierte oft mit Pestiziden und anderen Giftstoffen behandelt wurden. Die Königin der Beeren hat so oder so einen hohen Gesundheitswert, doch frisch schmeckt sie immer noch am besten. Walderdbeeren sind übrigens noch aromatischer, leider aber auch teurer.

Erdbeeren enthalten ungefähr 360 (!) Aromastoffe und zahlreiche gesunde Nährstoffe. Die schützen uns vor Erkältungen und anderen Infektionen. So bringt die Erdbeere erstaunlicherweise mehr Vitamin C mit als die Zitrone oder Orange. Ihr großes Gesundheitsplus liegt jedoch woanders. Besonders reichlich sind nämlich Phenolsäuren vertreten, die Arteriesklerose, Thrombose und Herzinfarkt vorbeugen und außerdem der Krebsentstehung entgegenwirken können, da sie die Produktion der «Killerzellen» unseres Immunsystems anregen.

Die Erdbeere hat noch viel mehr zu bieten: Sie wirkt harntreibend, blutreinigend, in großen Mengen abführend und senkt den Blutdruck sowie den Cholesterinspiegel. Vitamin K ist wichtig für den Prozess der Blutgerinnung. Wegen ihres hohen Folsäuregehalts ist sie außerdem unbedingt Schwangeren zu empfehlen, da Folsäure für das Zellwachstum, die Entwicklung der Organe sowie das Nervensystem des Embryos bedeutsam ist.

Ein Mangel an Folsäure kann zu schweren Schäden beim Kind führen.

Das Supermineral Mangan ist in Erdbeeren überdurchschnittlich vorhanden. Es ist für die Produktion von Blut, Knochen, Haut und Haaren hilfreich und auch gut für Gehirn und Nerven. Selbst die Produktion von Schilddrüsenhormonen wird durch Mangan angeregt. Die Catechine (Gerbstoffe) wirken sich wiederum positiv auf die Verdauungsorgane aus, sie gelten als entzündungshemmend und antibakteriell und helfen bei Durchfall und Blähungen.

Erdbeeren sind Verwöhnfrüchte und Schlankmacher in einem. Man kann sie einfach ohne Reue genießen! Denn durch ihren geringen Kaloriengehalt – Erdbeeren bestehen zu 90 Prozent aus Wasser, und 100 Gramm enthalten gerade mal 32 Kilokalorien – und den Gehalt an Kalium, das entwässernd wirkt, vereinbaren sie puren reuelosen Genuss mit gesunden Eigenschaften, die sich auf den gesamten Körper auswirken. Erdbeeren können sogar für eine schöne Haut sorgen (vgl. Rezept).

WIRKUNG AUF DEN GEIST:
Erdbeeren beeinflussen darüber hinaus unsere Stimmung und Konzentration. Auch dafür sind vorwiegend Mangan und Folsäure verantwortlich. Mangan steigert zudem die Libido. Aber auch Zink hat eine entscheidende Wirkung auf die Lust: Es ist nämlich für die Bildung des Sexualhormons Testosteron von Bedeutung. Und das wiederum steigert die sexuelle Begierde. Erdbeeren können durch ihren Gehalt an Vitamin B_1 und B_2 außerdem Nervosität lindern.

ACHTUNG!
Erdbeeren können pseudoallergische Reaktionen auslösen. Empfindliche Menschen sollten die Früchte daher lieber meiden.

GESICHTSMASKE

So tun Sie Ihrer Haut etwas Gutes: Pürieren Sie eine Handvoll frischer Früchte, vermengen Sie diese mit einem Teelöffel Quark und etwas Zitronensaft und tragen Sie die Mixtur als Gesichtsmaske auf. Lassen Sie die Maske zehn Minuten einwirken und waschen Sie sie dann mit lauwarmem Wasser ab. Ihre Haut wird dadurch sofort deutlich frischer und vitaler erscheinen.

Feige –
klein, aber oho

WAS DRIN IST:
Betakarotin, Biotin, Ficin, Fruktose, Eisen, Jod, Kalzium, Kalium, Zink, Fluorid, Kupfer, Mangan, Traubenzucker, Vitamin $B_1/B_2/B_6/C$

WIRKUNG AUF DEN KÖRPER:
Die Feige ist die erste namentlich erwähnte Frucht in der Bibel und damit eine sehr alte Kulturpflanze. Schon die Menschen vor 2000 Jahren waren sich über den Wert der Feige im Klaren – Platon deklarierte sie zu seiner Lieblingsfrucht.

Die Feige besitzt die höchsten alkalischen (basischen) Werte aller Lebensmittel und ist somit hervorragend zur Neutralisation saurer und säurehaltiger Lebensmittel geeignet. Die Feige steckt außerdem voller B-Vitamine und wichtiger Mineralstoffe wie Kalzium, Kalium, Eisen und Zink. Auch Jod lässt sich nachweisen – wenn auch in geringer Menge.

Ein besonderer Stoff ist jedoch das Ficin, ein eiweißspaltendes Enzym, das die Feigen verdauungsfördernd macht. Sie eignen sich hervorragend als natürliches Abführmittel. Zudem sind sie sehr sättigend und helfen so beim Abspecken. Für Naschkatzen sind Feigen ebenfalls zu empfehlen. Wie Datteln stellen sie eine gesunde Alternative zu Pralinen und anderen Dickmachern dar. 100 Gramm Feigen haben nur 58 Kilokalorien. Ein idealer Diätpartner.

Als wahres Allroundtalent hilft die Feige nicht nur bei Zahnschmerzen – man kann das Zahnfleisch mit dem Feigenfleisch massieren –, sondern auch bei Menstruationsbeschwerden, die sie lindern soll.

WIRKUNG AUF DEN GEIST:
Da sich in Feigen viel Traubenzucker versteckt, bringen sie die Nerven und das Gehirn auf Trab, verbessern die Konzentrationsfähigkeit, lindern Nervosität und machen gute Laune.

TIPP!
Getrocknete Feigen sind mindestens genauso gesund wie frische. Allerdings können sie gesundheitsgefährdende Stoffe wie Alfatoxine beinhalten. Dies sind stark krebserregende Schimmelpilzgifte. Greifen Sie daher immer zu frischen oder zu qualitativ hochwertigen getrockneten Feigen.

Fenchel –
Mutter Naturs Schmerzmittel

WAS DRIN IST:
Ätherische Öle (vor allem Anethol und Fenchon), Betakarotin, Flavonoide, Kaffeesäure, Eisen, Kalium, Kalzium, Magnesium, Natrium, Phosphor, Niacin, Vitamin $A/B_1/B_2/B_6/C$

WIRKUNG AUF DEN KÖRPER:
Schon die alten Chinesen wussten um die Heilkraft des Fenchels. Diese würzig riechende Pflanze gehört zu den bedeutendsten

Arzneipflanzen der Pharmaziegeschichte. Auch in Europa wird er seit der Antike bis in die heutige Zeit verwendet, unter anderem als Magenmittel, Diuretikum (als entwässernd wirkend) und als Augenarznei. Die Samen des Wasserfenchels – in alten Kräuterbüchern als heilkräftig gelobt – kamen allerdings erst um 1880 in die Apotheken, als Mittel gegen Husten und Schwindsucht sowie zur Linderung von Blähungen.

Die fleischige Knolle ist den meisten als schmackhaftes Gemüse bekannt, jedoch liefert sie wie auch die Wurzel wertvolle Inhaltsstoffe, die zum Beispiel bei Halsinfektionen und Erkältung hilfreich sein können. Grund dafür ist die Vielzahl der ätherischen Öle. Sie wirken zugleich antibakteriell, schleimlösend, tonisierend (stärkend) und krampflösend. Dadurch kann Fenchel (besonders in abgestimmten Fenchelteemischungen) bei vielen Schmerzarten Linderung verschaffen, sogar bei starken Kopfschmerzen und Migräne. Bei Erkältungen und Husten kann die heilende Wirkung des Fencheltees mit Fenchelhonig unterstützt werden.

Die Fenchelknolle lässt sich als Rohkost sowie gekocht und gebraten genießen. Die Faserstoffe des Gemüses binden zum einen Fette und zum anderen Stoffwechselprodukte, die mit ihnen aus dem Körper transportiert werden; das entgiftet und bringt die Blutwerte wieder ins Lot.

Außerdem enthält die tolle Knolle das für die Augen wertvolle Vitamin A sowie seine Vorstufe Betakarotin und fast doppelt so viel Vitamin C wie eine Orange, dazu viel Kalzium, Eisen und Phosphor. Besonders Frauen sei der Fenchel ans Herz gelegt: Er kann dazu beitragen, einen latent bestehenden Eisenmangel auszugleichen, regt bei stillenden Müttern die Milchbildung an und kann sogar bei Wechseljahrsbeschwerden Linderung verschaffen. Verschiedene aktuelle Studien legen zudem nahe, dass das ätherische Öl Fenchon – im Fenchel in sehr hoher Dosierung vorhanden – krebsvorbeugend wirkt. Fenchel – ein gesundes Kraftpaket mit nur 27 Kilokalorien pro 100 Gramm.

WIRKUNG AUF DEN GEIST:

Fencheltee (aus den bereits erwähnten Fenchelsamen) wirkt entspannend und ist deshalb bei Schlafstörungen ein besonders wirksamer Gute-Nacht-Trunk. Außerdem soll er Stresssymptome lindern, indem er die Psyche ausgleicht und stärkt. Ebenso wirken würzige Duftmischungen aus Fenchel, Melisse, Rose und Koriander.

Fisch –
bekömmlich und gesund

WAS DRIN IST:

Eiweiß, Fluor, Jod, Kalium, Omega-3-Fettsäuren,
Vitamin $A/B_1/B_2/B_{12}/C/D$

WIRKUNG AUF DEN KÖRPER:

Damit Sie gesund bleiben wie ein Fisch im Wasser, sollten Sie auch ausreichend Fisch essen. Fische gehören zu den wertvollsten Lebensmitteln mit zahlreichen wichtigen Nährstoffen. Vor allem der besonders hohe Anteil an Omega-3-Fettsäuren – in fetten Fischen wie Hering, Thunfisch oder Lachs – fällt ins Gewicht. Diese ungesättigten Fettsäuren halten die Gefäße von Ablagerungen frei und beugen so einem Herzinfarkt vor. Da ist es nicht verwunderlich, dass Eskimos wesentlich seltener dem Herztod erliegen als wir. Schließlich essen sie überdurchschnittlich viel Fisch und halten so ihr Herz-Kreislauf-System gesund.

Fisch besitzt außerdem Zink und viele Vitamine wie B-Vitamine, Vitamin A, C und D. So sorgt er für ein starkes Immunsystem und schützt Sie zum Beispiel vor Erkältungskrankheiten. Menschen, die an Jodmangel leiden, können im Seefisch ihr perfektes Nahrungsmittel finden. Jod ist reichlich in ihnen vorhanden, und das hilft bei manchen Schilddrüsenerkrankungen.

FRISCHETEST!

Frischen Fisch erkennen Sie ganz einfach an folgenden Merkmalen: Die Augen sollten klar und nicht milchig aussehen. Die Kiemen müssen eine hellrote Farbe und die Haut festanliegende, glänzende Schuppen aufweisen. Fisch sollte außerdem niemals nach Fisch riechen, sondern immer nach Meer und Wasser. Weist ein Fisch bereits Verfärbungen und Schleimbildung auf der Haut auf, haben sich schon Bakterien angesiedelt. Achten Sie deshalb immer darauf, dass der Fisch ununterbrochen in Eis gekühlt und schnell weiterverarbeitet wurde.

Geheimwaffe gegen Magen-Darm-Probleme:
Gerste

WAS DRIN IST:
Ballaststoffe, Eiweiß, Fett, Folsäure, Eisen, Kalium, Kalzium, Kupfer, Magnesium, Phosphor, Zink, Kieselsäure, Pantothensäure, Phenolsäuren, Phytinsäure, Phytoöstrogene, Saponine, Stärke, Tocotrienole, Vitamin B

WIRKUNG AUF DEN KÖRPER:
Die englische Königin Elisabeth II. schwört – angeblich – auf die Wirkung ihres täglichen Gläschens Barley Water, ein Getränk, das aus Gerste hergestellt wird. Ihre Majestät tut gut daran, schließlich wird das Korn seit jeher als Wunderwaffe gegen Magen-Darm-Probleme geschätzt. Mit seinen Schleimstoffen – einer Sorte von Kohlenhydraten – lindert es Verdauungsprobleme, hilft bei Bauchschmerzen und unterstützt so manche Diät mit Erfolg.

Gerste kann aber noch weitaus mehr: Nach neueren Erkenntnissen ist sie ein echter Cholesterinkiller. Grund hierfür sind die sogenannten Tocotrienole; diese sind natürlich vorkommende Formen von Vitamin E und sitzen in den Randschichten des Korns.

Im menschlichen Körper dämmen Tocotrienole die Cholesterinbildung in unserer Leber und können das Gesamtcholesterin um bis zu 44 Prozent senken. Auch dem besonders gefährlichen LDL-Cholesterin, das als eine Ursache für Arteriosklerose und Herzinfarkt gilt, rücken sie gehörig zu Leibe. Gerste ist außerdem reich an Magnesium, das zusammen mit den Tocotrienolen zusätzlich das Herz schützt.

Wer Haltung bewahren will, sollte ebenfalls fleißig Gerste futtern, denn die reichlich vorhandene Kieselsäure kräftigt die Wirbelsäule und stärkt Ihnen somit buchstäblich den Rücken. Kieselsäure sorgt außerdem für festes Bindegewebe sowie schöne Haare und Nägel.

Die wertvollen Phenolsäuren und Phytoöstrogene – zwei sekundäre Pflanzenstoffe – können den Körper vor Krebserkrankungen schützen, indem sie freie Radikale abfangen. Nicht zuletzt profitieren auch Ihre Augen und Ohren von der Gerste: Die vielen Mineralstoffe fördern die Übertragung von Reizen und «schärfen» auf diese Weise Ihre Sinne. Vorsicht ist allerdings geboten, wenn Sie den allseits so beliebten Gerstensaft trinken. Hier werden die Sinne eher getrübt.

WIRKUNG AUF DEN GEIST:
Die Pantothensäure ist eine wichtige Grundlage für die Gehirnfunktion und eine gesunde Psyche. Sie wirkt beruhigend bei Stress, hellt die Stimmung auf und macht bei Müdigkeit wieder munter.

BARLEY WATER

100 g Gerste, 2 l Wasser, 1 Feige, 2 EL Honig,
Schuss Apfelsaft, Salz, 1 Zitrone, ungespritzt

Die Gerstenkörner im Wasser mit der Feige 1,5 Stunden kochen und anschließend absieben. Honig, Apfelsaft, Salz, Zitronensaft und abgeriebene Zitronenschale zugeben und gut verrühren. Gut gekühlt schmeckt das Getränk besonders erfrischend.

Die Grapefruit
macht rundum gesund

WAS DRIN IST:
Bioflavonoide, Betakarotin, Folsäure, Glutathion, Kalium, Kalzium, Kupfer, Magnesium, Zink, Niacin, Pantothensäure, Pektin, Phosphat, Vitamin $A/B_1/B_2/B_6/C$

WIRKUNG AUF DEN KÖRPER:
Die Grapefruit, eine Kreuzung zwischen Orange und Pampelmuse, enthält eine Fülle gesunder Nährstoffe. Sie ist eine echte Vitaminbombe. Und: Ihre Bioflavonoide erhöhen die Wirksamkeit des Vitamins C bis um das 20-Fache und stärken so sehr effizient das Immunsystem. Infektionen und Erkältungen kann leicht vorgebeugt werden.

Der regelmäßige Verzehr von Grapefruits fördert durch ihre Nährstoffe den Abbau von alten Blutkörperchen, verringert Ablagerungen in den Gefäßen und trägt so zum Schutz von Herz-Kreislauf-Erkrankungen bei. Die Grapefruit besitzt außerdem einen positiven Einfluss auf Magen und Darm und soll sich besonders zur Vorbeugung von Magengeschwüren eignen.

ACHTUNG!
In Verbindung mit Medikamenteneinnahme sollten Sie grundsätzlich auf Grapefruitsaft verzichten, er kann die Aufnahme der Arznei behindern.

Fit durch den Winter mit
Grünkohl

WAS DRIN IST:
Betakarotin, Eiweiß, Folsäure, Eisen, Jod, Kalium, Kalzium, Mangan, Magnesium, Phosphor, Zink, Selen, Lutein, Vitamin $B_2/B_6/C/E/K$

WIRKUNG AUF DEN KÖRPER:
Die «Oldenburger Palme» wird besonders in Norddeutschland hoch geschätzt. Dort ist Grünkohl ein wesentlicher Bestandteil eines Traditionsgerichts (siehe Rezept). Grünkohl einfach nur als Gemüse zu bezeichnen wird ihm nicht gerecht. Er ist viel mehr als das – fast schon Medizin. Der grüne Winterkohl ist nämlich, was seinen Reichtum an Inhaltsstoffen betrifft, ein echter Superstar.

Mit seinem hohen Gehalt an Vitamin C liegt der Grünkohl gleich hinter Brokkoli und der Paprika. Auch wertvolle Folsäure hält Grünkohl in hohen Mengen bereit, womit er eine wichtige Aufgabe für die Versorgung unserer Nervenzellen erfüllt. Sein Gesundheitswert ist enorm. Grünkohl ist deshalb schon lange kein Arme-Leute-Essen mehr, die alljährliche Krönung zum Grünkohlkönig eine besondere Ehre. Bereits Helmut Kohl, Angela Merkel und aktuell Außenminister Frank-Walter Steinmeier kamen in diesen aristokratischen Genuss.

Der Gehalt an Betakarotin bzw. Provitamin A im Grünkohl übertrifft mit Abstand den aller anderen Kohlsorten. Damit ist nicht nur das Immunsystem gegen verschiedene Krankheiten gut gerüstet, sondern auch die Augen werden – zusammen mit Lutein – gestärkt. So beugt er einer Nachtblindheit vor und ist auch für Leute, die den ganzen Tag vor dem Bildschirm arbeiten, bestens geeignet.

Der Grüne glänzt darüber hinaus mit sehr viel Kalzium. Etwa 200 Gramm Grünkohl beinhaltet so viel wie zwei Gläser Milch. Damit ist er ein starker Kämpfer gegen Osteoporose und eine gute

Alternative für Leute, die wenig Milchprodukte zu sich nehmen. Auch das Magen-Darm-System lässt der krausblättrige Kohl nicht außer Acht. Durch seinen hohen Ballaststoffanteil hilft er bei Magengeschwüren und wirkt generell verdauungsfördernd. Doch auch er – wie alle Kohlsorten – kann Blähungen verursachen. Die kann man aber abmildern, indem man die Stängel und dickeren Teile nicht mitisst.

Grünkohl ist ein sehr guter Eisenlieferant, wodurch die Blutbildung angeregt wird. Das gesamte Herz-Kreislauf-System wird durch den Verzehr von Grünkohl gestärkt. Weitere Substanzen, wie Magnesium, Jod und Zink, machen sein gesundes Angebot komplett. Erwähnenswert ist außerdem seine antikanzerogene, also krebsvorbeugende Eigenschaft. So soll er effektiv vor Dickdarm- und Lungenkrebs schützen.

WIRKUNG AUF DEN GEIST:
Der hohe Anteil an Magnesium macht Grünkohl zum wahren Anti-Stress-Gemüse.

FRISCHETIPP!
Achten Sie beim Einkauf auf welke oder gelblich verfärbte Blätter. Grünkohl sollte, wie der Name schon sagt, eben immer grün aussehen. Das Aussehen ist ein prima Indiz für alle Kohlsorten. Am besten, Sie kaufen Grünkohl immer frisch vom Bauern. Jedoch sollten Sie ihn rasch verzehren, da er sich nicht lange aufbewahren lässt. Auch im Kühlschrank gelagert, sollte der Kohl binnen zwei bis drei Tagen auf dem Tisch stehen.

GRÜNKOHL MIT PINKEL

Zutaten für 4 Personen:
1 kg Grünkohl, 1 Zwiebel, 20 g Hafergrütze, ¼ l Wasser, Piment, Salz, 1 TL Zucker, 400 g Kartoffeln, 3 Pinkel (geräucherte Grützwurst), 300 g Kasseler Nacken

Grünkohl gründlich waschen und von den Strünken abzupfen. Den Grünkohl mit kochendem Wasser überbrühen, damit er zusammenfällt. Danach in einen großen Topf geben. Die Zwiebel fein würfeln und unter den Grünkohl geben. Hafergrütze hinzufügen, untermischen und Wasser angießen. Mit einer Prise Piment, Salz und Zucker würzen. Den Kohl auf niedrigster Stufe ca. 1 Stunde bei geschlossenem Deckel garen lassen. Inzwischen die Salzkartoffeln kochen. Den Pinkel auf den Grünkohl legen und weitere 30 Minuten garen lassen. Kurz vor Ende der Garzeit den Kasseler Nacken auf den Grünkohl legen und nochmals sanft garen lassen. Der Grünkohl schmeckt übrigens aufgewärmt am besten!

WISSENSWERTES!
Das grüne Wintergemüse wurde früher nach dem ersten Frost geerntet. Die Minustemperaturen lassen nämlich den Zuckergehalt steigen, wodurch der Grünkohl sein volles Aroma entfalten kann. Heute gibt es auch Sorten, die schon vorher sehr gut schmecken.

Gurke
wirkt von außen und von innen

WAS DRIN IST:
Ballaststoffe, Betakarotin, insulinartige Stoffe, Eisen, Kalium, Kalzium, Magnesium, Mangan, Phosphor, Zink, Spuren des schlaffördernden Melatonin, Tartronsäure, Vitamin A/C/K, B-Vitamine

WIRKUNG AUF DEN KÖRPER:
Die Gurke zeichnet sich vor allem durch einen hohen Wasseranteil (zirka 95 Prozent) und sehr wenig Kalorien (9 bis 13 Kilokalorien auf 100 Gramm) aus, was sie einerseits zu einem hervorragenden

Durstlöscher (ob als Salat, Gemüse oder Saft) und andererseits zum Schlankheitsgemüse schlechthin macht. Das Kürbisgewächs wirkt sich durch das viele Wasser, aber auch durch die in ihm enthaltenen Nährsalze blutreinigend, entgiftend und entschlackend aus. Der tägliche Verzehr von Gurken (oder Gurkensaft) senkt den Blutzuckerspiegel, da sie insulinartige Stoffe enthalten. Vieles, was den Körper blockiert, geht die Gurke mit ihren Inhaltsstoffen an – sie ist ein echter Putzteufel: ob Blasen- und Nierensteine, ein verstopfter Darm oder verengte Blutgefäße –, auch Gichtpatienten wird der Verzehr von Gurken empfohlen. Etwas Besonderes ist die in Gurken enthaltene Tartronsäure, die den Fettstoffwechsel beeinflussen kann. Wer ein paar überflüssige Pfunde loswerden möchte, sollte also Gurken auf der Einkaufsliste nicht vergessen.

Äußerlich angewandt, hilft die Gurke bei Hautentzündungen und Akne – jeder kennt die Quark-Gurken-Maske, mit der die Ehefrau ihren Mann abends im Bett zu Tode erschreckt. Doch fest steht: Die Dame tut gut daran. Denn die Gurke rückt mit ihren entzündungshemmenden Eigenschaften hässlichen Pickeln und anderen Hautentzündungen zu Leibe. Inhaltsstoffe wie z. B. Schleimstoffe, Enzyme, Vitamine und Mineralsalze haben zudem eine straffende, zusammenziehende Wirkung und verfeinern das Hautbild. So wirkt Gurkensaft (äußerlich oder innerlich angewendet) nicht nur Hautunreinheiten, sondern auch Falten entgegen. Er zieht die Hitze aus entzündeten Hautpartien und verschafft bei Fieber oder auch der sogenannten aufsteigenden fliegenden Hitze (Symptom der Wechseljahre) Linderung. Das Betakarotin im grünen Gemüse ist gut für die Augen, und das Vitamin C stärkt das Immunsystem.

WIRKUNG AUF DEN GEIST:
«Reinige deinen Körper, und auch dein Geist wird klarer sehen.» Diese Weisheit sowie die Tradition der körperlichen Reinigung (durch bestimmte Speisen oder/und Fasten) ist in nahezu allen Kulturen bekannt. Die Reinigung des Körpers ist der Weg zur

Rückbesinnung auf das Wesentliche und zur Selbsterfahrung. Bei einer gesunden Fastenkur ist Gurkenwasser als Nahrungsersatz zu empfehlen, denn es hilft, Schlacken und Gifte aus dem Körper zu treiben.

GURKEN-TONIKUM

½ Salatgurke, ½ Tasse destilliertes Wasser (aus der Apotheke), 2 TL Minzeblätter, ⅛ TL Vitamin-C-Pulver (aus der Apotheke)

Waschen Sie die Gurke ungeschält. Pürieren Sie die Gurke samt Schale, destilliertem Wasser, Minzeblättern und Vitamin-C-Pulver (im Mixer oder mit dem Pürierstab). Seihen Sie den Mix anschließend durch eine Filtertüte und füllen Sie ihn in eine verschließbare Flasche mit Zerstäuber. Tragen Sie das so entstandene Gesichtswasser nun mit einem Wattebausch auf entzündete Hautstellen oder das gesamte Gesicht auf. Falls Sie nicht alles sofort verbrauchen, bewahren Sie die Flüssigkeit unbedingt im Kühlschrank auf.

Wohltat für die Augen:
Heidelbeeren

WAS DRIN IST:
Ballaststoffe, Betakarotin, Folsäure, Gerbstoffe, Eisen, Kalium, Kalzium, Kupfer, Magnesium, Mangan, Natrium, Phosphor, Zink, Phenolsäure, Vitamin $C/E/B_6$

WIRKUNG AUF DEN KÖRPER:
Hildegard von Bingen – die im 11. und 12. Jahrhundert lebende Benediktinerin und Volksmedizinerin – war die Erste, die die Heilkraft der Heidelbeere entdeckte und belegte. Als frische Frucht

ist sie eigentlich «nur» lecker, getrocknet hingegen entfaltet die «Beere, die an der Heide wächst», ihre ganze Wirkkraft: Wenn kleine Kinder Durchfall haben, sollten die Eltern es einmal mit einer Handvoll getrockneter Heidelbeeren (mit etwas Flüssigkeit) versuchen. Die Gerbstoffe der Heidelbeere beruhigen den gereizten Magen-Darm-Trakt. Allerdings bitte wirklich nur die getrockneten Früchte verwenden, übermäßiger Verzehr von frischen Heidelbeeren hat nämlich die genau entgegengesetzte Wirkung.

Tipp!
Für Adleraugen: Da Heidel- oder Blaubeeren, wie sie auch genannt werden, reich an Betakarotin sind, unterstützt ihr Verzehr die Sehkraft. Besonders Menschen, die viel am Computerbildschirm arbeiten oder nachts oft Auto fahren, sollten häufiger zu dunklen Beeren greifen, da der blaue Pflanzenfarbstoff Myrtillin (gehört zur Stoffgruppe der Anthozyane) Blutgefäße in Gehirn und Augen elastisch hält und so zum Beispiel Lichtempfindlichkeit und Nachtblindheit entgegenwirkt.

Der Saft der blauen Beeren kann aufgrund des hohen Vitamin-C-Anteils zudem bei Entzündungen im Mund- und Rachenraum Abhilfe schaffen und auch bei äußerlichen Wunden angewendet werden. Ferner enthalten die frischen Früchte Betakarotine, die das Immunsystem stärken. Unter 40 von amerikanischen Wissenschaftlern untersuchten Frucht- und Obstsorten gewann die Heidelbeere den ersten Platz für den Anteil an Antioxidanzien, das heißt Substanzen, die freie Radikale unschädlich machen.

Heidelbeeren stehen seit kurzem im Ruf, auch zur Prophylaxe von Kulturkrankheiten wie Krebs und Kreislaufschwäche beizutragen.

Achtung!
Die Blätter der Halbstrauchpflanze sollten nach Möglichkeit nicht verzehrt werden, da es bei einer Überdosierung zu einer Hydrochi-

nonvergiftung und infolgedessen zu Leberschäden kommen kann. Wer Heidelbeeren vom Strauch pflückt, sollte sie vor dem Verzehr gründlich waschen, da auf ihrer Oberfläche Fuchsbandwurm-Eier kleben können.

WIRKUNG AUF DEN GEIST:
Zusammen mit dem Flavon Myrtillin fördern die Gerbstoffe der Heidelbeere die innere Sauberkeit; das heißt, Sie reinigen mit dem Körper auch den Geist.

HEIDELBEER-QUARK-SPEISE

Zutaten für 4 Personen:
300 g Heidelbeeren, 2 EL Honig, flüssig, 2 EL Zucker, 1 TL Zimt, 500 g Magerquark

Einfach und schnell!
Heidelbeeren zusammen mit Honig, Zucker und Zimt unter Rühren kurz aufkochen, abkühlen lassen und dann nur noch unter den Quark heben: fertig!

Jungbrunnen
Hirse

WAS DRIN IST:
Eiweiß, Eisen, Fluor, Lezithin, Pantothensäure, Phytinsäure, ungesättigte Fettsäuren (Linolsäure), Vitamine $B_1/B_2/B_6$

WIRKUNG AUF DEN KÖRPER:
Essen Sie gerne Reis? Dann probieren Sie doch auch mal Hirse! Insider wissen längst, dass dieses Getreide den Reis in zahlreichen Gerichten ersetzen kann. Der Vorteil: Hirse ist weitaus nährstoff-

reicher als ihr «kulinarischer Bruder» und hat ähnliche Eigenschaften, wenn man sie kocht. Ihre Kieselsäure ist in der Lage, viele Reparaturarbeiten im menschlichen Körper zu verrichten: Bei Haarausfall, brüchigen Nägeln, schwachem Bindegewebe und Gefäßen ist sie zur Stelle; ferner stärkt Kieselsäure die Knochen, macht Schleimhäute geschmeidig, beugt Hautalterung vor und hilft bei Gelenkbeschwerden. Da die beschriebenen Mängel mit dem Alter vermehrt auftreten, ist Hirse besonders gut für ältere Menschen geeignet – und natürlich für die, die sich jung halten wollen. Auch bei Knochenbrüchen kann Hirse zur Unterstützung des Genesungsprozesses eingesetzt werden.

Das Fluor – welches auch in Zahnpasta vorkommt – unterstützt den Aufbau von Knochen und die Kräftigung der Zähne. Für Kinder, deren Zähne und Knochen noch im Wachstum sind, ist Hirse deshalb als sinnvolle Nahrung zu empfehlen.

Hirse enthält außerdem Eisen, das Blut, Organe, Gehirn und Muskeln mit lebenswichtigem Sauerstoff versorgt und wichtig für die Blutbildung ist. Besonders Frauen, die sich in der Schwangerschaft und in der Stillzeit befinden, haben einen stark erhöhten Bedarf an Eisen. Hirse kann als vegetarische Nahrung dazu beitragen, diesen Eisenbedarf zu decken.

WIRKUNG AUF DEN GEIST:
Wie bei allen Vitamin-B-haltigen Lebensmitteln gilt: Hirse beruhigt die Nerven, muntert auf und steigert die Lernfähigkeit. Der weise Pythagoras empfahl das Korn seinen Schülern «zur Förderung der spirituellen, intellektuellen und physischen Entwicklung». Darüber hinaus beseitigt Hirse Müdigkeit und hilft, einen geregelten Schlafrhythmus zu finden.

HINWEIS!
Hirse ist roh schwer verdaulich, deshalb sollte sie am besten gekocht verwendet werden.

Honig,
aromatischer Gesundmacher

WAS DRIN IST:
Acetylcholin, Aminosäuren, Biotin, Eiweiß, Eisen, Kalium, Kalzium, Kobalt, Kupfer, Mangan, Magnesium, Phosphor, Zink, Invertzucker, Niacin, Pantothensäure, Vitamin $C/B_1/B_2/B_6$, Wasser

WIRKUNG AUF DEN KÖRPER:
Honig – der Nektar der Götter – wird in vielen Kulturen sehr verehrt und ist mehr als nur ein Lebensmittel. Er ist Medizin plus purer Genuss, und es steckt jede Menge Arbeit in seiner Produktion. Wir sollten immer im Hinterkopf behalten, dass es ungefähr 60 000 Bienenausflüge zu drei bis fünf Millionen Blüten braucht, um ein Kilogramm wertvollen Honig herzustellen.

Honig ist ein probates Heilmittel mit viel Tradition. Schließlich beinhaltet er unzählige Nähr- und Wirkstoffe, davon allein über 120 verschiedene Aromastoffe, die den Appetit und die Verdauung anregen und das Immunsystem stimulieren.

Die Stickstoffverbindung Acetylcholin erweitert die Venengefäße, verbessert den Herzkranzgefäßkreislauf und senkt den Blutdruck. Allerdings fördert Honig auch das Kariesrisiko und ist aufgrund seiner klebrigen Konsistenz noch schädlicher für die Zähne als normaler Zucker – schließlich besteht auch Honig zu ungefähr 80 Prozent aus diesem.

Das Besondere am Honig ist seine leicht entzündungshemmende Eigenschaft, die bei Schwellungen, erhöhter Temperatur und lokalem Schmerz zum Einsatz kommen kann. Auch fördert er das Wachstum von Fibroblasten, was zu einer besseren Wundheilung führt. Seine durch Wasserstoffperoxid verursachte antiseptische Wirkung entfaltet sich bei Insektenstichen besonders gut, da Honig – sofort aufgetragen – das Gift teilweise dem Körper wieder entziehen kann. Verwenden Sie allerdings keinen Haushaltshonig zur Wundbehandlung, da sich naturbelassener Honig aufgrund einer möglichen Verkeimung nicht dazu eignet. Stattdessen gebraucht man medizinischen Honig, der zuvor sterilisiert wurde. Nach einer Studie von Medizinern der Universität Bonn ist sogenannter Medihoney sogar effektiver als Antibiotika. Selbst bei chronischen Wunden, die mit multiresistenten Bakterien infiziert waren, zeigte sich nach kurzer Zeit ein überzeugender Heilungserfolg.

TIPP!

Honig ist zwar gesund, doch zu viel des Guten kann auch schädlich sein. Er kann bei manchen Menschen Allergien auslösen und ist, wie bereits oben erwähnt, kein Freund der Zähne. Insbesondere Pollenallergiker sollten mit Honig vorsichtig sein. Generell gilt: Helle Honige enthalten in der Regel mehr Traubenzucker, dunkle mehr Fruchtzucker. Und: Bewahren Sie Ihren Honig nicht im Kühlschrank auf, da er dann zu fest wird und sich nicht mehr so leicht aufs Brot streichen lässt. So verliert er sein Aroma, und der Genuss wird geschmälert.

VORSICHT!

Geben Sie niemals Säuglingen Honig zu essen. Im schlimmsten Fall kann der Verzehr sogar zum Tod des Babys führen. Grund dafür sind möglicherweise im Honig enthaltene Bakterien – sogenannte Chlostridien –, die im noch nicht vollständig entwickelten Darm des Kindes eine Lebensmittelvergiftung, den Säuglingsbotulismus, hervorrufen können.

HONIGMILCH

Bei Erkältungen mit Halsschmerzen ist heiße Milch mit Honig oder zirka 40 Grad warmes Wasser mit Honig, Ingwer und Zitrone besonders zu empfehlen.

Alleskönner
Ingwer

WAS DRIN IST:
Ätherisches Öl, Eisen, Gingerol, Kalium, Kalzium, Schwefel, Shogaol, Zingiberen, Zingiberol

WIRKUNG AUF DEN KÖRPER:
Ingwer ist bereits seit ungefähr 3000 Jahren im Fernen Osten als Gewürz und Heilmittel bekannt. Schon die Menschen damals wussten von den wirkungsvollen Eigenschaften, die neue wissenschaftliche Studien heute belegen. Der Ingwer besitzt eine ganze Sammlung an förderlichen Inhaltsstoffen und gehört zu den gesündesten Lebensmitteln der Welt.

Ingwer eignet sich zur Linderung zahlreicher Beschwerden und Krankheiten. Seine antiemetische (brechreizunterdrückende) Wirkung kommt besonders bei der Reisekrankheit zur Entfaltung und hilft sowohl vorbeugend als auch bei akuter Übelkeit. Deshalb sollte man auf längeren Reisen immer ein paar Ingwerstäbchen oder -kapseln dabeihaben (siehe Tipp). Generell wirkt sich der Ingwer positiv auf die Verdauung und den Magen-Darm-Trakt aus. Der Verzehr fördert die Bildung von Gallensaft, hilft bei Appetitlosigkeit und schützt vor Magengeschwüren. Gerade bei Menschen, die unter einem Reizmagen oder Blähungen leiden, kann Ingwer sehr hilfreich sein und die geschwächten Organe stärken.

Des Weiteren verringert Ingwer die Neigung zur Blutgerinnselbildung und senkt das Risiko für Schlaganfall oder Herzinfarkt. Dies soll er sogar effektiver als Knoblauch oder Zwiebeln schaffen. Das in der Ingwerwurzel enthaltene Gingerol hat zudem eine cholesterinsenkende Wirkung. Der blutverdünnende und durchblutungsfördernde Ingwer wirkt sich auch günstig auf die Sexualität aus, da er die Empfindlichkeit steigert.

Durch seine antioxidativen Eigenschaften ist der Ingwer bei

Erkältungen, zum Beispiel bei Husten, ein effektives Hausmittel. Gießen Sie sich dann einfach einen heißen Ingwertee auf. Die gesunde Wurzel wirkt nicht nur schleimlösend, sondern hat einen ähnlichen Effekt wie Aspirin und hilft daher sogar gegen Kopfschmerzen. Besonders Frauen profitieren von ihm, da er auch die Schmerzen von Periodenkrämpfen zu lindern vermag. Zu viel Ingwer ist allerdings nicht zu empfehlen, da er Juckreiz in der Harnröhre verursachen kann.

TIPP!

Sollten Sie unter Übelkeit leiden, hilft es, eine dünne Scheibe frischen Ingwer zu kauen. Um der Reisekrankheit vorzubeugen, sollten Sie ungefähr ein Gramm (1½ TL) zu sich nehmen. In der Apotheke gibt es auch Ingwertabletten oder Ingwerpulver zu kaufen, die Übelkeit vorbeugen sollen. Bei Rheuma empfiehlt sich eine dreimonatige Kur mit täglich 50 Gramm gekochtem oder fünf Gramm (2½ TL) frischem Ingwer.

Übrigens: Ingwer kann zur Vorbeugung eines Katers beitragen. Kauen Sie vor oder während des Alkoholgenusses etwas Ingwer, und Sie werden am nächsten Morgen wahrscheinlich ohne Kopfschmerzen in den Tag starten.

Kakao –
kleine Bohne, große Wirkung

WAS DRIN IST:
Anadamid, Eiweiß, Epicatechin, Eisen, Kalium, Kalzium, Magnesium, Koffein, Phenylanin, Polyphenole, Theobromin, Vitamin E

WIRKUNG AUF DEN KÖRPER:
Die Kakaobohne wurde schon vor 3000 Jahren kultiviert, bevor die Maya und Azteken sie nicht nur als Opfergabe, sondern auch als Zahlungsmittel verwendeten. Letztere bereiteten aus den braunen

Bohnen außerdem ein Getränk, das sie «Xocóatl» nannten. Dieses hatte jedoch mit unserem Kakao geschmacklich nur wenig gemeinsam. Im 16. Jahrhundert brachten ihn die Spanier schließlich nach Westeuropa, damit auch wir endlich in den Genuss der Kakaopflanze kommen konnten.

Aber kann so etwas Leckeres überhaupt gesund sein? Zwar besteht eine Kakaobohne zur Hälfte aus Fett, doch der Rest hat es in sich. Von den Kuna-Indianern aus Panama wissen wir beispielsweise, dass sie sehr gesund leben und unter ihnen praktisch kein Bluthochdruck existiert. Wissenschaftler haben herausgefunden, dass ein Zusammenhang zwischen ihrer guten Gesundheit und ihrem Kakaokonsum besteht – sie trinken nämlich jeder etwa 40 Tassen pro Woche.

Zurückzuführen ist das auf den hohen Anteil an Flavonoiden in der Kakaobohne, besonders Epicatechin, das auch effektiv Krebs vorbeugen soll. Naturbelassener Kakao soll darüber hinaus das Risiko, an Diabetes zu erkranken oder einen Schlaganfall oder Herzinfarkt zu erleiden, senken. Greifen Sie statt zur Vollmilchschokolade besser zu bitterer Schokolade mit einem höheren Kakaoanteil. Denn diese kann dazu beitragen, den Blutdruck zu senken.

Kakao ist ein Freund des Herz-Kreislauf-Systems. Er schützt das Herz, verbessert die Elastizität der Blutgefäße und verhindert dort Ablagerungen. Außerdem senkt Kakao schlechtes LDL-Cholesterin und erhöht gutes HDL-Cholesterin. Auch das Risiko, an einer Thrombose zu erkranken, wird durch Kakaokonsum reduziert. Allerdings sollte man nicht meinen, dass ein Schokoriegel per se gesund sei. Vielmehr gilt dies für naturbelassenen Kakao ohne Übermengen an Zucker.

HINWEIS!
Wissenschaftler der Universität Münster haben herausgefunden, dass sich im Kakao ein bisher unbekannter Stoff verbirgt. «CocoHeal», so die Bezeichnung, wirkt sich wachstumsfördernd auf

die Hautzellen aus und unterstützt damit die Wundheilung. Auch beugt es der Faltenbildung vor und hilft sogar bei Magengeschwüren.

WIRKUNG AUF DEN GEIST:

Kakao macht gute Laune und verhindert das nächste Stimmungstief. Diese Wirkung geht auf Anadamid und Phenylanin zurück, die unter anderem auch in Haschisch und Morphium vorkommen. Aber keine Sorge: Im Kakao befinden sich nur Spuren davon, und man müsste schon an die 20 Kilogramm Vollmilchschokolade essen, um eine berauschende Wirkung zu erzielen. Vorher wird wahrscheinlich eine völlig andere Wirkung eintreten – Übelkeit. Es besteht also keine Suchtgefahr, auch wenn diese beiden Substanzen auf Teile des Gehirns, die für das Glücks- und Lustempfinden verantwortlich sind, einwirken.

Neben Koffein, das auch im Kaffee steckt, enthält die Kakaobohne noch ein weiteres Alkaloid: Theobromin. Auch das besitzt wachmachende Eigenschaften und stimuliert das zentrale Nervensystem. Außerdem weiß man heute, dass Theobromin Hustenanfälle lindern kann.

ECHTE HEISSE SCHOKOLADE

Zutaten für 1 Portion:
0,2 l Milch, ¼ Vanilleschote, 1 TL Zucker, 20 g Zartbitterschokolade, 1 EL Sahne

Für heiße Schokolade am besten die Schokolade verwenden, die man auch am liebsten mag. Faustregel dabei: Je hochwertiger die Schokolade ist, desto besser schmeckt sie auch.

In einem Topf die 200 ml Milch gießen. Die Vanilleschote mit einem Messer der Länge nach aufschneiden und mit einem Löffel das Mark aus der Schote kratzen. Dieses zusammen mit der ganzen Schote und dem Zucker in die Milch geben. Die Milch unter Rühren zum Kochen bringen, danach den Topf vom Herd nehmen und die Vanilleschote entfernen. Zartbitterschokolade in Stücke brechen und unter Rühren in der heißen Milch auflösen. Zuletzt die Sahne in die heiße Schokolade geben, denn durch das Fett wird das Aroma der Schokolade verstärkt.

Heißgeliebter Spätzünder:
Kartoffeln

WAS DRIN IST:
Biotin, Ballaststoffe, Eiweiß, Folsäure, Chrom, Eisen, Kalium, Kalzium, Magnesium, Natrium, Phosphor, Zink, Niacin, Vitamin B_1/B_2/C

WIRKUNG AUF DEN KÖRPER:
Die Kartoffel ist das wohl bekannteste und beliebteste Gemüse unserer Küche. Doch das war nicht immer so. Erst im 16. Jahrhundert brachten die Spanier die Kartoffel aus den südamerikanischen Anden nach Europa. Preußenkönig Friedrich II. etablierte sie schließlich 1756 durch den berühmten Kartoffelbefehl in unseren Breiten. Von da an vollzog sich ihr Siegeszug durch unsere Küchen und ist heute aus diesen nicht mehr wegzudenken.

Gut so, denn: Die Kartoffel gehört zu unseren gesündesten Lebensmitteln. Da sie zu 80 Prozent aus Wasser besteht, liefert sie zwar nur wenige Kalorien – macht also nicht dick –, hält dafür aber umso mehr Nährstoffe bereit. Besonders der Kaliumgehalt ist bei der Kartoffel sehr hoch, was entwässernd und blutdrucksenkend wirkt. Auch der Anteil an lebenswichtigen Vitaminen ist nicht zu verachten: Vitamin B_1 und B_2 sowie Vitamin C. Letzteres stärkt vor allem das Immunsystem und lässt Sie fit und gesund bleiben.

Außerdem hat die Kartoffel einen besonders hohen Eiweißgehalt, der mit dem von Getreide zu vergleichen ist. Dabei ist das

Kartoffeleiweiß für den Menschen besonders wertvoll, da es essenzielle Aminosäuren enthält.

ACHTUNG!
Auch wenn Pommes frites oder Chips aus Kartoffeln hergestellt werden, greifen Sie lieber nicht so häufig zu, denn sie haben mit der gesunden Knolle so viel gemeinsam wie fernsehen mit Sport treiben. Durch die Bearbeitung werden nicht nur die wertvollen Inhaltsstoffe stark in Mitleidenschaft gezogen, sondern der Fettgehalt ist bei diesen Erzeugnissen so hoch, dass aus dem Schlank- schnell ein Dickmacher geworden ist.

TIPP!
Verzehren Sie Kartoffeln niemals roh, da diese giftiges Solanin enthalten können. Das entfaltet schon ab 25 Milligramm seine toxische Wirkung, was ungefähr 500 Gramm Kartoffeln entspricht. Achten Sie also immer auf eine sorgfältige Lagerung und grüne Stellen auf den Kartoffeln. Übelriechende, nasse Knollen müssen sofort entsorgt werden. Besonders Licht und Wärme gelten als die ärgsten Feinde der gelben Knolle. Deswegen bietet sich vor allem der Keller als idealer Lagerort an.

Exportschlager aus Neuseeland:
die Kiwi

WAS DRIN IST:
Aminosäuren, ätherische Öle, Ballaststoffe, Betakarotin, Rutin, Bitterstoffe, Gerbstoffe, Flavone, Folsäure, Eisen, Kalium, Kalzium, Magnesium, B-Vitamine, Vitamin C/E

WIRKUNG AUF DEN KÖRPER:
Die ursprünglich aus dem südlichen China stammenden Kiwifrüchte sind eine wahre Vitamin-C-Bombe. Nur 100 Gramm Kiwi

decken den Tagesbedarf eines Erwachsenen an Vitamin C zu 95 Prozent. Damit stimuliert der «Chinesische Strahlengriffel» (botanischer Name), den wir heute vor allem aus Neuseeland importieren, den gesamten Stoffwechsel und stärkt die Abwehrkräfte, indem die Zahl der Abwehrzellen erhöht wird. So können Kiwis, wie alle Vitamin-C-Spender, zur Erkältungs- und Grippe-Prophylaxe beitragen.

Wer an heißen Sommertagen Probleme mit dem Kreislauf hat, sollte im akuten Fall ein bis drei Kiwis verzehren. Sie versorgen den Körper mit der Aminosäure Arginin, die die Blutgefäße weitet und den Kreislauf so wieder in Schwung bringt. Die Mineralstoffe Magnesium und Kalium, Folsäure sowie das Spurenelement Eisen kräftigen zudem das Herz. Auch Menschen mit schwachem Bindegewebe sollten sich die Kiwi zunutze machen: Denn Aminosäuren, Vitamin C und der Bioaktivstoff Rutin bewirken zusammen, dass die Venenwände gestärkt werden, was schweren Beinen und auch Krampfadern vorbeugt. Das Kalium der grünen Frucht sowie die in ihr enthaltenen Enzyme bringen außerdem die Verdauung in Schwung. Zusätzlich quellen die Ballaststoffe der Kiwi im Darm auf und regen so die Darmbewegung an. Als Multitalent in Sachen Gesundheit wirkt sich der Verzehr der Kiwifrucht zudem positiv auf den Blutdruck, Cholesterinspiegel sowie auf Insulin- und Homocysteinwerte aus. Homocystein ist eine Aminosäure, die bei erhöhten Werten möglicherweise schädlich für Herz und Blutgefäße sein kann. Gesichert ist der Zusammenhang aber nicht.

Erst vor einigen Jahren wurde außerdem herausgefunden, dass Kiwis eine hohe Konzentration an Phenolsäuren, vor allem Kaffeesäure, enthalten, welche als antikanzerogen gelten. Besonders gegen Magenkrebs kann die Kaffeesäure schützen, da sie – wie übrigens auch das Vitamin C – verhindert, dass im Magen aus Nitrat und Nitrit krebsauslösende Nitrosamine werden. Apropos Krebs: Starke Raucher brauchen zwei- bis dreimal so viel Vitamin C wie Nichtraucher, weil die Giftstoffe im Zigarettenrauch, namentlich die hochaggressiven freien Radikale, große Mengen an Vitamin C zur Neutralisierung beanspruchen und somit aufbrauchen. Daher raten manche Ärzte ihren rauchenden Patienten, jeden Tag vier Kiwis zu essen. Allerdings gewährleistet dies lediglich die Zufuhr von ausreichend Vitamin C. Vor Lungenkrebs schützt allein die Abstinenz.

WIRKUNG AUF DEN GEIST:

Was dem Körper so viele gesundheitliche Vorteile beschert, hat ebenfalls positive Auswirkungen auf den Geist. So sind Kiwis wahre Stresskiller: Gestresste Menschen haben einen erhöhten Vitamin-C-Bedarf, der durch den Verzehr der Kiwifrucht gedeckt werden kann. Nur 15 Minuten Aufregung oder Ärger können etwa 300 Milligramm Vitamin C verbrauchen. Wenn Sie also merken, wie beruflicher oder privater Druck an Ihren Nerven zehrt, versuchen Sie es doch mal mit zwei bis vier Kiwis zum Dessert. Da Kiwis mit ihren anderen Vitaminen aus der B-Gruppe sowie dem Anti-Stress-Mineral Magnesium die Nerven zu Drahtseilen machen, sind sie der ideale Powersnack vor Prüfungen oder anderen schwierigen Situationen.

Zu guter Letzt machen Kiwis auch noch gute Laune: Sie helfen mit, Magnesiummangel – oft der Grund für Konzentrationsschwäche, Schlafstörungen und Gemütsschwankungen – auszugleichen, und liefern mit Zink ein essenzielles Spurenelement, das Antriebsschwäche und Niedergeschlagenheit ausgleichen kann. So wie alle Südfrüchte bringen sie neben dem Stoffwechsel auch Nerven, Gehirn und Geist in Gang und wirken daher in gewissem Sinne antidepressiv.

Knoblauch:
gesunde Knolle mit besonderer Duftnote

WAS DRIN IST:
Allicin (Alliin), Aminosäuren, Eiweiß, Chlor, Eisen, Fluor, Jod, Kalium, Kalzium, Kupfer, Magnesium, Mangan, Natrium, Phosphor, Selen, Zink, Niacin, Saponine, Vitamin $A/B_1/B_2/B_5/B_6/B_7/C/E$, Fruktose, Glukose, Saccharose

WIRKUNG AUF DEN KÖRPER:
Sind Sie auch ein Alliophiler, ein Knoblauchliebhaber? Sie täten jedenfalls gut daran. Knoblauch vertreibt nämlich nicht nur blutsaugende Vampire – und leider manchmal auch Ihre besten Freunde –, sondern schützt auch vor diversen Krankheiten. Der besondere Hauptwirkstoff der tollen Knolle ist Allicin, das beim Zerkleinern aus der Aminosäure Alliin entsteht. Diese schwefelhaltige Verbindung ist für den charakteristischen Knoblauchgeruch verantwortlich und hat eine antibakterielle Wirkung. Allicin wird jedoch leider über die Haut und Atemluft wieder ausgeschieden, sodass man selbst den typischen Geruch der Knolle annimmt – doch es muss ja nicht jeden Tag Knoblauch sein. Um den Geruch abzumildern, kann man ihn mit Apfel, Milch, Rotwein oder auch Chlorophyll (z. B. durch Petersiliekauen) zu sich nehmen. Achten Sie also am besten immer vorher auf die Dosierung.

Allicin gilt als effektiver Krebszellenkiller und soll vor allem das Risiko, an Eierstockkrebs zu erkranken, verhindern. Wissenschaftler haben herausgefunden, dass Antikörper, die mit Allicin «bewaffnet» wurden, gezielt auch Lymphknotenkrebszellen zerstören. Auch Selen wird eine bedeutende Rolle in der Krebsvorbeugung zugesprochen.

Außerdem wirkt sich Allicin entspannend auf die Blutgefäße aus, hemmt das Verklumpen der Blutplättchen (Thrombozyten) und beugt so Herz-Kreislauf-Erkrankungen vor.

Des Weiteren wird Knoblauch als natürliches Antibiotikum bezeichnet, das zum Beispiel erfolgreich bei Fieber eingesetzt werden kann. Seine schleimlösenden Eigenschaften machen ihn schließlich zu einem wirksamen Mittel bei Infektionen der Atemwege wie Husten und Erkältungskrankheiten. Knoblauch enthält viele Vitamine und Mineralstoffe, die bei unterschiedlichsten Gebrechen und Leiden helfen. So ist Knoblauch schon seit Jahrtausenden ein bewährtes Naturheilmittel gegen Hämorrhoiden, Rheuma und auch Asthma. Schon der griechische Arzt Hippokrates empfahl ihn bei Magen- und Darmproblemen wie etwa Verstopfung.

Im Knoblauch finden sich außerdem Hormone, die ähnlich den Sexualhormonen aphrodisierende Eigenschaften nach sich ziehen. Schon der römische Dichter Vergil soll von der potenzsteigernden Wirkung des Knoblauchs überzeugt gewesen sein – sozusagen natürliches Viagra. Ob jedoch der dominante Knoblauchduft das Herz der Angebeteten höher schlagen lässt, ist fraglich.

WIRKUNG AUF DEN GEIST:
Knoblauch erhöht die Konzentrationsfähigkeit.

WISSENSWERTES!
Allicin aktiviert, ähnlich wie das Capsaicin der Chili, die Hitze- und Schmerzrezeptoren im Mund, wodurch ein Brennen auf der Zunge und die Schärfe entstehen.

AIOLI

1 Eigelb, Pfeffer, Salz, 1 TL Zitronensaft, ⅛ l Öl, Knoblauch

Eigelb in eine Schüssel geben und mit frisch gemahlenem Pfeffer und Salz würzen. Mit einem Schneebesen den Zitronensaft unterrühren. Das Öl zuerst tröpfchenweise unterrühren, damit es sich mit dem Eigelb verbindet. Erst dann das restliche Öl zugießen und auf höchster Stufe weiterrühren, bis eine cremige Mayonnaise entsteht. 1 bis 2 Knoblauchzehen durch eine Presse drücken und unter das Aioli rühren. Je länger das Aioli zieht, desto intensiver entfaltet sich das Aroma. Zugedeckt ist es im Kühlschrank 2 bis 3 Tage haltbar.

Kohlrabi:
Gesundes in Knolle und Laub

WAS DRIN IST:
Bioflavonoide, Folsäure, Eisen, Kalium, Kalzium, Kupfer, Magnesium, Phosphor, Selen, Vitamin $A/B_6/C$

WIRKUNG AUF DEN KÖRPER:
Dieses Kohlgewächs erfreut sich im Gegensatz zu den meisten seiner Artgenossen bei Kindern besonderer Beliebtheit. Roh als knackige Scheiben oder Stifte lässt sich der Kohlrabi mühelos als Snack in die Pausendose packen.

Wer hätte das gedacht? Die Blätter des Kohlrabis enthalten sogar mehr Vitalstoffe als die Knolle selbst! Das enthaltene Vitamin C leistet wichtige Unterstützung für das Immunsystem. Und indem das Kalium den Blutdruck sowie den Blutzuckerspiegel reguliert, beugt der Verzehr von Kohlrabi langfristig den Zivilisationskrankheiten Herzinfarkt und Diabetes vor.

Die kleine grüne Knolle kann aber weit mehr: Studien zufolge wirken die Bioflavonoide des Kohlrabis antikanzerogen. Sie schützen die empfindlichen Zellmembranen und Blutgefäße insbesondere von Magen und Darm vor Schäden durch freie Radikale. Die Ballaststoffe tun dann das Übrige: Sie putzen den menschlichen Verdauungsapparat so richtig durch. Deshalb: Essen Sie regelmäßig Kohlrabi.

WISSENSWERTES!
Beim Einkauf sollte man drauf achten, dass nur helle, feste und nicht zu große Knollen im Wagen landen. Die großen Exemplare sind oft holzig. Bewahren Sie den Kohlrabi im Gemüsefach des Kühlschranks auf. Dort hält er sich ohne Blätter 2 bis 3 Tage. Die Blätter aber nicht wegwerfen: Sie schmecken vorzüglich, wenn man sie gehackt unter das Knollengemüse rührt oder als eigenes Gericht zubereitet. Noch nicht probiert? Es geht ganz einfach: die zarten Blätter des Kohlrabis mit gehackten Zwiebeln in Butter dünsten, mit Salz, Pfeffer und Muskat würzen und zum Schluss noch einen Esslöffel Schmand oder saure Sahne dazugeben – ein figur- und gesundheitsbewusster Genuss!

Exotisches für die Gesundheit:
Kokosnuss

WAS DRIN IST:
Ballaststoffe, einfach und mehrfach ungesättigte Fettsäuren, Eisen, Kalium, Kalzium, Kupfer, Magnesium, Mangan, Natrium, Phosphor, Selen, B-Vitamine, Vitamin C/E

WIRKUNG AUF DEN KÖRPER:
Dass Kokosmilch in Thailand zuweilen als Muttermilchersatz eingesetzt wird, zeigt, wie hochwertig die in ihr enthaltenen Nährstoffe sein müssen. Sie ist allerdings nicht einfach nur nahrhaft, sondern wirkt außerdem leicht harntreibend und abführend und tut so dem gesamten Magen-Darm-Trakt gut. In Tierversuchen wurde sogar nachgewiesen, dass Kokosmilch vor Magengeschwüren schützen kann. Kokosmilch und -öl sind selbst bei chronischen Darmentzündungen sowie Leiden der Gallenblase leicht verdaulich. Auch die Bauchspeicheldrüse wird merklich entlastet.

Die Kosmetikindustrie hat die Nuss, die eigentlich gar keine

Nuss, sondern die Frucht der Kokospalme ist, längst für sich entdeckt. Und dies aus gutem Grund: Kokosmilch und -öl wirken Hautalterung, Faltenbildung und Altersflecken entgegen. Sie kräftigen Haut und Haare und können ebenfalls gegen Schuppen helfen.

Kokosfette, insbesondere die Laurinsäure, die ebenfalls in der Muttermilch enthalten ist, regen Zelltätigkeit und Stoffwechsel an und verbrennen dadurch Kalorien, weswegen sie anstelle von anderen Fett- und Ölsorten bei einer Diät den Speiseplan schon mal unterstützen können. Allerdings sollte auch hierbei stark auf die Zusammensetzung des Ernährungsplans sowie auf die Menge zugefügter Fette geachtet werden, da ein Zuviel an gesundem Fett selbstverständlich ebenso dick macht wie ein Zuviel kurzkettiger, also weniger gesunder, Fette. In Laborversuchen wurde zudem nachgewiesen, dass die mittelkettigen Fettsäuren des Kokosfettes Krankheitserreger bekämpfen sowie Bakterien, Viren und Pilze abtöten können. Fett oder Öl der Kokosnuss sollten im Krankheitsfall natürlich nicht die Medikation ersetzen; sie können den Körper bei der Krankheitsabwehr jedoch nachhaltig unterstützen.

WIRKUNG AUF DEN GEIST:
Die Kokosnuss entfaltet ihre Wirkung auf den Geist vor allen Dingen in äußerlichen Anwendungen durch den Duft und die Geschmeidigkeit ihres Öls. So bewirkt eine Massage mit Kokosnussöl Entspannung und allgemeines Wohlbefinden. Der süßlich-exotische Duft löst angenehme Empfindungen aus und lässt den Geist auf eine Reise in fremde Länder gehen. Als Bestandteil von Kosmetikprodukten verbessert das Öl die Struktur von Haut und Haaren und trägt so zusätzlich zum Wohlbefinden bei. Die in der Kokosmilch enthaltenen Mineralien sind unter anderem wichtig für die Nerven und können Stresssymptomen entgegenwirken.

CREMIGER KOKOSSHAKE

Zutaten für 4 Portionen:

1 Dose Kokosmilch, 500 ml Himbeersaft, 300 ml Ananassaft, 2 El Himbeeren, 2 El Ananas in Stücken, Eiswürfel

Alles in einen Mixer geben, durchmixen und kühl trinken.

Kümmel
bringt die Verdauung in Schwung

WAS DRIN IST:
Ätherisches Öl (Carvon sowie verschiedene Terpene wie z. B. Limonen), fettes Öl, Flavonoide, Gerbstoffe, Vitamin C

WIRKUNG AUF DEN KÖRPER:
Kümmel wird zu medizinischen Zwecken vorwiegend als Tee oder ätherisches Öl angewendet. Beide Formen werden zur Behandlung von Verdauungsbeschwerden, Völlegefühl und Blähungen – besonders bei kleinen Kindern – empfohlen. Da die ätherischen Öle krampflösend wirken, setzt man sie auch gerne bei Menstruationsbeschwerden oder anderen krampfartigen Schmerzen ein. Dieses Wissen stammt noch aus der Volksmedizin. Aufgrund seiner antimikrobiellen Eigenschaften wird Kümmel auch manchen Mundwassern zugesetzt. Denn das im Kümmel enthaltene Carvon hemmt das Wachstum von Bakterien und Pilzen und hat damit eine desinfizierende Wirkung.

Als Öl zum Einreiben wirkt Kümmelöl durchblutungsfördernd und hilft bei Verspannungen der Muskulatur. Außerdem wurde durch die äußere Anwendung bereits Linderung bei Erkrankungen der Atmungsorgane, Rheumatismus und Rippenfellentzündung nachgewiesen. Da sie verdauungsfördernd wirkt, wird die Kümmelfrucht traditionell zu schwerverdaulichen Speisen wie beispielsweise verschiedenen Kohlsorten, Käse, Fleisch- und Wurstwaren sowie frischem Brot gereicht.

KÜMMELTEE

Ein halber Teelöffel (1,5 bis 2 Gramm) getrocknete und zerquetschte Kümmelfrüchte mit einer Tasse siedendem Wasser übergießen und zugedeckt (da die ätherischen Öle leicht flüchtig sind) 10 bis 15 Minuten ziehen lassen. Täglich sollten zwei bis drei Tassen warmer Kümmeltee zwischen den Mahlzeiten getrunken werden. Besonders in Kombination mit Anis und Fenchel entfaltet der Kümmel seine lindernde Wirkung.

Vom Arme-Leute-Essen zum Kultgemüse:
der Kürbis

WAS DRIN IST:
Ballaststoffe, Betakarotin, fette Öle (Ölsäure, Linolsäure), ungesättigte Fettsäuren, Folsäure, Eisen, Kalium, Kupfer, Magnesium, Mangan, Natrium, Phosphor, Selen, Zink, Kieselsäure, Niacin, Phytosterine (sekundäre Pflanzenstoffe), B-Vitamine, Vitamin E

WIRKUNG AUF DEN KÖRPER:
Besonders Männer, die eine sogenannte schwache Blase quält, sollten sich die Heilkräfte speziell der Kürbiskerne zunutze machen. Durch den Gehalt an Beta-Sitosterol wird Beschwerden einer altersbedingten, gutartigen Vergrößerung der Prostata entgegengewirkt. Diese kann auf die Blase drücken und so das Gefühl des ständigen Müssens hervorrufen. Der heilende Effekt wird durch die wassertreibende und entzündungshemmende Wirkung der Kürbiskerne ergänzt. Die Einnahme von Kürbissamen lindert zu-

dem die Beschwerden beim Wasserlassen und wirkt der sogenannten Reizblase (sowohl bei Männern als auch bei Frauen) entgegen.

Schon bei den Benediktinermönchen hatten die Kürbisfrucht und ihre Kerne einen festen Platz – gemeint ist hier der Flaschenkürbis im Unterschied zum heutigen Gartenkürbis, der aus Südamerika stammt und erst nach der Entdeckung Amerikas seinen Siegeszug durch Europa antrat. In der Klosterheilkunde gehört der Flaschenkürbis zu den Pflanzen, die als sanft kühlend und feuchtigkeitsspendend betrachtet wurden und deshalb als ein sehr wichtiges Mittel gegen die Hitze (Entzündung) innerer Organe galten.

Lange als Arme-Leute-Essen verschmäht, gilt der Kürbis mittlerweile als wahres Kultgemüse. Ob als Suppe, Kuchen, Brot oder Chutney – der Kürbis liefert uns zahlreiche Mineralstoffe und Vitamine sowie Ballaststoffe, die bei Darmträgheit und Verstopfung anregend wirken. Weil der Kürbis fast fett- und fruchtsäurefrei ist, wird er zudem besonders gut vertragen; so gut sogar, dass er problemlos als Babynahrung herhalten kann. Ebenso ist der Kürbis reich an Antioxidanzien, weshalb man ihm eine antikanzerogene Wirkung zuschreibt. Seine orangegelbe Farbe verrät den hohen Anteil an Betakarotin, welcher sich nicht nur positiv auf die Sehkraft auswirkt, sondern auch freie Radikale abfängt und somit Krebserkrankungen vorbeugt.

Das Kürbiskernöl liefert, wird es kalt gepresst, eine Menge ungesättigter Fettsäuren, die der Körper für verschiedene Bauprozesse benötigt, selbst aber nicht herstellen kann, weswegen sie durch die Nahrung zugeführt werden müssen. Das Fruchtfleisch des Kürbis enthält außerdem viel Kalium, das den Flüssigkeitshaushalt im Körper reguliert, Vitamin E, das die Haut elastisch hält, und Vitamin B_6, das wichtig für die Blutbildung sowie die Funktionen des Nervensystems ist.

TIPP!
Menschen, die leicht frieren, sollten sich ein Kürbissüppchen kochen (siehe Rezept), denn Kürbis wärmt von innen. Der Effekt verstärkt sich noch, wenn die Suppe mit Curry oder Chili gewürzt wird, denn diese Gewürze regen die Thermogenese weiter an, und der Energieverbrauch des Körpers steigt.

WIRKUNG AUF DEN GEIST:
Indem der Kürbis an kalten Tagen im Körper Wärme verbreitet, trägt er indirekt zum Wohlbefinden bei und kann schlechte Stimmung vertreiben helfen. Ein Geheimtipp: Kürbiskerne sollen ein hervorragendes Aphrodisiakum sein.

KÜRBIS-KOKOS-SUPPE

Zutaten für 4 Personen:
1 kg Kürbis(fleisch), 1 mittelgroße Kartoffel, 4 Schalotten, 1 Stückchen Ingwer, 1 Chilischote, 2 Knoblauchzehen, 40 g Butter, 1 l Gemüsebrühe, Salz, 1 Prise Cayennepfeffer, 250 ml Kokosmilch

Den Kürbis schälen, die Samen entfernen und das Fleisch in große Würfel schneiden. Kartoffel, Schalotten und Ingwer ebenfalls schälen und würfeln. Die Chilischote nach Belieben entkernen und die Knoblauchzehen schälen und hacken. Butter in einem großen Topf erhitzen. Kürbisfleisch, Kartoffel, Chilischote, Knoblauch, Schalotten und Ingwer darin andünsten. Nun die Gemüsebrühe dazugießen. Mit Salz und Cayennepfeffer würzen und etwa 15 Minuten weich kochen. Die Kürbissuppe nun pürieren und die Kokosmilch unterrühren. Die Suppe dann nicht mehr weiter köcheln lassen, da die Kokosmilch sonst aufflockt. Nun nochmal mit Salz und Cayennepfeffer abschmecken und servieren.

Prima Eiweißlieferant für Vegetarier:
Linsen

WAS DRIN IST:
Ballaststoffe, Saponine, Flavonoide, Phenolsäure, Protease-Inhibitoren, Karotinoide, Folsäure, Eisen, Kalium, Kalzium, Magnesium, Phosphor, Zink, Niacin, Panthothensäure und verschiedene B-Vitamine

WIRKUNG AUF DEN KÖRPER:
Vegetarier, aufgepasst! Linsen weisen eine ideale Nährstoffkombination aus pflanzlichem Eiweiß, Kohlenhydraten und geringem Fettgehalt auf. Diese hohe biologische Wertigkeit macht sie vor allem zum idealen Eiweißlieferanten, weshalb ein schmackhaftes Linsengericht durchaus den Sonntagsbraten (ernährungsphysiologisch betrachtet) ersetzen kann. Allerdings sollte das Hülsenfrüchtegericht dennoch mit tierischen Eiweißen aus Milch oder Eiern ergänzt werden.

Linsen enthalten Natrium, Kalium, Phosphor und Eisen sowie Niacin. Bei relativ geringem Natriumgehalt verfügen sie über ein hohes Maß an Kalium (800 Milligramm auf 100 Gramm), weshalb sie bei Bluthochdruck die kochsalzarme Ernährung ideal ergänzen. Bei relativ geringem durchschnittlichem Kalorienwert (zirka 300 Kilokalorien auf 100 Gramm) und wenig Fett wirken Linsen zudem sehr sättigend und halten den Blutzuckerspiegel konstant, was sie zum geeigneten Beilagengericht in der Diätküche macht.

Linsen sind schon seit Urzeiten als Nahrungsmittel bekannt, und immer noch gelten sie weltweit als Eiweißlieferant Nummer eins. Es heißt, die unzähligen Arbeiter, die die Pyramiden erbauten, hätten sich vorrangig von Linsen ernährt. Auch in der Bibel hat ein legendäres Linsengericht Berühmtheit erlangt. Danach soll Esau dafür sein Erstgeburtsrecht an seinen Bruder Jakob verkauft haben.

In jüngster Zeit hat man entdeckt, dass die Inhaltsstoffe der Linsen auch vor Infektionen, Arteriosklerose und Thrombose schützen können. Dafür sorgen vor allem die sogenannten sekundären Pflanzenstoffe, die freie Radikale wirksam bekämpfen. Flavonoide schützen zudem vor Herzinfarkt und hemmen das Wachstum von Viren und Bakterien. Speziell Saponine sollen das Darmkrebsrisiko reduzieren.

WIRKUNG AUF DEN GEIST:
Linsen enthalten einen hohen Anteil an wertvollen B-Vitaminen, die bei Stress die Nerven stärken sowie konzentrationsfördernd wirken. Besonders in roten Linsen ist sehr viel Eisen enthalten, was gerade an sonnenarmen Herbst- und Wintertagen einen rosigen Teint und sonnige Stimmung verleiht.

METTWURST MIT LINSEN

Zutaten für 4 Personen:
500 g Linsen, Salz, Pfeffer, 1 mittelgroße Karotte, 4 Mettwürste

Bedecken Sie die Linsen in einem ausreichend großen Topf ganz mit Wasser; es sollte etwa ein Fingerbreit mehr Wasser als Linsen im Topf sein. Salzen und pfeffern Sie das Ganze. Schneiden Sie danach die Karotte in Scheiben und geben Sie sie dazu. Schließen Sie den Topf und kochen Sie das Linsengericht 10 Minuten lang auf mittlerer Stufe. Fügen Sie jetzt die Mettwürste hinzu und lassen Sie den Eintopf eine halbe Stunde auf kleiner Flamme weiter köcheln. Achten Sie, bevor Sie servieren, darauf, dass die Linsen wirklich gar sind, aber noch nicht so lange gekocht haben, dass sie bereits zusammen- oder am Topf kleben. Würzen Sie vor dem Servieren eventuell nach.

Meerrettich
belebt Körper und Geist

WAS DRIN IST:
Eisen, Kalium, Kalzium, Magnesium, Phosphor, Senföle (ätherisch; Isothiocyanaten und Thiocyanaten), Vitamin B_1/B_2/B_6/C

WIRKUNG AUF DEN KÖRPER:
Heute kennen wir den Meerrettich als scharfe Speise und Gewürz, doch ursprünglich wurde er als Heilpflanze eingesetzt. Im Mittelalter schwor man unter anderem bei Ohrenweh und Dreitagefieber darauf. Heute wird der Meerrettich vor allen Dingen wegen seines sehr hohen Vitamin-C-Gehalts (114 Milligramm in 100 Gramm frischem Meerrettich) zur Stärkung der Abwehrkräfte und zum Schutz vor Erkältungen eingesetzt. Nur drei Esslöffel decken bereits 50 Prozent des Tagesbedarfs eines Erwachsenen.

Außerdem soll das Staudengewächs blutkreislaufanregend sowie hustenlösend wirken und kann als Breiumschlag Linderung bei Rheuma, Gicht, Insektenstichen, Ischias und anderen Nervenschmerzen verschaffen. Die ätherischen Senföle im Meerrettich verleihen ihm nicht nur seine charakteristische Schärfe, sondern fördern gleichzeitig die Durchblutung, wirken verdauungsfördernd, desinfizierend und sogar vorbeugend gegen Krebserkrankungen. Als feuriger Putzteufel reinigt der Meerrettich Leber, Galle und Niere und entgiftet so den gesamten Körper.

Als guter Kalziumlieferant (105 Milligramm auf 100 Gramm) stärkt er Knochen und Zähne; allerdings werden aufgrund seiner Schärfe selten ausreichende Mengen verzehrt. Daher sollte man dem natürlichen «Scharfmacher» sein Feuer durch Sahne, Milch oder andere milde Speisen etwas nehmen. Senföle sowie der recht hohe Kaliumgehalt entwässern den Körper und unterstützen so die ohnehin reinigende Wirkung des Krens, wie der Meerrettich in Bayern und Österreich genannt wird.

WIRKUNG AUF DEN GEIST:
Meerrettich regt den gesamten Stoffwechsel an. Früher sagte man auch: «Meerrettich macht den Geist frei.» Da er besonders die Durchblutung fördert, wirkt er an kalten Tagen wie ein kleines inneres Feuer. Die belebende und anregende Wirkung kann bei Antriebsarmut und Lustlosigkeit hilfreich sein.

(K)ein alter Hut:
Milch *stärkt Knochen und Zähne*

WAS DRIN IST:
Biotin, Eiweiß, Folsäure, Jod, Kalium, Kalzium, Magnesium, Natrium, Phosphor, Zink, Niacin, Laktose, Pantothensäure, Vitamin $A/B_1/B_2/B_6/B_{12}/D/E/K$

WIRKUNG AUF DEN KÖRPER:
Milch macht müde Männer munter – oder etwa doch nicht? Kaum ein anderes Nahrungsmittel ist so umstritten wie die Milch und deren Produkte. Die einen sagen, Milch ist gesund, die anderen behaupten wiederum, sie sei schädlich. Allen Protesten zum Trotz ist die Milch eines unserer Hauptnahrungsmittel. Doch Zweifel bleiben bestehen, denn viele Menschen leiden an einer Milchunverträglichkeit, einer sogenannten Laktoseintoleranz, die sich durch Bauchschmerzen, Blähungen und Durchfall bemerkbar macht. In Deutschland sind es etwa 10 bis 15 Prozent der Bevölkerung, in China beinahe alle Menschen, die an ihr leiden.

Laktose ist Milchzucker und verantwortlich für den leicht süßlichen Geschmack der Milch. Um ihn zu verwerten, wird das Enzym Laktase benötigt, das den Milchzucker aufspaltet. Fehlt dieses Enzym, kommt es zu den oben erwähnten Beschwerden. Allerdings ist eine Laktoseintoleranz bei Menschen nicht der Normalfall. Sie sollten jedoch wissen, das Laktose nicht nur in Milch enthalten ist, sondern auch in vielen Fertig- und Halbfertigprodukten. In äquatorfernen sonnenlichtarmen Gebieten wie Deutschland oder Finnland erfüllt Milch eine besondere Aufgabe, nämlich die Versorgung mit wichtigem Vitamin D, dem Kalziumtransporteur. Europäer haben deswegen helle Haut, um mehr Vitamin D über das Licht aufnehmen zu können – der Mensch ist demnach ursprünglich dunkelhäutig, so lautet eine Hypothese.

Milch bietet wertvolle Inhaltsstoffe wie Eiweiß, Folsäure, Magnesium und diverse Vitamine. Besonders aber Kalzium findet sich darin, das eine wichtige Rolle für unsere Knochen und Zähne spielt. Die Kombination von Kalium und Magnesium gewährleistet darüber hinaus die Funktion der Muskelkontraktion und Nervenreizleitung. Milch ist überaus verdauungsfördernd, wofür Milchsäurebakterien verantwortlich sind, die für eine gesunde Darmflora sorgen. Schließlich verbessern diese Bakterien die Eiweißverdaulichkeit und fördern damit die Resorption von Aminosäuren und Kalzium. Außerdem können bestimmte probiotische Stämme Magen-Darm-Infektionen sowie Durchfallerkrankungen mildern, jedoch sollte man die als so gesund angepriesenen Multifunktionslebensmittel wie probiotische Joghurts mit Bedacht konsumieren. Ihnen wurden Milchsäurebakterien speziell zugesetzt, doch deren Wirksamkeit ist nicht in allen Fällen bewiesen.

Möhre –
das Augen-Haut-Gemüse

WAS DRIN IST:
Alphakarotin, Betakarotin, Falcarinol, Folsäure, Eisen, Kalium, Kalzium, Kupfer, Magnesium, Mangan, Phosphor, Selen, Zink, Niacin, Pektin, Vitamin $B_1/B_2/B_5/B_6/C/D/E$

WIRKUNG AUF DEN KÖRPER:

Die Möhre enthält mehr Betakarotin als alle anderen Pflanzen – ein Pflanzenfarbstoff, der viele gesunde Eigenschaften mit sich bringt. Er schützt die Haut und die Schleimhäute, zum Beispiel vor gefährlichen UV-Strahlen, beugt aber auch Krebs, Gefäßverkalkung und Rheuma vor. Dazu stellt Betakarotin, wie auch Alphakarotin, die Vorstufe zum wichtigen Vitamin A dar, wodurch die Sehfunktion besonders gefördert und eine Nachtblindheit verhindert wird. Je mehr Betakarotin vorhanden ist, desto kräftiger ist auch die orange Färbung der Möhre. So erkennen Sie auf den ersten Blick, wo sich die gesunde Substanz im hohen Maße versteckt.

Die Möhre ist nicht nur ein Augen-Haut-Gemüse, sondern bietet auch eine effektive Krebsprophylaxe. Nicht umsonst bezeichnen Amerikaner sie als Cancer Fighter, denn nicht nur Betakarotin, sondern auch der Ballaststoff Pektin stellt sich der tödlichen Krankheit entschlossen entgegen. Neueste Studien haben gezeigt, dass Falcarinol, ein natürliches Pestizid in den Möhren, das Krebsrisiko zusätzlich deutlich vermindert. Besonders Lungenkrebs soll durch Möhren wirksam vorgebeugt werden. Ferner stärken Vitamin C, E und Zink die Abwehrkräfte und machen auch unempfindlicher gegen Erkältungskrankheiten.

Das Lieblingsgericht der Hasen ist nicht nur gesund bei Asthma und Stress, sondern lindert auch Verdauungsprobleme. Es kann unter Umständen Abführmittel so gut wie völlig ersetzen, unterstützt die Nierenfunktion, sorgt durch den hohen Gehalt an Ballaststoffen für eine ausgeglichene Darmflora und senkt den Cholesterinspiegel. Der Gesundheitswert von Möhren ist geradezu enorm. Selbst für Menschen, die unter gebremstem Speichelfluss leiden, hat die orangefarbene Wurzel eine Lösung parat: Einfach fleißig Möhren kauen, und die Speichelproduktion wird wieder angeregt.

TIPP!
Bedauerlicherweise leidet die Qualität der Möhren durch den heutigen Massenanbau oft erheblich. Deshalb lieber Biomöhren kaufen. Die sind nicht nur gesünder, sondern schmecken auch besser. Alternativ kann man auch Möhrensaft trinken. Doch die konzentrierte Rübe aus der Flasche schmeckt nicht jedem. Sie sollten Möhren nur wenig schälen. Vorteilhafter ist, man bürstet sie, wodurch die wichtigen Nährstoffe besser erhalten bleiben.

FRISCHETEST!
Sie erkennen frische Mohrrüben ganz leicht daran, ob sie brechen. Biegen sie sich, gehören sie nicht mehr in den Einkaufskorb.

Nüsse –
gesunde Knabberei

WAS DRIN IST:
Ballaststoffe, einfach und mehrfach ungesättigte Fettsäuren (in erster Linie Linolsäure), Folsäure, Eisen, Kalium, Kalzium, Magnesium, Mangan, Natrium, Phosphor, Schwefel, Selen, Zink, Niacin, je nach Nuss Omega-3- und Omega-6-Fettsäure, Phytosterine (sekundäre Pflanzenstoffe, gehören im weitesten Sinne zu den Fetten), B-Vitamine, Vitamin C/E

WIRKUNG AUF DEN KÖRPER:
Nuss ist nicht gleich Nuss. So enthalten Macadamianüsse beispielsweise rund ein Drittel mehr Fett als Mandeln. Letztere wiederum sind ein zehnmal besserer Kalziumlieferant als Pinienkerne. Besonders viel Magnesium findet sich in Paranüssen und Cashewkernen. Beim Kaliumgehalt sind dagegen die Pistazien Spitze. Doch Nussliebhabern sei eins versichert: Nüsse aller Art sind besonders gesunde Energielieferanten. Mit ungesättigten Fettsäuren schützen sie das Herz, mit ihren Antioxidanzien wie

Selen und Polyphenol behindern sie das Wachstum von Krebszellen, und mit ihrem hohen Vitamin-E-Anteil können sie den Alterungsprozess verlangsamen und außerdem vor Herzinfarkt und Alzheimer schützen.

Nachweislich senken mehrfach ungesättigte Fettsäuren, die in Nüssen in hoher Konzentration enthalten sind (hier sind besonders Walnüsse zu empfehlen), den Cholesterinspiegel und stabilisieren den Zuckerwert. Das Spurenelement Selen in vielen Nüssen – besonders in der Paranuss – spielt eine wichtige Rolle bei der Produktion der Schilddrüsenhormone. Ein Selenmangel ist häufige Ursache der Schilddrüsenunterfunktion (Hypothyreose), die mit Gewichtsabnahme, trockener Haut und dünnem, schuppigem Haar einhergeht. Die Kombination von Kalzium und Phosphor in Edelkastanien (Maronen) stärkt Knochen und Zähne; daher sind sie besonders Kindern im Wachstum zu empfehlen.

Noch ein Wort zu Fettgehalt und Kalorien: Natürlich sind Werte zwischen 570 und 720 Kilokalorien und ein Fettgehalt zwischen 46 und 76 Gramm pro 100 Gramm der pure Schreck für jeden Diätplan. Doch da Nüsse zu einem hohen Prozentsatz gute Fette enthalten und zudem äußerst sättigend wirken, sodass man ohnehin nicht Berge von ihnen verzehrt, sollten sie in einer ausgewogenen Ernährung auf keinen Fall fehlen. Für Nierenkranke sind sie sogar besonders zu empfehlen, da sie nur geringe Mengen an Zucker enthalten und zudem wenig Salz speichern. Allein Allergiker sollten bei den leckeren Energiewundern vorsichtig sein.

TIPP!

Nüsse am besten mit Schale kaufen. Gesalzene oder geröstete Knabbereien sind meist chemisch behandelt und können zudem von Schädlingen befallen sein. Diese sind für den menschlichen Organismus zwar nicht unbedingt schädlich, jedoch zerstören sie die wertvollen Inhaltsstoffe der Nuss.

WIRKUNG AUF DEN GEIST:

Schlafprobleme? Dann versuchen Sie es doch mal mit Walnüssen: Eine Studie der Universität Texas hat 2005 ergeben, dass Walnüsse zu den besten Lieferanten des Schlafhormons Melatonin gehören. Auch die Erdnuss mit ihrem Tryptophan unterstützt einen erholsamen Schlaf. Der hohe Anteil an Vitamin B_1 in der Paranuss bringt Ihnen dazu Nerven wie Stahlseile und gute Laune. Auch das Lezithin der Haselnuss hält das Gehirn auf Trab und fördert die Konzentration. Ebenso wichtig: Die besonders in Cashewkernen und Edelkastanien enthaltenen B-Vitamine. Zusammen mit Phosphor wirken sie ausgleichend auf das Nervensystem und werden bei Nervosität empfohlen.

Hauptrolle in der mediterranen Küche:
Oliven

WAS DRIN IST:

Folsäure, Chlor, Eisen, Kalium, Kalzium, Magnesium, Phosphor, Schwefel, Pantothensäure, Vitamin $A/B_1/B_2/B_6/C/E$

WIRKUNG AUF DEN KÖRPER:

Die Olive ist eine seit Tausenden von Jahren kultivierte Steinfrucht. Schon früh hatte der Mensch die Vorzüge der Olive als nahrhafte und heilende Ölfrucht erkannt. Heute wissen wir, dass sie die wertvollen einfach ungesättigten Fettsäuren liefert, die der menschliche Körper selbst nicht herstellen kann. Olivenöl enthält sogar über 70 Prozent einfach ungesättigte und mehr als 10 Prozent mehrfach ungesättigte Fettsäuren. Diese Fette dienen dem Organismus als biologische Schmerzmittel und wirken entzündungshemmend. Außerdem sind mehrfach ungesättigte Fettsäuren unverzichtbar in den Schutzmembranen der Zellen. Sie halten die Zellwände elastisch und beugen so der Arteriosklerose vor.

Trotz des hohen Fettgehalts senkt der Olivenverzehr den Cholesterinspiegel und beugt damit Herz-Kreislauf-Erkrankungen vor, kräftigt das Herz und unterstützt das Immunsystem. Nichtsdestotrotz sollte man Oliven in Maßen genießen: Die Fette sind zwar gesund, bleiben aber dennoch Fette. Wer kalorienbewusst genießen möchte, sollte eher zu den grünen Oliven greifen. Diese enthalten nur halb so viel Fett, dafür aber mehr Vitamine und Mineralstoffe als die schwarzen.

Die Polyphenole in Oliven und Olivenöl wirken antioxidativ, beugen somit Krebs vor und hemmen den Alterungsprozess der Zellen. Auch auf den Blutdruck haben diese Stoffe eine positive Wirkung und schützen daher vor Thrombosen. Jedoch sollten Bluthochdruckpatienten allzu häufigen Olivengenuss meiden: Die Früchte haben einen hohen Natriumgehalt von um die 5 Prozent, da sie nach der Ernte erst durch Einlegen in Salzlake genießbar gemacht werden. In diesem Fall also lieber zu Olivenöl statt zu Oliven greifen.

WISSENSWERTES!

Schwarze Oliven sind keine eigene Sorte, sondern ausgereifte grüne. Bei uns kann man die Früchte meist in Öl, Salz- oder Essiglake eingelegt kaufen. Vorsicht ist bei schwarzen Oliven geboten, sie können auch schwarz eingefärbt sein. Das muss jedoch auf dem Etikett ausgewiesen werden.

Beim Kauf von Olivenöl sollte man zu kaltgepresstem, sogenanntem nativem Öl greifen. Noch besser: natives Olivenöl extra vergine. Das bedeutet, dass das Öl aus der ersten Pressung stammt und somit die höchste Qualität aufweist. Wie alle Öle sollte man das Olivenöl geschützt vor Licht, Wärme und Kontakt mit Sauerstoff aufbewahren. In der Küche ist es ein Allrounder: zum Salat, auf Brot oder zum Anbraten – aber nicht auf über 180° Celsius erhitzen.

Orangen
stärken das Immunsystem

WAS DRIN IST:
Ballaststoffe, Betakarotin, Bioflavonoide (besonders im
«weißen» Fleisch direkt unter der Schale), Folsäure, Frucht-
säuren, Kalium, Kalzium, Magnesium, Phosphor, Selen,
Niacin, Vitamin $B_1/B_2/B_6/C/E$

WIRKUNG AUF DEN KÖRPER:
Ein großes Glas frischgepresster Orangensaft oder drei mittelgroße
Orangen decken den Tagesbedarf an Vitamin C eines Erwachsenen.
Wenn das mal kein Argument für die beliebte Zitrusfrucht ist, die
nach Zitrone und Paprika über den höchsten Vitamin-C-Gehalt
verfügt. Besonders Stressgeplagte und Raucher benötigen viel Vitamin C, da in ihren Körpern freie Radikale (aggressive Sauerstoff-
moleküle) ihr Unwesen treiben und unter anderem Krebs verursachen können. Vitamin C als Antioxidanz bekämpft diese Moleküle.

Neben den erkältungsprophylaktischen und immunstärken-
den Eigenschaften des Vitamin C sorgt es zudem für ein straffes
Bindegewebe und erhöht die Aufnahmefähigkeit von Eisen aus
der Nahrung, das wiederum zur Bildung von Hämoglobin sowie
zum Transport und zur Speicherung von Sauerstoff im Blut benötigt wird. Mit nur 42 Kilokalorien (pro 100 Gramm Fruchtfleisch)
und über 80 Prozent Wasser ist die Orange darüber hinaus ideal
für alle, die auf die Figur achten wollen oder müssen.

TIPP!
*Die Orange nicht zu gründlich pellen, denn in den weißen Häutchen
stecken wertvolle Inhaltsstoffe, wie zum Beispiel das antioxidative
Hesperidin, das wie das Vitamin C fleißig gefährliche Radikale
abfängt und so vor Zellalterung und vielen Krebsarten schützen
kann.*

WIRKUNG AUF DEN GEIST:

Die ätherischen Öle der kaltgepressten, unbehandelten Orangenschale haben entspannende Wirkung. Der warme Duft, der Assoziationen mit Sommer hervorruft, wird bei Lichtmangel und der sogenannten Winterdepression eingesetzt. Das Öl wirkt stimulierend auf die Zirbeldrüse und ausgleichend auf die Hypophyse. Der Duft harmonisiert bei negativer, gereizter Stimmung und seelischen Schwankungen. Das Öl der Blutorange ist bei Kindern sehr beliebt; es entspannt und hilft ihnen beim Einschlafen.

AROMATHERAPIE MIT ORANGENDUFTÖL

Bei der Aromatherapie werden ätherische Öle eingesetzt, um Körper, Geist und Seele positiv zu beeinflussen. Diese Öle können in Duftlampen verdampft oder für Einreibungen und Massagen verwendet werden. Auch Aromabäder, Inhalationen und Kompressen sind möglich. Bei allem ist es aber wichtig, sich an die vorgeschriebenen Dosierungen und Anwendungsbeschränkungen zu halten. Anleitungen finden Sie in zahlreichen Büchern, aber auch im Internet.

Aus den Schalen von Orangen wird ein fruchtig-würziges Öl gewonnen. Es kann als Massageöl oder in Form von Balsam und Creme verwendet werden. Verdünnt eingenommen, hilft es gegen Verdauungsschwäche und nervöse Herzbeschwerden und kann Fieber senken. Äußerlich angewandt, wirkt es gegen Zellulite, Muskelkrämpfe oder auch nervöse Unruhe.

Paprika –
die Vitamin-C-Bombe schlechthin

WAS DRIN IST:
Bioflavone, Capsaicin, Karotin, Eisen, Kalium, Kalzium, Kupfer, Magnesium, Phosphor, Selen, Zink, Niacin, Vitamine $B_1/B_2/B_6/C/E$

WIRKUNG AUF DEN KÖRPER:
Haben Sie das gewusst? Die Paprika hat mehr Vitamin C als die vielgelobte Zitrone! In nur 100 Gramm der gesunden Schote steckt mit 140 Milligramm die doppelte Menge des Tagesbedarfs an Vitamin C eines erwachsenen Menschen. Damit stärkt der Verzehr von Paprika unser Immunsystem und schützt vor Infektionen. Das enthaltene Karotin unterstützt außerdem die Krebsprävention.

ÜBRIGENS!
Rote Paprika enthält viermal so viel Karotin wie grüne! Also häufiger zu den roten Schoten greifen. Mit der blutverdünnenden Wirkung schützen Paprikas vor Herzinfarkt und Schlaganfall und beugen Migräne vor. Mit dem Genuss der gesunden Schoten hat auch Arteriosklerose keine guten Karten mehr.

Außerdem lassen sich Venenleiden, Krampfadern und Hämorrhoiden erfolgreich damit bekämpfen. Die knackigen Schoten helfen gegen Thrombosen, Muskelkater und Arthritis und dämpfen Schmerzen sowie Stresssymptome des Körpers. Darüber hinaus sorgt regelmäßiger Paprikaverzehr für eine verbesserte Sehkraft, vor allem bei Nachtfahrten.

Überhaupt ist die Paprika in all ihren Varianten für die Durchblutung der Organe und der Haut förderlich, erhöht nebenbei auch die Produktion von Verdauungssäften und schützt die Schleimhäute. Besonders Frauen können sich freuen: Paprika festigt auch das Bindegewebe. Also alles in allem ein Multitalent!

TIPP!

Beim Einkauf sollte man auf Frische achten: Nur die glatten, prallen Schoten dürfen in den Einkaufskorb. Um die Frische zu erhalten, die Paprika stets im Gemüsefach des Kühlschranks lagern, aber rasch verzehren, damit sie nicht doch noch austrocknet und runzlig wird. Da Vitamin C wärmeempfindlich ist, sollte die Paprika gerade im Winter eher roh als gekocht verspeist werden. Allzu langes Kochen lässt die Vitamine im Nu schwinden, daher Paprika erst gegen Ende der Zubereitung einer Speise hinzufügen. Ein Schuss Öl oder die Zugabe anderer gesunder Fette kann auch nicht schaden, da der Körper so das Betakarotin besser aufnehmen kann.

Ideales Obst für Babys:
Pfirsiche und Nektarinen

WAS DRIN IST:

Betakarotin, Bioflavone, Eisen, Kalium, Kalzium, Magnesium, Natrium, Phosphor, Selen, Zink, Niacin, Vitamin A/C, B-Vitamine

WIRKUNG AUF DEN KÖRPER:

In China gilt der Pfirsich als Symbol der Unsterblichkeit, was zweifelsohne für die Steinobstfrucht mit ihren vielen gesunden Inhaltsstoffen spricht. Die Frucht aus der Familie der Rosengewächse war dort schon vor 4000 Jahren bekannt und beliebt. Nach Europa kam sie vor etwa 1000 Jahren über Persien und Griechenland. Heute wird sie ihres Sonnenhungers wegen in Mittel- und Südeuropa vorwiegend in Weingebieten angebaut. Pfirsiche sind gesund und sollen dabei auch noch schön machen. So wird die begehrte Pfirsichhaut zum Beispiel durch die im Pfirsich enthaltenen B-Vitamine begünstigt, die besonders in gelbfleischigen Sorten stecken. Wenn ein Pfirsich etwas herber schmeckt, lassen

Sie ihn deswegen nicht liegen, denn er enthält Biotine, die Haut, Haare und Fingernägel stärken.

Wer sich schlapp fühlt, unter Herz-Kreislauf-Problemen oder Bluthochdruck leidet, der kann zwei bis drei Pfirsiche am Tag essen, denn sie enthalten 1 Milligramm Natrium und 176 Milligramm Kalium auf 100 Gramm, und dieses Verhältnis soll Kreislaufbeschwerden lindern. Zudem werden die Nieren angeregt und Wasseransammlungen aus dem Gewebe geschwemmt. Besonders viele Ballaststoffe stecken in etwas mehligen Sorten. Sie fördern die Verdauung und helfen bei Verstopfung. Außerdem wirken Pfirsiche harntreibend, entschlackend und sind mit nur 46 Kalorien je 100 Gramm Fruchtfleisch auch figurbewussten Essern zu empfehlen. Das Vitamin C der Früchte stärkt zusätzlich die natürlichen Abwehrkräfte des Körpers und wirkt vorbeugend gegen Erkältungskrankheiten. Betakarotin (besonders reichlich in orangefarbenen Pfirsichsorten enthalten) und die Bioflavone stehen darüber hinaus im Ruf, Krebserkrankungen vorzubeugen.

Die Entstehung der Nektarine ist nicht eindeutig geklärt: Sie ist entweder eine Kreuzung aus Pfirsich und Pflaume oder eine Mutation des Pfirsichs und hat im Gegensatz zu ihrem pelzigen Vetter eine glatte Oberfläche. Die gesunden Inhaltsstoffe der beiden Früchte sind dagegen nahezu identisch, ebenso ihr süßer bis säuerlicher Geschmack. Natürlich haben die süßen Varianten mehr Zucker, doch auch wenn die Früchte süß schmecken, haben sie meist nicht mehr als 70 Kilokalorien pro 100 Gramm. Zudem enthalten sie viel Wasser, was sie zum idealen Schlankheitssnack für heiße Tage und wahren Alleskönner in der leichten Küche macht. Der Nährwert des Pfirsichs liegt allerdings über dem der Nektarine, da er bei weniger Wasser mehr Zucker enthält.

Hervorragend eignen sich sowohl Pfirsiche als auch Nektarinen als Babynahrung: Eine reife, enthäutete Nektarine ist besonders verträglich für die Darmschleimhaut der Kleinen, das Vitamin A der Früchte ist wichtig für Aufbau und Erhalt der menschlichen Schleimhäute. Doch auch dem Darm Erwachsener tun sie wohl:

Bei träger Verdauung oder Appetitlosigkeit kann eine Nektarine als Vorspeise Wunder wirken.

Das in Nektarinen enthaltene Vitamin A bzw. seine Vorstufe, das Betakarotin (Provitamin A), unterstützt zudem den Stoffwechsel und stärkt die Sehkraft. Ergänzt wird der Vitamin-Cocktail durch die Vitamine B_2, C und E. Nektarinen enthalten darüber hinaus viel Kalium (270 Milligramm auf 100 Gramm) und wirken daher stärkend auf Muskulatur und Sehnen. Besonders Sportler sollten auf eine kaliumreiche Ernährung achten, da sie infolge der körperlichen Anstrengung viele Mineralien ausschwitzen.

Die Spurenelemente Mangan und Zink schließlich wirken zusammen mit Vitamin C und den Bioflavonen als Radikalenfänger und schützen den Organismus so vor Krebs.

WIRKUNG AUF DEN GEIST:
Bei Stress erhöht sich der Vitamin-A-Bedarf, sodass eine verstärkte Vitamin-A-Zufuhr zum Beispiel durch Nektarinen oder Pfirsiche Stresssymptome lindern kann. Sie helfen durch das in ihnen enthaltene Niacin, Anspannung abzubauen und die Stimmung zu verbessern. Dazu tragen außerdem der Mineralstoff Magnesium und das Spurenelement Zink bei. Wer viele Termine hat, sollte zum Ausgleich reichlich Pfirsiche oder Nektarinen essen. Besonders Männern sei geraten, immer mal wieder zuzugreifen, denn sie enthalten viel Zink – ein Spurenelement, das für die Spermabildung wichtig ist. In Verbindung mit Vitamin C sowie weiteren Mineralstoffen und Enzymen machen sie obendrein aktiver. Einer französischen Studie zufolge haben Frauen bestätigt: Männer, die viele reife Pfirsiche essen, sind besser im Bett.

Nektarinen überbacken mit Mandeln und Pistazien

Zutaten für 4 Personen:
50 g gemahlene Mandeln, 1 EL feiner Zucker, 1 Eigelb, 50 g Pistazien, geschält, 4 Nektarinen, 200 ml Orangensaft, 2 reife Passionsfrüchte, 45 ml Orangenlikör

Für die Füllung: gemahlene Mandeln, Zucker und Eigelb in einer Schüssel zu einer Paste verrühren und die gehackten Pistazien untermengen. Die Nektarinen halbieren und den Stein entfernen. Die Füllung auf die Nektarinenhälften verteilen und in eine feuerfeste Form geben. Den Orangensaft um die Nektarinen gießen, die Form zugedeckt für 15 Minuten bei 200 Grad in den Backofen stellen. Dann aufgedeckt nochmal 5 bis 10 Minuten backen, bis die Früchte weich sind. Die Nektarinen aus der Form nehmen und warm stellen. Die Passionsfrüchte halbieren und die Kerne entfernen. Das Fruchtfleisch aus der Schale lösen und in der Form mit dem Orangensaft verrühren. Den Orangenlikör dazugeben. Nun die Nektarinen mit der Sauce servieren.

Pflaume und Zwetschge
bringen die Verdauung auf Trab

Was drin ist:
Anthozyane (gehören zur Gruppe der Flavonoide, also sekundäre Pflanzenstoffe), Ballaststoffe, Betakarotin, Biotin, Chrom, Eisen, Kalium, Kalzium, Kupfer, Magnesium, Natrium, Phosphor, Selen, Zink, B-Vitamine, Vitamin C/K

WIRKUNG AUF DEN KÖRPER:

Bei Verdauungsproblemen, vor allem Verstopfung, sind sie *das* Hausmittel: ein paar getrocknete Pflaumen über Nacht in Wasser einlegen und am nächsten Morgen nach dem Aufstehen samt dem Einweichwasser zu sich nehmen. Erwünschter Zusatzeffekt: Durch die Pflaumenkur werden Abfallprodukte und Giftstoffe aus dem Körper transportiert, was wiederum den Gefäßen guttut. Doch auch frische Pflaumen bringen die Verdauung auf Touren. Ihre Säure regt sowohl Appetit als auch Verdauungssäfte an.

Die Frucht der Gattung Prunus kann allerdings noch viel mehr: Weil das Betakarotin, das der Pflaume ihre frische Farbe verleiht, ebenfalls das Immunsystem stärkt, können Pflaumen wie andere Vitamin-C-reiche Früchte auch vor Erkältungen schützen. Anthozyane, die Pflaumen und Zwetschgen ihre blaue bzw. rötliche Farbe verleihen, schützen die Zelle, senken den Cholesterinspiegel und beugen der Tumorbildung vor. Da alle Mitglieder der Pflaumenfamilie wenig Natrium, also Salz, enthalten, sind sie ideal für Menschen, die an Rheuma oder Gicht leiden, sowie für Nieren- und Kreislaufkranke.

In getrockneter Form sind die in ihnen enthaltenen Ballast- und Mineralstoffe besonders konzentriert. So wirken zum Beispiel Kupfer und Zink ausgleichend auf den Säure-Basen-Haushalt im Körper, stärken damit das Bindegewebe und halten es elastisch. Die Verbindung von Kalzium und Phosphor wirkt sich darüber hinaus festigend auf Knochen und Zähne aus. Der Nachteil der Trockenfrüchte ist allerdings unter Umständen später auf der Waage abzulesen, denn genauso konzentriert wie der Mineral- ist auch der Zuckergehalt. 100 Gramm Pflaumen enthalten 261 Kilokalorien. Äußerlich angewandt, stört dieser Faktor wiederum nicht: Bei trockener Haut können Badezusätze mit Pflaumenextrakt helfen – die darin enthaltenen Fettsäuren sollen für eine schöne, weiche Haut sorgen.

WIRKUNG AUF DEN GEIST:
Betakarotin und die B-Vitamine in Pflaumen stärken die Nerven und machen widerstandsfähig gegen Stress und emotionale Verstimmungen.

ÜBRIGENS!
Jeder kennt noch den Ratschlag der Großmutter: Trink nach dem Genuss von Pflaumen bloß kein Wasser, sonst kriegst du Bauchschmerzen! Dieser Ratschlag ist nach Meinung moderner Ernährungswissenschaftler allerdings veraltet. Er stammt aus einer Zeit, als Mineral- und Leitungswasser noch nicht so strengen Qualitätskontrollen unterlagen wie heute. Damals waren sowohl Wasser als auch Früchte Träger vieler Keime, die als Keimgebräu im Magen und Darm tatsächlich Schmerzen verursachen konnten. Heute besteht diese Gefahr nicht mehr im gleichen Maße. Die harten Pflaumenhäute sind für empfindliche Mägen dagegen nach wie vor schwer verdaulich und können unter Umständen Bauschmerzen verursachen.

Pflaumen, Zwetschgen, Mirabellen und Ringlotten gehören alle zur Familie Prunus, wobei Mirabellen den höchsten Kohlehydratanteil und damit auch die meisten Kalorien haben (65 Kilokalorien auf 100 Gramm gegenüber 42 Kilokalorien bei Pflaumen und Zwetschgen, zirka 50 Kilokalorien bei Ringlotten).

Gut für die Knochen:
Pilze

WAS DRIN IST:
Essenzielle Aminosäuren, Ballaststoffe, Betakarotin, bioaktive Substanzen, je nach Pilzsorte Chitin und andere nicht verwertbare Kohlenhydrate, Eisen, Folsäure, Kalium, Kalzium, Magnesium, Natrium, Phosphor, Selen, Zink, B-Vitamine, Vitamin D

WIRKUNG AUF DEN KÖRPER:

Pilze sind nicht jedermanns Sache. Das mag daran liegen, dass manchen das Ding, das weder Tier noch Pflanze sein will, nicht ganz geheuer ist. Schnell werden Assoziationen mit Moder und Fäulnis oder auch mit Giftmischerei und Hexentrank wachgerufen. Dabei sind Pilze allgemein, und Wildpilze im Besonderen, sehr gesund. Sie enthalten, bei wenigen Kalorien, eine Menge Vitamine, Mineralien, Spurenelemente und Ballaststoffe. Besonders das in anderen Lebensmitteln nicht so häufig vorkommende Vitamin D macht sie wertvoll. Es ist für den Einbau von Kalzium in den Knochen verantwortlich und trägt damit zur Stabilisation des Skeletts bei. Vitamin-D-Mangel kann zu Knochenerweichung (Osteomalzie) führen. Normalerweise wird Vitamin D mit Hilfe von UV-Strahlung vom Körper selbst hergestellt. Daher sind Pilze besonders in der dunklen Jahreszeit ein idealer Vitamin-D-Lieferant.

In Asien werden verschiedene Pilzsorten seit Jahrtausenden als Heilmittel geschätzt. So wird bei Grippe zum Beispiel auf den Shiitakepilz geschworen. Er soll ebenfalls zur Senkung des Cholesterinspiegels beitragen und wird sogar in der Tumortherapie eingesetzt. Schon in der Ming-Dynastie (1368–1644) galt er als Lebenselixier. Gar unsterblich soll der Verzehr des Ling Zhi, des Glänzenden Lackporlings, machen. Ein langes und vor allem gesundes Leben kann er in jedem Fall unterstützen, denn er hilft unter anderem, die Leber zu entgiften, das Immunsystem zu stärken, und kann verschiedene Allergiesymptome mildern. Ling Zhi ist allerdings nicht zum Verzehr geeignet und wird vielmehr als Pulver und in Kapselform angeboten.

TIPP!

Pilze sollten besonders sorgfältig gekaut werden, da sie ansonsten nicht oder nicht vollständig verdaut werden können. Das wäre schade um die wertvollen Inhaltsstoffe und kann in manchen Fällen zudem zu Magen-Darm-Störungen führen.

MEDIZINISCHE WIRKUNGEN VERSCHIEDENER SPEISEPILZE:

- **Der Austernpilz.** Der besonders in Asien beliebte Speisepilz, auch Austernseitling genannt, ist vor allem für seine cholesterinsenkende und blutbildende Wirkung bekannt. In Japan hat man ihn zudem bereits erfolgreich in der Tumortherapie eingesetzt.
- **Der Champignon.** Der beliebteste Speisepilz in unseren Breitengraden ist ähnlich eiweißreich wie Milch. Der Wirkstoff Tyrosinase im Champignon hat blutdrucksenkende Eigenschaften.
- **Der Pfifferling.** Pfifferlinge sind vor allen Dingen reich an Kalium, das im Organismus für die Energieproduktion benötigt wird. Herz- und Kreislauffunktionen, Weiterleiten von Nervenimpulsen sowie Muskelkontraktionen sind ohne ausreichend Kalium in den Körperzellen nicht möglich.
- **Die Morchel.** Die Spitz- oder Speisemorchel enthält viel Magnesium und einen hohen Vitamin-C-Anteil. Besonders bei Stress wird dem Körper beides entzogen, weswegen Gerichte mit Wildpilzen wie der Morchel in stressreichen Lebensphasen empfohlen werden.
- **Der Shiitake.** Wie oben bereits erwähnt, ist der Shiitake der Pilz mit den meisten heilkräftigen Eigenschaften. Durch seine sekundären Inhaltsstoffe wirkt er antithrombotisch, antikanzerogen und stärkt zugleich die Immunabwehr. Im Fernen Osten wird er seit vielen Jahren gegen Magengeschwüre (allgemein gegen Tumorbildung), Gicht, Verstopfung und eine Vielzahl anderer Erkrankungen eingesetzt. In der Tumortherapie wird das aus dem Myzel des Pilzes gewonnene Lentinan mittlerweile ergänzend zur Chemotherapie verwendet, zum einen, weil es das Tumorwachstum hemmt, zum anderen, weil es die

Nebenwirkungen der Chemotherapie abmildern soll, es kann aber zugleich zu starken Hautreizungen führen.
- **Der Steinpilz.** Steinpilze sind besonders reich an Vitamin B, das die Nerven stärkt und belastbar macht.

WIRKUNG AUF DEN GEIST:
Sogenannte Zauber- oder Rauschpilze enthalten halluzinogene Stoffe und können ähnlich wie LSD wirken. Zu diesen eigentlich giftigen Sorten gehört unter anderem der Fliegenpilz. In Naturvölkern werden geringe Dosen dieser Pilze zu therapeutischen Zwecken verabreicht, haben aber vor allem auch eine spirituelle Bedeutung. In den Industrienationen hat sich die Legende verbreitet, diese natürlichen Drogen seien weniger gefährlich als die chemisch hergestellten wie Ecstasy oder LSD. Doch der von diesen Pilzen hervorgerufene Drogenrausch entspricht eigentlich einer Pilzvergiftung und kann schwere gesundheitliche Folgen nach sich ziehen: von Kopfschmerzen über Schwindel bis hin zu schweren Halluzinationen, Panikattacken und Selbstmordwünschen.

Reis
hält Magen und Darm gesund

WAS DRIN IST:
Ballaststoffe, Biotin, Eiweiß mit essenziellen Aminosäuren, Eisen, Kalium, Magnesium, Phosphor, Zink, Stärke, Vitamin $A/B_1/B_2/B_6/E/K$

WIRKUNG AUF DEN KÖRPER:
Für diejenigen, die mit Reis ihren gesunden Speiseplan erweitern wollen: Auch wenn industriell gefertigter weißer Reis nicht so mit Nährstoffen auftrumpfen kann wie Naturreis, enthält er doch viele Mineralstoffe wie etwa das entwässernde Kalium, Magnesium und

Eisen. Wer sich mit Reis besonders gesund ernähren möchte, kann aber gern auf die Naturreissorten bzw. braunen Reis umsteigen, die zudem auch noch sehr viel mehr Geschmack haben. In ihnen findet man neben zahlreichen Mineralien und Spurenelementen alle acht essenziellen Aminosäuren, die unter anderem für den Fettstoffwechsel und die Zellatmung wichtig sind und gleichzeitig das Immunsystem stärken. Im Reiskeim sowie dem sogenannten Silberhäutchen sind zudem Antioxidanzien verborgen, die die Bekämpfung freier Radikale – unter anderem können diese Krebs auslösen – unterstützen.

Für figurbewusste Esser gilt: Reis ist als Beilage zum Beispiel den Nudeln vorzuziehen, denn er hat nicht nur weniger Kalorien (allerdings etwas mehr als Kartoffeln), sondern enthält zudem kaum Fett. Als Beweis sollten uns die Asiaten dienen, die bei traditioneller Ernährung täglich zum Reisgericht greifen und die unter diesen Umständen so gut wie nie unter Fettleibigkeit leiden.

Das im Reiskorn enthaltene Vitamin B_6 sorgt außerdem für eine schöne Haut, das Biotin für gesunde Haare und Nägel, Kalium für einen normalen Blutdruck und Zink für ein starkes Immunsystem. Alle Reissorten sind reich an Ballaststoffen, was sie wertvoll für die Verdauung macht. Außerdem werden sie besonders von Menschen mit Magen- oder Darmproblemen gut vertragen. Bei Sodbrennen oder Blähungen kann eine Reiskur wahre Wunder wirken. Ein Reisgericht liegt nicht schwer im Magen, und trotzdem bleibt man lange satt, da bestimmte Kohlenhydrate im Reis vom Körper nur langsam verdaut werden. Ein weiteres Plus: Die Fettverbrennung wird angekurbelt. Reis wirkt außerdem entwässernd und fördert die Ausschwemmung von Giftstoffen aus dem Körper.

TIPP!

Um auf Nummer sicher zu gehen, sollten Sie Ihren Reis möglichst im Reformhaus oder Bioladen kaufen. Auch wenn Sie hier ein paar Euro mehr auf den Tisch legen müssen, lohnt es sich; denn nur wenn garantiert werden kann, dass der Reis naturbelassen und *nicht chemisch behandelt ist, kann er zur gesunden Ernährung beitragen. Außerdem sollte Reis nicht zu lange gekocht werden – er muss immer noch bissfest sein –, da sonst alle wertvollen wasserlöslichen Vitamine zusammen mit dem Kochwasser weggeschüttet werden. Die gesündeste Zubereitungsmethode ist das Dampfgaren. Zu den wasserlöslichen Vitaminen gehören: Vitamin $C/B_1/B_2/B_3/B_5/B_6/B_7/B_9/B_{12}$. Genauso gibt es Vitamine, die nur nach zusätzlicher Fettzufuhr vom Körper genutzt werden können, dazu zählen: Vitamin A/D/E/K. Merken Sie sich einfach EDKA, ähnlich wie eine bekannte Supermarktkette.*

WIRKUNG AUF DEN GEIST:
Das Vitamin B_1 im Reiskorn stärkt die Nerven und lindert Stresssymptome.

ÜBRIGENS!
Der immer beliebter werdende Wildreis ist eigentlich gar kein Reis, sondern eine tannennadelähnliche Wildgetreideart, die im seichten Wasser von Seen gedeiht. Da der Anbau schwierig ist, wird der Wildreis hierzulande meist recht teuer angeboten. Vielen gilt er wegen seines nussigen Aromas als Delikatesse.

Rettich und Radieschen –
Konkurrenz für Apotheken

WAS DRIN IST:
Karotin, Folsäure, Glucosinolate, Eisen, Kalium, Kalzium, Kupfer, Magnesium, Natrium, Phosphor, Selen, Vitamin $B_1/B_2/B_6/C$

WIRKUNG AUF DEN KÖRPER:
Das Radieschen ist die Miniausgabe der langen Rettichwurzel. Beide sind in Sachen Inhaltsstoffe von gleicher Ausstattung, nur dass Radieschen den praktikableren Snack abgeben: klein, rund und

knackig. Besonders die Glucosinolate – die Scharfmacher der Wurzelgemüse – können Apotheken ernsthafte Konkurrenz machen: Die Bandbreite reicht von antibiotisch bis krebsvorbeugend.

Die in Rettich und Radieschen enthaltenen Glucosinolate machen Bakterien und Pilzen in Mund, Rachen und Magen-Darm-Trakt das Leben schwer, sogar für Salmonellen sind sie zu stark. Sämtliche Schleimhäute werden desinfiziert. Das Vitamin C unterstützt das Immunsystem, Eisen hilft dem Körper bei der Bildung neuer Blutkörperchen. Aber die tollen Wurzeln sind nicht nur gesund, sondern auch richtig lecker und regen sowohl den Appetit als auch die Verdauung an.

Wer schon mal Meerrettich pur gekostet hat, weiß um seine befreiende Wirkung. Und auch die weniger scharfen Verwandten wie Radieschen, weißer, roter oder schwarzer Rettich entschleimen die Atemwege bei Erkältungen. Die Rübchen sind aber auch hilfreich bei Harnwegsinfekten und Harninkontinenz. Wer allerdings einen empfindlichen Magen hat, sollte das gesunde Gemüse nur in geringen Mengen genießen, um Sodbrennen zu vermeiden.

WIRKUNG AUF DEN GEIST:
Sie schlagen nicht nur Bakterien in die Flucht, sondern bringen auch unsere grauen Zellen auf Trab: Rettich und Co. aktivieren die Nerven und sorgen für höchste Konzentration. Also ruhig mal im Büro Radieschen knabbern – oder den Kindern in die Brotbox legen!

TIPP!
Wer gern und viel Rettich und Radieschen isst, sollte möglichst zu Bioware greifen. Konventionell gezogene Wurzeln können erhöhte Mengen von schädlichem Nitrit enthalten. Außerdem hat Biorettich höhere Vitaminkonzentrationen zu bieten. Im Kühlschrank sind die Wurzeln ungefähr eine Woche haltbar.

ÜBRIGENS!
Die überaus gesunden Wirkstoffe des Rettichs entstehen bei der Zerstörung der Pflanzenzellenstruktur aus den Glucosinolaten. Darum sollten Rettiche stets fein geraspelt verspeist werden, und wer Radieschen knabbert, sollte besonders ordentlich kauen! Bitte nicht garen: Das nimmt dem Gemüse zwar die Schärfe, leider aber auch die Wirkstoffe.

Roggen –
Nervennahrung schlechthin

WAS DRIN IST:
Eiweiß, Aminosäuren (Lysin, Threonin, Valin), Pentosane, Vitamin B_1/B_2/E, Fluor, Eisen, Kalium, Kalzium, Magnesium, Mangan, Phosphor, Zink, Folsäure, Phenolsäure, Lignane, Protease-Inhibitoren, Saponine

WIRKUNG AUF DEN KÖRPER:
In der Backstube lieferte sich der Roggen lange Zeit einen bitteren Konkurrenzkampf mit dem Weizen. Nicht selten wurde er zum «Getreide zweiter Klasse» gegenüber dem vornehmen Weizen degradiert und bei der Herstellung von Brot verschmäht. Roggen war das Nahrungsmittel der hart arbeitenden Leute und ernährte Bergleute und Bauern. Zum Glück haben sich die Zeiten geändert – heute kennt man die Vorzüge des Korns und stellt es gleichberechtigt neben den Weizen.

Roggen besitzt essenzielle Aminosäuren, darunter Lysin, welche in anderen Getreidesorten spärlich anzutreffen ist. Lysin ist wichtig für das Wachstum der Knochen, stärkt das Immunsystem und schaltet Viren aus. Roggen hat aber noch zwei weitere Aminosäuren zu bieten, die der Körper nicht selber produzieren kann und mit der Nahrung aufnehmen muss: Threonin sorgt für elastisches Bindegewebe und unterstützt die Verdauung. Valin schließlich fördert die Entwicklung von Brustdrüsen und Eierstöcken bei Mädchen.

Herzkranke können wegen des hohen Kaliumgehalts gut zum Roggen greifen, denn er unterstützt die Herzmuskeltätigkeit und normalisiert sowohl Herzfrequenz als auch Blutdruck. Zusätzlich wird der Wasserhaushalt des Körpers reguliert und die Funktion von Leber und Nieren gestärkt.

Wenn Sie Ihr Krebsrisiko senken wollen, können Sie ebenfalls auf Roggen setzen, denn die zahlreichen sekundären Pflanzenstoffe – vor allem die Lignane – beugen verschiedenen Krebsarten wie Prostata-, Brust- und Dickdarmkrebs vor. Die Tocotrienole, zum Vitamin E gehörend, tragen ebenfalls dazu bei, dem Krebs vorzubeugen. Gleichzeitig senken sie den Cholesterinspiegel.

WIRKUNG AUF DEN GEIST:
Roggen hält viel Vitamin B für Sie bereit und verleiht somit Nerven wie Drahtseile. Sie sind seelisch ausgeglichen und haben gute Laune.

ÜBRIGENS!
Was früher für Bergleute gut war, gilt auch noch heute: Roggenbrot ist die ideale Nahrung für hart arbeitende Menschen und aktive Sportler!

Erkältungskiller
Rosenkohl

WAS DRIN IST:
Ballaststoffe, Betakarotin, Folsäure, Eisen, Kalium, Kalzium, Magnesium, Natrium, Phosphor, Zink, sekundäre Pflanzenstoffe, Vitamin $A/B_1/B_2/B_6/C/E/K$

WIRKUNG AUF DEN KÖRPER:

Beim Rosenkohl scheiden sich die Geister, denn der ausgeprägte, leicht bittere Geschmack gefällt nicht jedem. Besonders Kinder reagieren bei diesem Wintergericht oft mit langen Gesichtern und wenig Appetit. Dabei ist das kleine Röschen ein echtes Gesundheitspaket.

TIPP!

Kochen Sie Rosenkohl mit etwas Milch und einem Stück Sellerie, so wird der bittere Geschmack etwas gemildert. Menschen, die den bitteren Geschmack dagegen mögen, sei gesagt: Recht haben Sie! Denn gerade die Bitterstoffe im Rosenkohl haben eine krebshemmende Wirkung. Frauen sollten besonders häufig Rosenkohl essen, da er nachweislich vorbeugend gegen Brustkrebs wirken kann. Seine antioxidativen Eigenschaften schützen die Zellen und helfen so zum Beispiel, Arteriosklerose vorzubeugen.

Der hohe Vitamin-C-Gehalt (112 Milligramm auf 100 Gramm) macht den Rosenkohl zum kraftvollen Erkältungskiller und sollte in Herbst und Winter ruhig mehrmals im Monat auf dem Speiseplan stehen. Auch bei Verstopfung, übersäuertem Magen oder kalorienbewusster Ernährung gibt der Rosenkohl eine gute Figur ab. Er sorgt zudem für das Ausschwemmen von Schlackenstoffen aus Leber und Niere und senkt zusätzlich noch Blutdruck und Cholesterinspiegel. Außerdem ist er ein Schlankmacher, mit nur 40 Kilokalorien pro 100 Gramm macht er schnell und lange satt. Bei manchen Menschen kann der Verzehr von Rosenkohl allerdings Blähungen verursachen.

TIPP!

Rosenkohl schmeckt nach dem ersten Frost am besten, weil sich dann ein Teil der Stärke in Zucker umgewandelt hat. Dadurch wird auch der bittere Geschmack des Kohls für empfindlichere Gaumen erträglich.

WIRKUNG AUF DEN GEIST:
Das Vitamin B des Minikohlkopfs ist gut für die Nerven. Spezielle Nährstoffkombinationen im Rosenkohl sollen zudem die Konzentrationsfähigkeit fördern. Die «tonisierende» (heißt so viel wie stärkende) Wirkung des Brüssler Kohls, wie der Rosenkohl in Frankreich genannt wird, soll darüber hinaus Schwächezustände und Spannungen abbauen.

ROSENKOHL MIT SPECK IN WEISSWEIN

Zutaten für 4 Personen:
1 kg Rosenkohl, 20 g Butter, 300 g Speck, Salz, Pfeffer, 300 ml Weißwein

Blanchieren Sie den Rosenkohl, das heißt, schwenken Sie ihn 3 Minuten lang in kochendem Wasser. Nehmen Sie ihn anschließend sofort aus dem Wasser und lassen Sie ihn gut abtropfen. Nun die Butter in einem großen Kochtopf zergehen lassen. Fügen Sie anschließend Rosenkohl und Speck hinzu und würzen Sie das Ganze mit etwas Salz und Pfeffer. Gut verrühren. Zum Schluss wird der Weißwein dazugegeben. Lassen Sie das Gericht nun auf kleiner Flamme für etwa eine halbe Stunde kochen und servieren Sie es schön heiß. Eine Köstlichkeit für kalte Herbst- und Wintertage!

Vitamin-C-Wettrennen mit der Orange:
Rotkohl

WAS DRIN IST:
Anthozyan, Ascorbigen, Bioflavonoide, Glucosinolat, Eisen, Kalium, Kalzium, Magnesium, Selen, Vitamin $C/B_6/E/K$

WIRKUNG AUF DEN KÖRPER:

Erstaunlich, dass unser Traditionsgewächs genauso viel Vitamin C enthält wie die Orange. Der Rotkohl übertrifft die Zitrusfrucht sogar, sobald es heiß hergeht: Beim Kochen des Gemüses setzt das Ascorbigen noch mehr Vitamin C frei.

Doch der Verzehr von Rotkohl bringt noch andere Pluspunkte für die Gesundheit: Das enthaltene Glucosinolat wirkt antimikrobiell und damit entzündungshemmend, während der Kaliumgehalt dem Herz zugute kommt. Denn laut einer Studie der Universität Hannover senkt regelmäßiger Rotkohlgenuss sowohl den Blutdruck als auch den Blutzuckerspiegel. Selbst in der Krebsprophylaxe ist er aktiv: Die Bioflavonoide des roten Kohlkopfs wirken antioxidativ und verlangsamen außerdem in Verbindung mit dem roten Farbstoff Anthozyan den Alterungsprozess der Körperzellen. Obwohl die Ballaststoffe der Verdauung im Allgemeinen förderlich sind, können sie doch bei empfindsamen Menschen zu Blähungen führen.

WISSENSWERTES!

Selten bei Gemüse der Fall, aber umso erfreulicher: Der Kohl aus der Konserve ist genauso gesund wie der frische. Beim Einkauf der Frischware sollte man immer auf geschlossene Außenblätter achten und nur unbeschädigte Kohlköpfe ohne Flecken oder Risse mit nach Hause nehmen. Dieses unempfindliche Gemüse lässt sich über mehrere Monate im Keller aufbewahren und ist somit ein echter Vorratsknüller. Vor dem Kochen sollten die harten Außenblätter entfernt werden, sie können Schadstoffe enthalten. Mit Kümmel gewürzt ist der Rotkohl auch für empfindliche Mägen bekömmlich.

Allheilmittel
Salbei

WAS DRIN IST:
Ätherische Öle (Thujon, Cineol und Kampfer), Bitterstoffe,
Karotinoide, Flavonoide, Gerbstoffe, Steroide, Triterpene, Zink

WIRKUNG AUF DEN KÖRPER:
«Cur moriatur homo cui Salvia crescit in horto?» Warum sollte ein Mensch sterben, in dessen Garten Salbei wächst? Die
Medizinschule von Salerno, die im Mittelalter das medizinische
Wissen der Antike bewahrte und weitergab, trug diesen Wahl-
spruch im Wappen und zeigte damit die besondere Bedeutung
dieser Heilpflanze. Genauer betrachtet, trägt der Salbei so viele
vorteilhafte Eigenschaften in sich, dass er mit gutem Gewissen
als Allheilmittel bezeichnet werden kann. Besonders bekannt ist
er dafür, dass er die Schweißsekretion hemmt, indem er die Wär-
meregulation im Mittelhirn beeinflusst. Als Teeaufguss hilft er –
regelmäßig angewendet – bei schwitzigen Händen und Schweiß-
rändern unter den Achseln. Wer sehr stark schwitzt, kann
versuchen, sich mit dem Tee auch unter den Armen oder an den
Füßen einzureiben.

Salbei kommt vom lateinischen Wort «salvare», das so viel wie
«retten» oder «heilen» heißt. Diesen Namen verdient das Kraut
aus der Familie der Lippenblütler auch, weil es entzündungshemmende Eigenschaften besitzt und gegen Bakterien- und Pilz-
infektionen wirkt. Bei Halsschmerzen und Halsentzündungen
kann ein Aufguss mit Salbei ebenfalls das Mittel der Wahl sein.
Zudem fördert Salbei – auch als Gewürz – die (Fett-)Verdauung
und den gesamten Stoffwechsel. Dadurch kann er unter anderem
bei Diäten unterstützend wirken. Bei Bauchschmerzen kommen
dem Patienten die krampflösenden Eigenschaften des Salbei zugute. Die entzündungshemmende Wirkung des Salbeiöls macht

ihn zum beliebten Inhaltsstoff für Mundwässer und Spülungen, die bei Entzündungen des Mund- und Rachenraums eingesetzt werden.

WIRKUNG AUF DEN GEIST:
Die ätherischen Öle, die aus dem Salbeikraut gewonnen werden (Thujon, Cineol und Kampfer), können bei leichten depressiven Verstimmungen hilfreich sein. Dadurch, dass seine Wirkstoffe die Nerven beruhigen und gleichzeitig den Organismus anregen, sorgt Salbei als Öl, aber auch als Teeaufguss oder in Tablettenform, für Ausgeglichenheit und eine stabile Stimmung. Das von der Natur fein aufeinander abgestimmte Zusammenspiel von Inhaltsstoffen scheint allgemein wohltuend auf das Gemüt zu wirken. Stress ade durch Salbeitee! Ob Prüfungsstress oder nervöser Charakter – Salbeitee lindert Stresssymptome aller Art.

Lebensnotwendig:
Salz

WAS DRIN IST:
Chlor, Jod, Natrium, Magnesium, Fluorid, Folsäure

WIRKUNG AUF DEN KÖRPER:
Salz ist ein lebenswichtiger Baustein in unserem Organismus, nicht umsonst spricht man auch vom «Salz des Lebens» oder dem «weißen Gold». Das Salz, das wir jedoch vorwiegend kennen, sogenanntes Koch- oder Tafelsalz, ist nicht ausschließlich gesund für uns. Es ist raffiniert, einige wertvolle Mineralstoffe und Spurenelemente wurden ihm entzogen, und es besteht zum größten Teil aus Chlor und Natrium, also Natriumchlorid (NaCl), ein Abfallprodukt der chemischen Industrie. Aber auch Natriumchlorid spielt im Blut, in den Knochen und in der Magensäure eine unersetzbare Rolle.

Bei Kochsalz muss man es immer mit Paracelsus halten: «Allein die Dosis macht, dass ein Ding kein Gift ist.» Oft wird dieses dann auch mit Jod, Folsäure oder auch Fluorid angereichert, um möglichen Mangelerscheinungen vorzubeugen. Allerdings wird die Beifügung von (chemischem) Jod als äußerst kritisch angesehen, denn zu viel kann zu Nebenwirkungen führen wie etwa der Schädigung von Gehirnzellen oder einem erhöhten Krebsrisiko. Menschen mit einer Schilddrüsenüberfunktion sollten am besten die Hände ganz von jodiertem Speisesalz lassen.

Ohne Salz kein Leben. Täglich benötigen wir etwa 5 bis 8 Gramm davon. Es ist besonders für alte Menschen von entscheidender Bedeutung, denn ihr Organismus ist weitaus schlechter in der Lage, den Wasser- und Elektrolythaushalt stabil zu halten, als der von jungen Leuten. Zu wenig Salz schadet dem Stoffwechsel sowie dem Herz-Kreislauf-System und führt zu enormen Leistungsstörungen im Gehirn. Besonders Sportler, Schwangere und ältere Menschen müssen auf eine ausreichende Salzversorgung achten, da es sonst zu massiven Kreislaufproblemen, Muskelkrämpfen und Osteoporose kommen kann. Für Schwangere empfiehlt sich Folsäureergänzung, um einer Frühgeburt oder einer Fehlbildung beim Kind vorzubeugen.

Salz verursacht entgegen der landläufigen Meinung keinen Bluthochdruck. Neue wissenschaftliche Erkenntnisse erklären dies damit, dass der menschliche Körper über eine Art Salzspeicher verfügt, wodurch der Blutdruck auch bei hohem Salzkonsum in der Regel nicht ansteigt. Etwa 50 bis 60 Prozent der Bluthochdruckpatienten reagieren salzsensitiv, wobei die meisten Menschen aber keine Auswirkungen auf ihren Blutdruck zu befürchten haben und salzresistent sind.

WIRKUNG AUF DEN GEIST:
Salz soll sich positiv auf den Erhalt der Libido auswirken und für einen erholsamen, tiefen Schlaf sorgen. Außerdem bewirkt ausreichender Salzverzehr eine erhöhte Konzentrationsfähigkeit.

TIPP!

Um einen Kater nach einer durchzechten Nacht mit viel Alkohol zu besiegen, empfiehlt sich zum Frühstück ein gut gesalzenes Ei, ein Rollmops oder eine Salzgurke. Dadurch wird der durch den Alkohol verursachte Verlust an Mineralsalzen wieder ausgeglichen, und die Kopfschmerzen sollten verschwinden.

Ein ganz besonderes Salz ist das edle «Fleur de Sel» (Salzblume), ein per Hand gewonnenes Meersalz. Dieses ist besonders reich an Magnesium und schmeckt dadurch milder als herkömmliches Salz. Spitzenköche verwenden es in ihren Küchen, um ihre Speisen zu verfeinern. Es ist in gut sortierten Feinkostläden zu bekommen.

Um das Salz vor Feuchtigkeit zu schützen und einer Verklumpung vorzubeugen, legen Sie ein paar Reiskörner in den Salzstreuer. Diese saugen das Wasser auf, halten das Salz trocken und sind gesünder als chemische Zusätze.

Ein Bad mit Salz aus dem Toten Meer ist ein Geschenk für Ihre Haut. Dieses Salz enthält besonders viel Magnesium und Eisen und eignet sich vor allem für Leute, die an Neurodermitis oder Schuppenflechte leiden. Außerdem wird die Blutzirkulation angeregt, und man kann prima entspannen.

SCHÖNHEITSTIPP!

- Salz eignet sich auch als Zahnbleeching. Einfach ein wenig Salz auf die Zahnbürste streuen und wie gewohnt putzen. Das macht Ihre Zähne weiß, und das Zahnfleisch wird zusätzlich desinfiziert. Allerdings sollte diese Behandlung nicht öfter als einmal pro Woche durchgeführt werden, da sonst der Zahnschmelz zu sehr angegriffen werden kann.
- Deodorants mit Salzkristallen helfen wirksam gegen Schweißgeruch. Erhältlich in Apotheken.
- Emser Salze helfen bei Atemwegserkrankungen, da diese

die Schleimhäute beruhigen und entzündungshemmend wirken. Sie sind auch als Nasendusche oder in einem Inhalationsgerät zu verwenden.

Sellerie
schafft Abhilfe bei Rheuma und Arthritis

WAS DRIN IST:
Ätherische Öle, Folsäure, Eisen, Kalium, Kalzium, Magnesium, Natrium, Phosphor, Pantothensäure, Terpene, Vitamin $A/B_1/B_2/B_3/B_5/B_6/C/E/K$

WIRKUNG AUF DEN KÖRPER:
Der Männerfreund unter den Gemüsesorten: Der Sellerie steht in dem Ruf, die männliche Libido zu steigern. Dabei können diese Knolle und seine oberirdischen Artverwandten wie der Schnitt- und der Stangensellerie weitaus mehr!

Chronische Leiden wie Diabetes, Rheuma und Arthritis lindert dieses überaus wertvolle Gemüse. Auch Gicht hat bei Sellerie schlechte Karten, da durch dessen Verzehr der Harnsäurespiegel gesenkt werden kann. Außerdem sind die Knollen und Blätter wirksam bei Gallenstauungen und Menstruationsstörungen. Die Bandbreite des Selleries scheint spektakulär: Selbst in der Bekämpfung von Krebs soll er nützlich sein, hilft aber auch durch seine schleimlösende Wirkung bei einer herkömmlichen Erkältung.

Insgesamt liefert dieses Gemüse wichtige Nährstoffe für Haut, Augen und Haare und kräftigt mit seinem Kalziumgehalt Zähne und Knochen. Und auch die inneren Organe profitieren vom Sellerie: Der Magen wird durch eine Neutralisierung überschüssiger Magensäure entlastet und die Verdauung durch den hohen Anteil an Ballaststoffen angeregt. Auch die Nieren können sich freuen, denn Sellerie beugt Nierensteinen vor. Dieses Heilgemüse hat eine entzündungshemmende Wirkung auf den gesamten Körper und tötet Viren, Bakterien und Pilze, bevor sie sich im Organismus ausbreiten können.

WIRKUNG AUF DEN GEIST:
Ein Selleriesüppchen am Abend oder Selleriestangen mit Kräuterquark zum Dippen helfen, Stress abzubauen, und wirken stimmungsaufhellend.

WISSENSWERT!
Besonders vitaminhaltig sind die Blätter von Stangen- und Knollensellerie, daher nach Möglichkeit in die Zubereitung der Speisen mit einbeziehen. Wie wäre es denn mit einer Selleriesuppe mit knusprigen Croûtons und gehackten Sellerieblättern obendrauf? Nicht nur optisch ein Genuss!

Fit mit der ältesten Ölpflanze der Welt:
Sesam

WAS DRIN IST:
Ballaststoffe, Eiweiß, Eisen, Kalzium, Magnesium, Phosphor, Selen, Kieselsäure, Kohlenhydrate, Lezithin, Niacin, ungesättigte Fettsäuren, Vitamin B_3/E

WIRKUNG AUF DEN KÖRPER:
Die Hälfte des Sesams ist hochwertiges Fett – zum Glück, denn so kann man wertvolles Öl aus ihm herauspressen. Sesamöl ist eine gesunde Ergänzung zu herkömmlichen Ölen, weil es einen recht hohen Anteil an ungesättigten Fettsäuren hat. Menschen mit Arteriosklerose, Bluthochdruck und Herzkrankheiten sollten sich diese Möglichkeit nicht entgehen lassen.

Sich mit Sesam fit zu halten ist ohnehin nicht besonders schwierig, denn kleinste Mengen des Samens zeigen bereits große

Wirkung im Körper. So reichen beispielsweise vier Esslöffel am Tag locker aus, um einen Großteil des täglichen Bedarfs an Kalzium zu decken, dem Mineral, welches für gesunde Knochen und Zähne sorgt, gleichzeitig aber auch Osteoporose wunderbar vorbeugt.

Ferner enthält Sesam Selen, welches als besonders wichtig für die Abwehr von Krebs und Infarkten gilt. Zusammen mit dem Vitamin E macht es Jagd auf freie Radikale, deshalb sollten gerade Menschen, die schädlichen Umwelteinflüssen wie UV-Licht, Smog oder Zigarettenqualm ausgesetzt sind, Sesam in ihrem Speiseplan berücksichtigen.

Wer regelmäßig das Spurenelement Selen zu sich nimmt, soll also sein Krebsrisiko deutlich senken können. Es hat aber noch mehr zu bieten. Denn Selen hält die Arterien rein, es bremst das Altern der Zellen, reguliert den Blutdruck und beugt grauem Star vor. Außerdem schützt es Nieren und Leber.

PROVENZALISCHE SESAMPASTE

Zutaten für 4 Personen:
200 g fein gehackte Zwiebeln, 3 EL Olivenöl, 100 g Sesam (in einer trockenen Pfanne geröstet), 3 TL Kräuter der Provence, 1 TL Thymian, 1 TL Majoran, Meersalz, 100 g Butter

Die Zwiebeln im Öl bei mäßiger Hitze dünsten. Den Sesam im Elektrohacker oder mit dem Pürierstab fein zerkleinern. Die warme Zwiebelmasse, die Gewürze und die Butter zum Sesam geben und alles mit dem Pürierstab zu einer Creme verrühren. 6 bis 8 Stunden durchziehen lassen, damit sich das Aroma entfalten kann. Mit ein bisschen heißer Gemüsebrühe vermischt, wird die Paste zu einer Sauce, die besonders zu Kartoffelgerichten schmeckt.

Von Asien lernen: gesund und nervenstark mit **Soja**

WAS DRIN IST:
Ballaststoffe, Betakarotin, Eiweiß mit acht essenziellen Aminosäuren, Fettsäuren, Eisen, Kalium, Kalzium, Magnesium, Phosphor, Zink, Lezithin, Niacin (Vitamin B_3), Phytoöstrogene, B-Vitamine, Vitamin C/E

WIRKUNG AUF DEN KÖRPER:
Die kleine Sojabohne trägt einen wertvollen Schatz in sich: Mit zirka 35 bis 40 Prozent hochwertigem Eiweiß kann sie es allemal mit Fleisch oder Fisch als Eiweißlieferant aufnehmen; zumal sie alle acht essenziellen Aminosäuren enthält. Außerdem ist sie im Gegensatz zu anderen Eiweißspendern vollkommen cholesterin-frei. Reich ist die Bohne, die auf dem asiatischen Kontinent zu den Hauptnahrungsmitteln zählt, vor allem auch an Mineralien. So können bereits 100 Gramm Soja 40 Prozent des Eisenbedarfs bei Frauen decken sowie ein Drittel des Selenbedarfs (gilt für Frauen und Männer) und liefern sogar den gesamten Tagesbedarf eines Erwachsenen an Folsäure. Auch in puncto Vitamine ist die un-scheinbare Hülsenfrucht ein echtes Kraftpaket: Neben Betakaro-tin enthält sie die B-Vitamine 1, 2 und 6 sowie Spuren von Vitamin C und E.

Die Isoflavene Gestein und Daidzein in sojahaltigen Speisen haben in den letzten Jahren in medizinischen Kreisen für Furore gesorgt: Als natürliches Östrogen sollen sie der Entstehung von hormonell bedingten Krebsarten wie Prostata-, Brust-, Gebärmut-ter- und Darmkrebs vorbeugen. Das lässt sich daraus schließen, dass diese Krebsarten in ostasiatischen Ländern, wo besonders viel Soja konsumiert wird, weitaus weniger auftreten als zum Bei-spiel in Westeuropa oder den USA. Ob diese Sojainhaltsstoffe al-lerdings halten, was erste Untersuchungen versprechen, muss abgewartet werden. Auch sollte man in dieser Hinsicht nicht jedem Werbeversprechen glauben und, wenn möglich, keine industriell verarbeiteten Sojaprodukte kaufen, da diese weit weniger von den so wertvollen ungesättigten Fettsäuren enthalten als unbehandelte Sojaprodukte.

Der Verzehr von Soja-Reinprodukten sowie hochwertiger Sojamilch und Tofu ist dagegen in jedem Fall ein Plus für die Gesundheit. Die mehrfach ungesättigten Fettsäuren stärken das Herz, stimulieren die Fettschmelze und wirken verjüngend auf die Haut. Der hohe Anteil an Kalzium und Phosphor festigt die Knochen, und die vielen Ballaststoffe fördern die Verdauung und senken die Blutfettwerte.

TIPP!
Hochwertiges Tofu erkennt man leicht an seiner Konsistenz: Es sollte nicht krümeln oder beim Braten in der Pfanne zerfallen, sondern fest und elastisch bleiben. Gute Sojamilch und Tofuprodukte finden Sie in Feinkostgeschäften sowie im Reformhaus.

WIRKUNG AUF DEN GEIST:
Die B-Vitamine im Zusammenspiel mit Eisen, Magnesium und Zink schützen den Organismus vor Stresssymptomen und stärken die Nerven. Außerdem sind mit Powerfutter aus Sojabohnen geistige Höchstleistungen zu erwarten, da diese Inhaltsstoffe die Konzentrationsfähigkeit steigern. Gute Laune gibt's obendrauf: Besonders in Tofu (hergestellt aus Sojamilch) ist konzentriertes Lezithin, eine fettähnliche Substanz, enthalten, das unter anderem für die Produktion von Hormonen sowie Neurotransmittern benötigt wird. Diese wiederum lösen im Gehirn Vorgänge aus, die unter anderem für gute Laune und Glücksempfinden sorgen.

Hält jung:
Spinat

WAS DRIN IST:
Ballaststoffe, Betakarotin, Eiweiß, Folsäure, Eisen, Kalium, Kalzium, Magnesium, Mangan, Lutein, Niacin, Purine, Vitamin $B_1/B_2/B_6/C/E/K$

WIRKUNG AUF DEN KÖRPER:
Spinat macht stark! Oder etwa doch nicht? Spätestens seit Popeye denken wir, er würde uns übermäßige Kräfte verleihen. Grund dafür soll der überdurchschnittlich hohe Eisengehalt im Spinat sein. Doch das ist leider nur ein Mythos mit wenig Wahrheitsgehalt, der auf einem simplen Flüchtigkeitsfehler des Schweizer Wissenschaftlers Gustav von Bunge aus dem Jahr 1890 beruht. Er verschob versehentlich das Komma um eine Stelle nach rechts und animierte damit unzählige Mütter, ihren Kindern Spinat vorzusetzen. Statt 35 Milligramm hat Spinat nämlich nur 3,5 Milligramm Eisen pro 100 Gramm. Er enthält somit weniger Eisen als Schokolade, ist dafür aber weitaus kalorienärmer. Zudem ist er auch kein guter Eisenlieferant, da Oxalsäure dessen Verwertung hemmt.

Spinat wird zwar Ihre Muskeln nicht besonders wachsen lassen, dafür aber Ihren Augen helfen. Denn das Grünzeug enthält Lutein, eine wichtige bioaktive Substanz, die unsere empfindlichen Sehzellen schützt. Auch die Vitamine A, C und E sowie die Spurenelemente Selen und Zink dienen den Augen. Spinat ist somit ein gutes Nahrungsmittel, um einer Altersmakuladegeneration (AMD), einer irreversiblen Blindheit, vorzubeugen. Generell wird älteren Menschen empfohlen, Spinat zu essen, damit sie das Risiko, an altersbedingten Augenleiden zu erkranken, minimieren.

Die Antioxidanzien Vitamin C und E und Betakarotin senken außerdem das Herzinfarkt-, Schlaganfall- und Krebsrisiko. Auch das Magnesium stärkt das Herz und die Blutgefäße, genau wie das

Kalium, das sich positiv auf den Blutdruck auswirkt. Die Kombination aus Magnesium und Kalzium beugt zusätzlich einer vorzeitigen Knochenentkalkung vor. Spinat sagt dem Alter den Kampf an, und das mit Erfolg.

Doch auch unsere Kleinsten profitieren sehr von diesem Gewächs, denn es ist ein hervorragender Folsäurelieferant, und das ist von entscheidender Bedeutung für die Entwicklung und das Wachstum von Säuglingen und Kleinkindern. Außerdem stärkt Folsäure die Nerven und sorgt für ein gutes Blutbild. Ganz nebenbei wirkt Spinat durch seinen hohen Ballaststoffanteil Verstopfungen entgegen, aktiviert die Darmtätigkeit und hält so die Darmflora gesund.

ÜBRIGENS!

Tiefgekühlter Spinat bietet mindestens genauso viele Nährstoffe wie frischer, wobei welker Spinat oder solcher aus der Konserve keine Folsäure mehr enthält. Da Spinat Nitrat anreichert, sollte man ihn nicht wieder aufwärmen, da sonst giftiges Nitrit bzw. krebserregende Nitrosamine entstehen. Spinat muss deswegen immer kühl gelagert und nicht zu lange warm gehalten werden. Säuglinge und Kleinkinder sollten am besten überhaupt keinen aufgewärmten Spinat essen, da sie empfindlich darauf reagieren können. Wegen des Eisenräubers Oxalat sollte man ihn nicht täglich essen, und wenn, dann roh.

Gegen alles ist ein Kraut gewachsen: Wundermittel **Tee**

WAS DRIN IST:

Je nach Teesorte: ätherische Öle, Fluorid, Gerbstoffe, Polyphenole, Kalium, Kalzium, Magnesium, Mangan, Koffein (zum Beispiel im Schwarz- und Matetee), Vitamin B_1/B_2/C (vor allem in Früchtetees)

WIRKUNG AUF DEN KÖRPER:

Dass Tee heilende Wirkung hat, gilt seit Jahrtausenden als erwiesen. Für nahezu jedes Gebrechen und jede Beschwerde gibt es den passenden Tee. Brennesseltee wirkt entwässernd, Fencheltee hilft bei Bauchschmerzen und Übelkeit und gilt als entzündungshemmend. Hagebutten- sowie andere Früchtetees werden bei Erkältungskrankheiten empfohlen. Kamillentee hilft – bereits bei Kindern –, wenn der Bauch gebläht ist oder Entzündungen im Mund- und Rachenraum plagen. Lindenblütentee wirkt schweißtreibend, Salbeitee dagegen schweißhemmend. Melissen- und Pfefferminztee beruhigen, und Matetee regt an und fördert die Verdauung. Löwenzahntee soll bei Gelenkproblemen Linderung verschaffen sowie die Fettverdauung und den Appetit fördern. Orangenblütentee hilft bei Schlaflosigkeit, und Ringelblume entschlackt. Spitzwegerich löst den Husten. Wacholderbeerentee hilft bei Muskelverspannungen, und Zinnkraut stärkt das Bindegewebe.

Sie sehen: Egal, woran Sie leiden, es gibt ein Kraut und meist einen aus dem Kraut gebrühten Tee, der Abhilfe verspricht. Aber auch wenn Sie einfach nur gerne Tee trinken, tun Sie Körper und Geist Gutes: Das aromatische Getränk enthält in jedem Fall gesundheitsfördernde Substanzen; und ob Sie nun schwarzen, grünen, Kräuter- oder Früchtetee bevorzugen – Ihr Körper und Ihr Geist werden es Ihnen danken. Gerbstoffe im Tee beruhigen Magen und Darm und haben eine leicht stopfende Wirkung, wobei Grüntee mehr Gerbstoffe enthält als Schwarztee.

Allerdings sollte Tee nicht mit kochendem Wasser aufgebrüht werden, da dadurch die wertvollen Polyphenole zerstört werden. Diesen sekundären Pflanzenstoffen wird eine antioxidative Wirkung nachgesagt, wodurch sie degenerative Krankheiten sowie Krebs bekämpfen helfen. Grüntee enthält darüber hinaus viel Vitamin C sowie B-Vitamine und Betakarotin, wodurch er positiv auf das Herz-Kreislauf-System wirkt, den Blutdruck senkt und das Immunsystem stärkt. Schwarztee enthält dasselbe Koffein, das auch im Kaffee anregend wirkt. Es entfaltet allerdings nur nach kürzeren Brühzeiten (bis fünf Minuten) seine ganze Wirkung und schwächt sich im Laufe der Zeit ab. Die im Schwarztee und insbesondere im grünen Tee enthaltenen Polyphenole und Fluoride senken zudem das Risiko für Zahnkaries erheblich.

WIRKUNG AUF DEN GEIST:
Die anregende Wirkung des Schwarztees wurde bereits angesprochen. Darüber hinaus können verschiedene Teesorten bei leichten Verstimmungen sowie Schlaflosigkeit und Konzentrationsschwäche helfen. Johanniskraut gilt als natürlicher Stimmungsaufheller Nummer eins. Als Tee genossen, entfalten sich die Wirkstoffe des Krauts besonders gut – allerdings nur, wenn der Tee über mehrere Wochen oder Monate konsequent angewendet wird. Wer nicht schlafen kann, trinkt Baldriantee, der meist mit Hopfenextrakt und Melisse versetzt ist, was den Effekt unterstützt. Tee aus Ginsengpulver soll gegen Gedächtnisschwäche, sexuelle Müdigkeit und sogar Depressionen helfen.

Krebsvorsorge mit
Tomaten

WAS DRIN IST:
Karotine, Flavone, Folsäure, Eisen, Kalium, Kalzium, Kobalt, Kupfer, Magnesium, Phosphor, Zink, Lycopene, Nickel, Phenolsäuren, Silizium, Terpene, Vitamin $A/C/E/B_1/B_2$, Terpene

WIRKUNG AUF DEN KÖRPER:
Diese wahre Alleskönnerin stammt ursprünglich aus Mittel- und Südamerika und genießt auch bei uns einen hohen gesundheitlichen Stellenwert. Schon eine Tomate am Tag soll das Krebsrisiko vermindern – insbesondere für Prostatakrebs! Dafür ist der hohe Anteil an Lycopin verantwortlich, der vor freien Ra-

dikalen schützt. Das Lycopin sitzt vor allem in der Schale, aber auch im Fleisch der prallen Früchte und sorgt für die leuchtend rote Farbe. Auch die enthaltenen Vitamine A, C und E haben eine antioxidative Wirkung und unterstützen somit die Krebsprophylaxe.

Ganz nebenbei wirken Tomaten blutbildend, stärken das Immunsystem und regen die Verdauung an. Wer abnehmen möchte, sollte ebenfalls viele Tomaten essen, denn die runden Wunderfrüchtchen sind kalorienarm, helfen dem Körper, überschüssiges Wasser loszuwerden, und wirken blutdrucksenkend – das entlastet Herz und Nieren. Die antiseptische Wirkung kommt dem Darm zugute, der nochmal richtig durchgeputzt und von schädlichen Bakterien befreit wird.

Wen das Rheuma plagt, der sollte sich täglich ein Glas frischen Tomatensaft gönnen, und auch Arthritis und Gicht zeigt man rotes Licht, wenn man die Tomate regelmäßig in den Speiseplan einbaut. Hartnäckige Bronchitis? Gegen die roten Helfer hat sie wenig Chancen! Mit der schleimlösenden Wirkung der Tomate haben Sie die Hustenanfälle bald überstanden. Außerdem wirkt das enthaltene Atropin zusätzlich krampflösend.

ÜBRIGENS!
Die kleineren Sorten wie die Cocktailtomate enthalten die anderthalbfache Konzentration Vitamin C der größeren Früchte! Also ruhig mal zwischendurch kleine Tomaten als Snack genießen. Nur wer mit Nierensteinen zu kämpfen hat, sollte wegen der enthaltenen Oxalsäure nicht zu viele Tomaten essen.

WIRKUNG AUF DEN GEIST:
Die Tomate kann noch mehr! Sie lässt uns neue Kraft schöpfen, wenn wir mal wieder total im Stress sind, regt die grauen Zellen an und stimmt optimistisch.

WISSENSWERTES!

Tomaten gibt es das ganze Jahr über zu kaufen, doch die besten bekommt man im Sommer, wenn sie auch bei uns frisch geerntet werden. Biotomaten sind in jedem Fall vorzuziehen, aber auch Tomaten aus dem Freilandanbau sind in Ordnung. Lediglich aus dem Gewächshaus stammende Früchte lassen zu wünschen übrig: Sie schmecken oft wässrig und sind nährstoffärmer. Daher sollte man im Winter besser auf andere Tomatenprodukte umsteigen, wie zum Beispiel Tomatenmark, Tomatensaft und Dosentomaten. Auch Ketchup ist okay, wenn es aus Biotomaten und mit wenig Zucker hergestellt wurde. Denn auch diese Tomatenprodukte enthalten Lycopin – zum Teil sogar höhere Konzentrationen! Nur der Vitamin-C-Gehalt fällt dann geringer aus.

Grundsätzlich sollte man die Tomaten nie im Kühlschrank aufbewahren, sondern dunkel bei Raumtemperatur lagern. So sind sie bis zu sieben Tage haltbar. Angefaulte Tomaten landen im Abfall! Es nutzt nichts, die entsprechenden Stellen herauszuschneiden. Die vielseitige Frucht sollte am besten roh oder sanft gegart verspeist werden, damit alle Inhaltsstoffe erhalten bleiben, denn Vitamin C ist hitzeempfindlich. Allerdings sollte bei jeder Tomatenmahlzeit etwas Fett, zum Beispiel Olivenöl, im Spiel sein, da manche Inhaltsstoffe nur in Fett gelöst vom Körper aufgenommen werden können. So findet die Tomate schier unbegrenzte Einsatzmöglichkeiten in der Küche: als Suppe, Soße oder Salat, aber auch zum Verfeinern, als Brotbelag, Snack oder einfach pur. Man sollte nur darauf achten, keine grünen Stellen zu essen, denn diese enthalten den Schadstoff Solanin, der unter anderem Übelkeit verursachen kann. Daher bitte auch immer den Stielansatz entfernen!

ÜBRIGENS!

Frischer Tomatensaft ist ein ausgezeichneter «Kater-Killer», weil er die durch den Alkoholgenuss entstandenen Mineralstoff- und Vitaminverluste ausgleicht!

Das populärste Korn der Welt:
Weizen

WAS DRIN IST:
Betakarotin, Biotin, Eiweiß, Fett, Folsäure, Eisen, Jod, Kalium, Kalzium, Kupfer, Magnesium, Phosphor, Schwefel, Selen, Kieselsäure, Kohlenhydrate, Niacin, Pantothensäure, Phenolsäuren, Phytoöstrogene (Lignane), Vitamin B/E

WIRKUNG AUF DEN KÖRPER:
Unter den verschiedenen Getreiden ist Weizen *der* Superstar schlechthin. Während andere Sorten leider häufig ein Schattendasein fristen, muss sich der Weizen um seine Popularität keine Sorgen machen. Was würde zum Beispiel so mancher Italienliebhaber ohne seine Pasta machen? Ganz zu schweigen von dem täglichen Brot und köstlichen Feingebäck, welches das Korn uns beschert. In der Backstube kommt der Weizen nicht nur, weil er gut schmeckt, sondern auch aus einem ganz praktischen Grund zum Einsatz: wegen seiner hervorragenden Backeigenschaft. Die enthaltenen Eiweiße sind nämlich ein ausgesprochen guter Kleber und machen den Teig von Brot und Gebäck besonders locker.

Weizen ist eine reiche Quelle für Vitamine der B-Gruppe. Zusammen mit dem ebenfalls im Weizen enthaltenen Vitamin E und dem Phosphor sind sie ein ausgezeichneter Energielieferant. Vitamin E hat die erfreuliche Eigenschaft, überschüssiges Fett gezielt in Energie umzuwandeln. Besonders bei harter Arbeit und anderen körperlich anstrengenden Tätigkeiten wie Sport ist daher Weizen als Kraftspender zu empfehlen. Im «drohenden» fortschreitenden Alter ist die Einnahme von B-Vitaminen ebenfalls nicht verkehrt: Wer regelmäßig Weizen isst, behält eine gesunde, straffe Haut und zögert das gefürchtete Ergrauen des Haares um einige Zeit hinaus. Auch Augen und Mund behalten ihr jugendliches Aussehen.

Wenn Sie gerne Partys feiern und gelegentlich das eine oder andere Gläschen zu viel trinken, bringt Sie der Genuss von Weizenprodukten wieder auf die Beine. Vitamine der B-Gruppe werden beim Genuss von Alkohol nämlich verstärkt benötigt, außerdem unterstützen sie eine gesunde Leberfunktion. Ferner kann der häufige Verzehr von Weizen helfen, eine gesunde Darmflora aufzubauen, und sorgt sowohl für eine geregelte Verdauung als auch für einen gesunden Appetit. Generell gilt, dass B-Vitamine nicht lange gespeichert werden können. Deshalb braucht der Körper permanent Nachschub, um von ihrer Wirkung zu profitieren.

Das Vitamin E, das besonders im Weizenkeim vorkommt, hat eine wichtige entgiftende Funktion. Es bewahrt die Zellen Ihres Körpers vor Zerstörung und fängt freie Radikale ab, die durch schädliche Umwelteinflüsse wie Zigarettenqualm und Abgase in den Organismus eindringen. Im Zusammenspiel mit dem Selen stärkt Vitamin E außerdem die Abwehr, vor allem von Infektionen und Viruserkrankungen. Während der Wachstumsphase sollten junge Menschen verstärkt Weizen essen: Zum einen liefert er Energie wie oben beschrieben, zum anderen unterstützt das Vitamin E das Gewebewachstum. Wie dem Vitamin B wird übrigens auch dem Vitamin E eine verjüngende Wirkung nachgesagt.

Dass Weizen ein Anti-Gift-Getreide ist, wird spätestens klar, wenn man die Gruppe der sogenannten sekundären Pflanzenstoffe betrachtet. Hiervon hat Weizen reichlich, wie etwa Lignane, Phenolsäuren und Phytosterine. So vielfältig sie auch scheinen, sekundäre Pflanzenstoffe haben wichtige Gemeinsamkeiten: Wie Vitamin E schützen sie die Zellen vor schädlichen Einflüssen und können zahlreichen Krebsarten wie Brust-, Gebärmutter-, Prostata- und Darmkrebs vorbeugen. Darüber hinaus halten sie das Blut flüssig, weshalb Sie durch regelmäßige Weizenmahlzeiten Ihr Arterioskleroserisiko senken können.

Kalzium und Phosphor im Duett stärken die Knochen, das Gebiss und beugen Osteoporose vor, allerdings sollten Sie darauf achten, dass sich beide Stoffe in einem natürlichen Gleichgewicht befinden. Das Spurenelement Phosphor ist vor allem auch eine «Kopfsache», denn es spielt eine bedeutende Rolle für die Hirn- und Nerventätigkeit. Dank ihm werden Hormone erst wirksam, die uns so manch schönes – aber auch schmerzliches – Gefühl bereiten.

WIRKUNG AUF DEN GEIST:
Weizen ist wegen seines Reichtums an B-Vitaminen besonders bei Stress zu empfehlen, denn sie sorgen für eine ausgeglichene Psyche und hellen die Stimmung auf. Gleichzeitig sorgt Weizen für eine jugendliche, dynamische Ausstrahlung und hilft Ihnen, kraftvoll in den Tag zu starten. Den Ängstlichen bringt der Weizen Mut und Zuversicht bei schwierigen Aufgaben. Weizenkeime sind zudem etwas für Schnellmerker – bzw. für die, die es werden wollen –, denn die enthaltenen Stoffe verkürzen die Reaktionszeit, wie man herausgefunden hat.

AUFGEPASST!
Damit Weizen nicht nur super schmeckt, sondern auch im Hinblick auf Ihre Ernährung ein Champion ist, sollten Sie zu der Vollkornvariante greifen. Dieser Grundsatz gilt übrigens für alle Getreidesorten. Beim vollen Korn – das ist das Besondere – werden Keimlinge und Schale nicht entfernt. Gerade in diesen Bereichen des Korns sitzen viele wichtige Nährstoffe, die dem Menschen erhalten bleiben sollten.

Sauer, aber gesund:
die Zitrone

WAS DRIN IST:
Bioflavonoide, Folsäure, Kalium, Kalzium, Magnesium,
Vitamin C

WIRKUNG AUF DEN KÖRPER:
Die typische Südfrucht kommt ursprünglich aus China oder Indien. Während der Kreuzzüge gelangte die Zitrone dann auch nach Europa. Schon damals galt sie als Hausmittel, aber auch heute noch trinken wir heißen Zitronensaft, um Erkältungen zu bekämpfen. Die Mischung macht's: Das Vitamin C und die Zitronensäure der gelben Frucht wirken in ihrer Kombination antiseptisch. Das Gurgeln mit dem sauren Saft bekämpft effektiv Halsentzündungen. Zudem verstärken die Inhaltsstoffe der Vitaminbombe die körpereigenen Abwehrkräfte und lassen das Fieber sinken.

Der Verzehr von Zitronen kommt dem gesamten Verdauungsapparat zugute: Die Früchte lindern Blähungen und Bauchkrämpfe, regen den Appetit an, verbessern die Verwertung von Eiweiß sowie Kalium und Eisen im Magen und stimulieren die Freisetzung von eingelagerten Fetten – dazu ein bisschen Bewegung und die Pfunde purzeln.

Mal wieder gut gefeiert? Mit dem Verzehr der gesunden Frucht kann die Leber angeregt werden, vermehrt Giftstoffe auszuscheiden. Überhaupt macht die Zitrone so rundherum fit: Sie kräftigt das Bindegewebe, Haare und Nägel durch Vitamin C und Bioflavonoide, stärkt das Herz und senkt den Bluthochdruck, sodass auch die feinsten Äderchen Sauerstoff bis in die entlegensten Zellen pumpen.

Nur wer einen angeschlagenen oder übersäuerten Magen hat, sollte mit dem Verzehr von Zitronen vorsichtig sein und zumindest keine Zitrusfrüchte auf nüchternen Magen zu sich nehmen.

Wer empfindliche Zähne hat, sollte Zitronen bevorzugt in Verbindung mit Milchprodukten essen, da die Säure so nicht den Zahnschmelz angreift.

WISSENSWERTES!
Zitronen kann man das ganze Jahr über kaufen, allerdings sollte man darauf achten, dass die Früchte prall und fest sind. Wer die Schale verwenden möchte, sollte auf Biozitronen zurückgreifen. Man kann die Früchte bis zu 7 Tage bei Zimmertemperatur oder etwas länger im Gemüsefach des Kühlschranks aufbewahren.

Zwiebeln –
Putzkolonne in den Arterien

WAS DRIN IST:
Betakarotin, Flavonoide, Fluor, Eisen, Jod, Kalium, Mangan, Phosphor, Selen, Zink, Sulfide, B-Vitamine, Vitamin C/E

WIRKUNG AUF DEN KÖRPER:
Die Zwiebel gehört schon seit Tausenden von Jahren in den Speiseplan der Menschen. Heute ist die Zwiebel aus unserer Küche nicht mehr wegzudenken. Laut Statistik isst ein Deutscher im Schnitt etwas über 6 Kilogramm Zwiebeln im Jahr.

Jeder kennt das: Die Zwiebel bringt uns zum Weinen, wenn wir sie schneiden. Das ist zwar nicht unbedingt angenehm, hat aber einen guten Grund – die enthaltenen Sulfide reizen unsere Augen und sind zugleich die Gesundstoffe der Zwiebel. Diese wirken sowohl desinfizierend als auch entzündungshemmend. Das beweisen schon die alten Hausmittel wie Zwiebelsäckchen bei Ohrenschmerzen und Zwiebelsaft bei Husten.

Außerdem senkt der regelmäßige Verzehr von Zwiebeln durch die blutverdünnende Wirkung das Risiko für Herzinfarkt und Schlaganfall. Auch unsere Gefäße danken uns den Zwiebelgenuss, da die scharfen Säfte der Zwiebel die Arterien vor Verkalkung schützen. Aber die Zwiebel kann noch mehr: Ihr Verzehr senkt den Cholesterinspiegel sowie zu hohen Blutzucker, stärkt das Immunsystem und regt die Verdauung an. Ein wahres Wundergewächs, dem auch krebsvorbeugende Kräfte durch seine antioxidative Wirkung zugeschrieben werden.

ACHTUNG!
Empfindliche Menschen sollten Zwiebeln nicht in zu großen Mengen konsumieren, da dies bei ihnen zu Blähungen oder auch zu Migräne führen kann.

WIRKUNG AUF DEN GEIST:
Zwiebeln sind gut für Körper und Geist. Sie beruhigen die Nerven, sorgen so für einen klaren Kopf und können uns auch zu einem tiefen und erholsamen Schlaf verhelfen.

TIPP!
Ob Gemüse- oder Haushaltszwiebel – alle Zwiebelsorten sind gleich gesund und schmackhaft. Man kann sie rund ums Jahr kaufen, dabei sollte man aber darauf achten, dass sie knackig und trocken sind. Auch die Lagerung entscheidet über die Haltbarkeit: Zwiebeln sollten dunkel und kühl gelagert werden, aber nicht im Kühlschrank. Der Keller ist optimal. Bei der Zubereitung sollte man darauf achten, die Zwiebeln erst kurz vor dem Verzehr zu zerkleinern, um möglichst alle gesunden Stoffe zu erhalten. Für eine bestmögliche Wirkung sollte die Zwiebel roh und fein zerkleinert verzehrt werden.

Ein paar Worte zum Schluss

Sie wollten es genau wissen? Jetzt haben Sie den Salat: unendlich viele und manchmal vielleicht auch verwirrende Informationen und Anregungen, die Ihnen helfen sollen, in Zukunft eine bessere Wahl beim Einkaufen und Zubereiten Ihrer Speisen zu treffen. Um Sie zu beruhigen: Keiner kann diese Flut an Wissenswertem im Kopf behalten. Das sollten Sie auch gar nicht. Wahrscheinlich haben Sie sich ohnehin nur das für Sie persönlich Interessante aus den Texten gemerkt oder sich entsprechende Notizen gemacht. So ist es richtig. Und kleben Sie bloß nicht an den postulierten Regeln und detaillierten Ernährungsempfehlungen. Denn wer die Sache zu dogmatisch sieht, läuft Gefahr, sich die Freude am gesünderen Essen, am Genießen und am Sinnenerlebnis Kochen zu vermiesen. Hauptsache, Sie fangen überhaupt an, Ihrer Ernährung den Platz zu geben, den sie verdient: ganz oben auf Ihrer Prioritätenskala.

Dazu gehört auch, immer wieder neue Anläufe zu wagen, wenn der alte Schlendrian mal wieder aufgetaucht ist. Nie aufhören mit dem Wieder-Anfangen – dieses Motto möchte ich Ihnen unbedingt ans Herz legen. Natürlich kann eine gute Ernährung kein Garant für Gesundheit sein, aber ein wirklich substanzieller, wertvoller Baustein. Wenn Sie dann auch noch für Bewegung sorgen, aktiv Stress abbauen und gute Beziehungen pflegen, tun Sie alles in Ihrer Macht Stehende für einen gesunden Körper und eine ausgeglichene Psyche.

Ich wünsche Ihnen von ganzem Herzen viel Erfolg und eine spannende Reise hin zu einer neuen, klügeren Ernährungsweise.

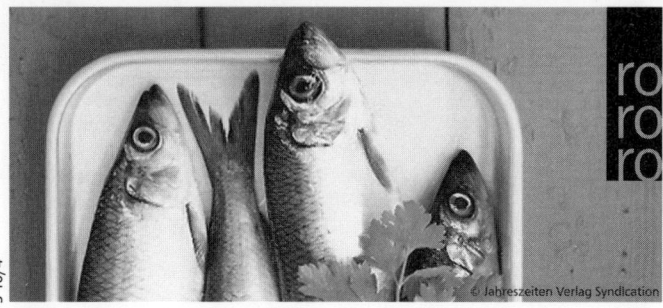
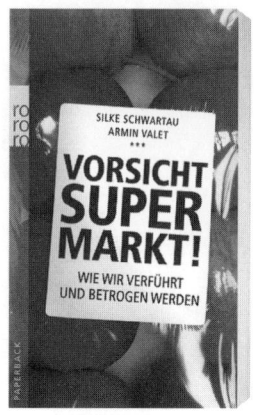

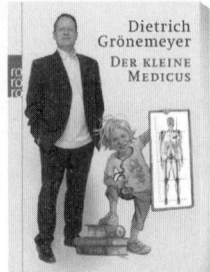
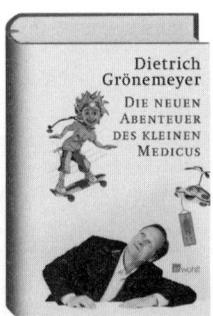
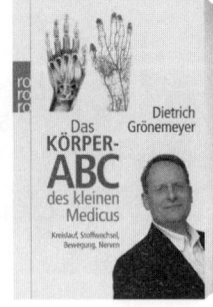